Renkawitz / Keim
Diabetes besiegen mit
einem gesunden Darm

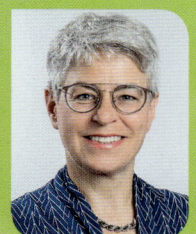 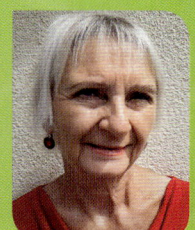

Alexandra Renkawitz ist studierte Ernährungswissenschaftlerin und hat einen Universitätsabschluss M.A. in Komplementärer Medizin. Nach vielen Jahren als Autorin und Redakteurin zu medizinischen und Ernährungsthemen arbeitet sie seit 2010 als Ernährungsberaterin und Heilpraktikerin in eigener Praxis in Lich, Hessen. Ihre Leidenschaft und Kernkompetenz gelten dem Darm mit all seinen »Mitbewohnern« und all den Symptomen und Syndromen, die in deren Ungleichgewicht ihren Anfang nehmen.

Dr. med. Ulrike Keim ist Fachärztin für Innere Medizin mit den Zusatzbezeichnungen Naturheilverfahren, Homöopathie und Klinische Geriatrie. Ihre Promotion schrieb sie zum Thema Typ-2-Diabetes. Schon immer »über den Tellerrand hinaus« interessiert, absolvierte sie auch einen Universitätsstudiengang in Kulturwissenschaften und in Komplementärer Medizin. Bis 2016 war sie in ihrer internistischen Privatpraxis in Bonn tätig. Als nationale und internationale Referentin für integrative Medizin ist die in Bonn lebende Ärztin im engen Austausch mit Wissenschaftlern weltweit.

Alexandra Renkawitz
Dr. med. Ulrike Keim

Diabetes besiegen mit einem gesunden Darm

Mit 60 Rezepten

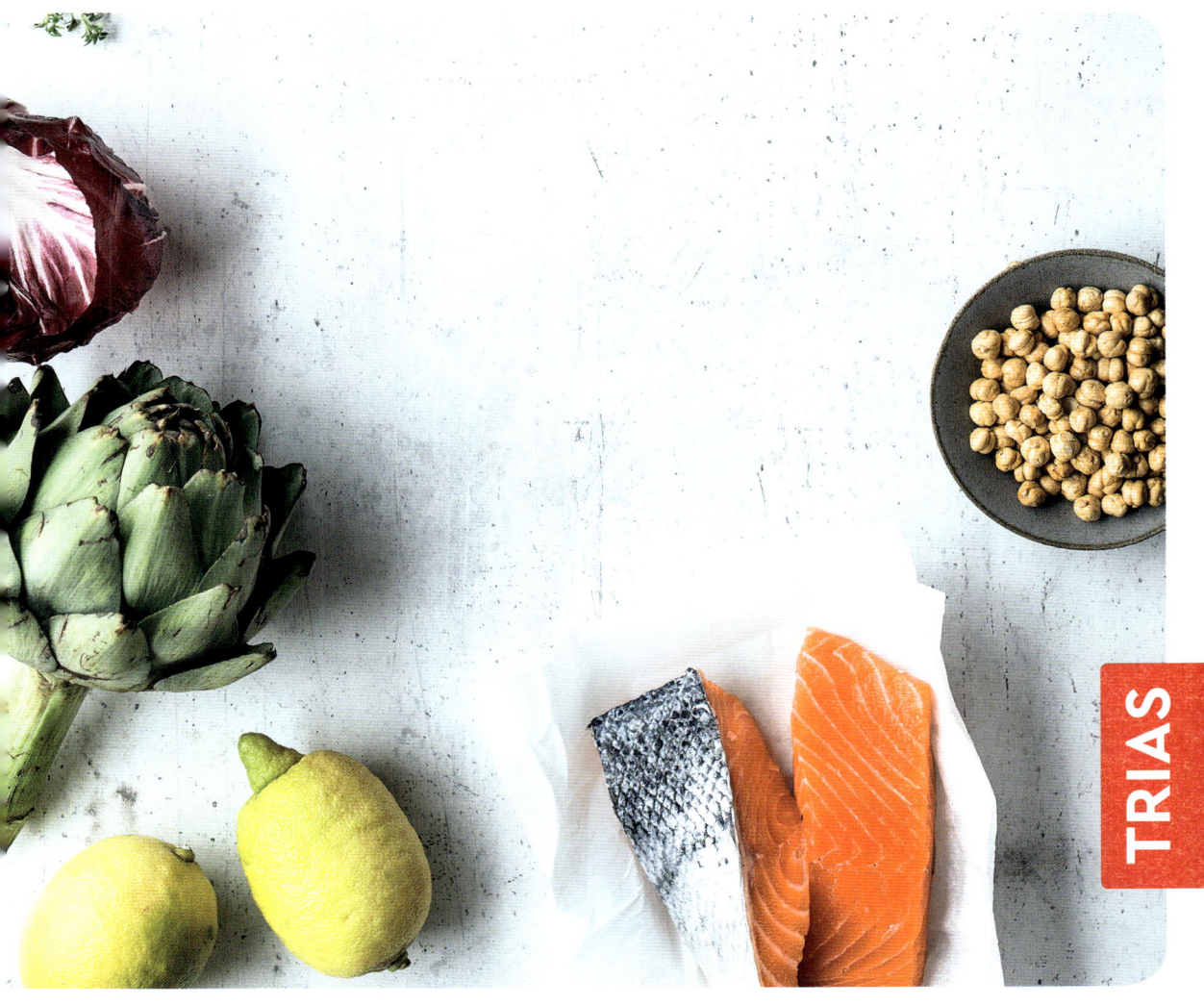

TRIAS

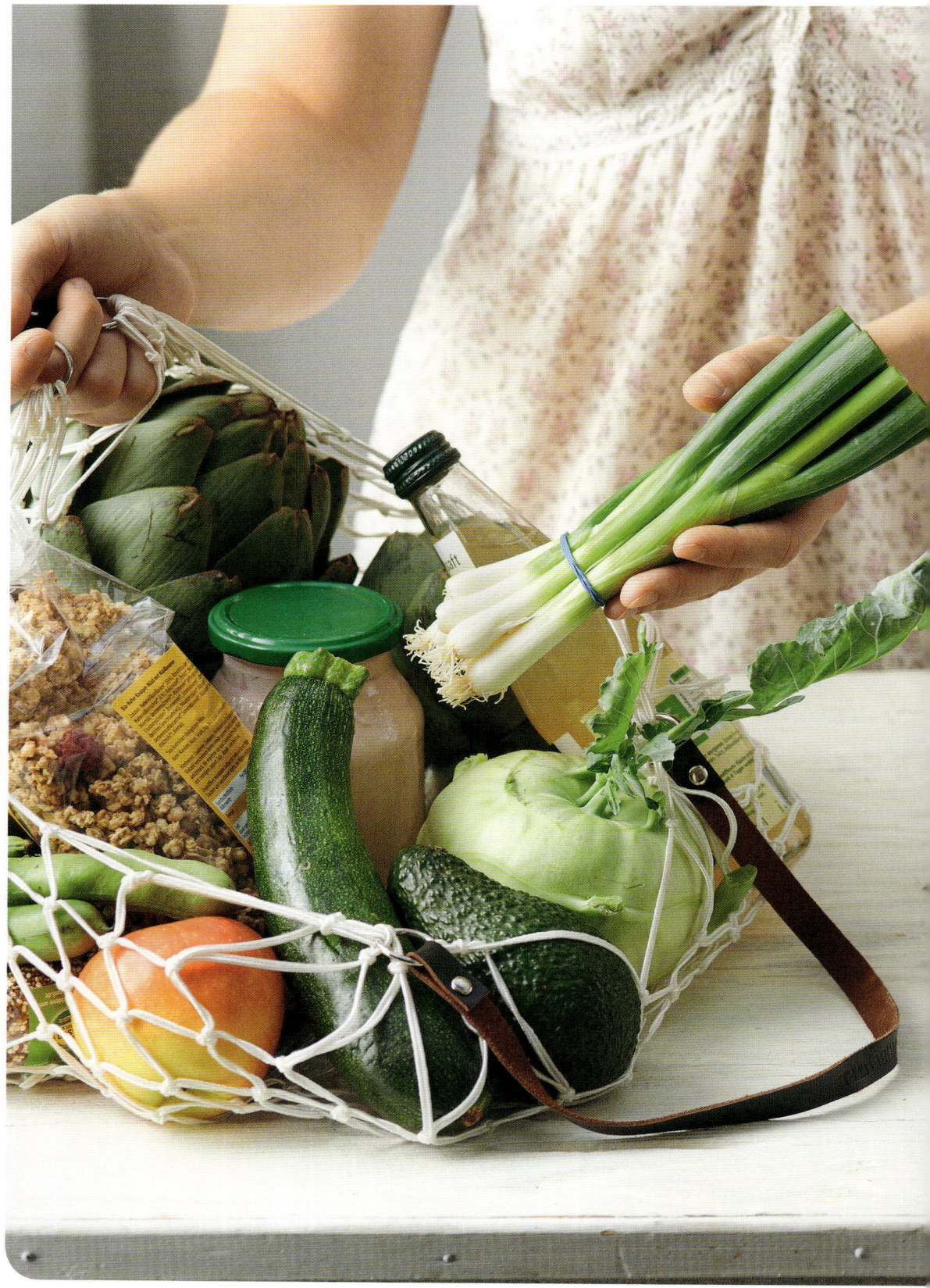

9 Was Diabetes und Darmbakterien verbindet

10 Diabetes und die Risikofaktoren verstehen

18 Der Darm und seine Bewohner

45 Die Darmbakterien stärken

46 Der 10-Punkte-Plan für GutBalance

86 Schluss mit Theorie – Zeit für GutBalance

117 GutBalance-Rezepte

118 Kleinigkeiten

128 Hauptgerichte

148 Süßes und Backen

❯❯ Auf einen Blick

42 Warum ist die Darmdiagnostik wichtiger als der Blutzucker?

96 Ernährungsnavi

106 Mein perfekter Tag

114 Die kleine Lösung

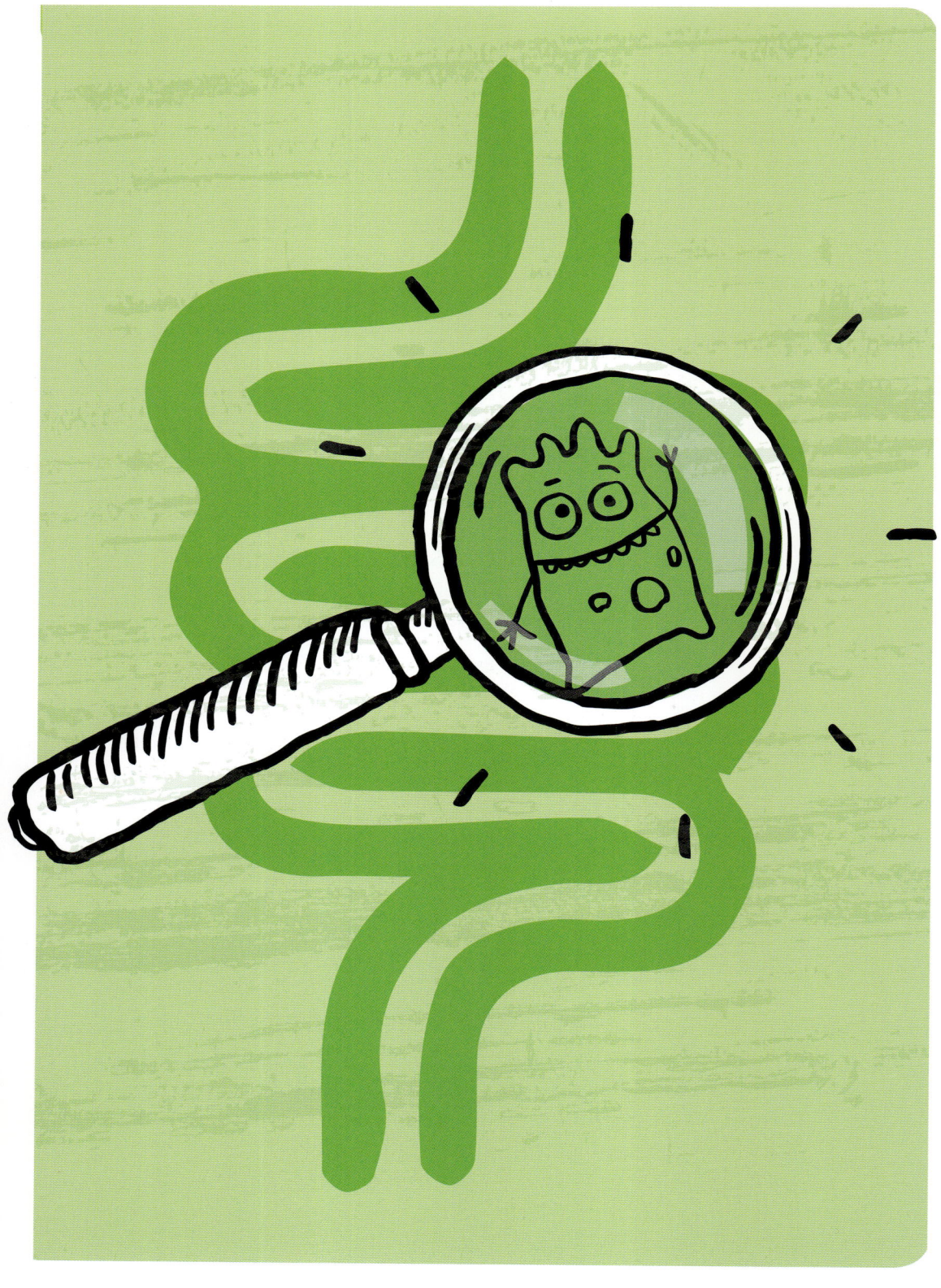

Liebe Leserinnen, liebe Leser,

die meisten Experten halten den Typ-2-Diabetes noch immer für eine chronische und stetig fortschreitende Erkrankung, in die Menschen hineingeraten, wenn sie übergewichtig sind und sich zu wenig bewegen. Gebetsmühlenartig steht überall in Büchern, Fachzeitschriften, Ratgebern und Illustrierten, der Diabetiker solle abnehmen, sich gesund ernähren (was auch immer das heißen mag) und sich mehr bewegen. Wenn er das nicht tue, sei er selbst schuld, wenn er an Diabetes erkranke. Diese so abstrakte wie autoritäre Vorgabe und die Herangehensweise konnten aber weder die Anzahl der Menschen, die weltweit an Diabetes erkranken, noch die Zahl der diabetesbedingen Spätschäden verringern.

Die gute Nachricht: Das Dogma, Betroffene befänden sich in einer Einbahnstraße von Übergewicht zu Diabetes, ist inzwischen durch Studien widerlegt worden. Man hat herausgefunden, dass Typ-2-Diabetiker vermehrt Darmbakterien beherbergen, die der Gesundheit nicht guttun und Übergewicht fördern. Die wichtigen Bakterien, die eine Zuckerkrankheit verhindern können, wurden bei ihnen durch eher schädliche Arten verdrängt.

Egal, ob Sie Übergewicht haben, bei Ihnen das Risiko für einen Typ-2-Diabetes besteht oder Sie bereits wegen Diabetes in Behandlung sind – der Weg, um Ihren Stoffwechsel ins Gleichgewicht zu bringen, führt nicht primär über das Abnehmen (erst recht nicht durch »Extremdiäten«), sondern über die Förderung der »guten« Darmbakterien. Mit diesen Verbündeten im Darm werden Sie nicht nur zwangsläufig an Gewicht verlieren, sondern auch einen Diabetes verhindern oder Ihre Blutzuckerwerte verbessern können.

Wir zeigen Ihnen in diesem Buch den »Königsweg«, auf dem Sie »gute« Darmbakterien anlocken, anzüchten, hegen und pflegen. Das Zauberwort ist »Gut-Balance« (ausgesprochen »gat« = engl. Darm). Dieses Prinzip, um Ihren Darm wieder ins Gleichgewicht zu bringen, beinhaltet sowohl Tipps für eine Änderung Ihrer Lebensweise als auch verschiedene prä- und probiotische Helferlein sowie tolle Rezepte, die Ihre ganze Familie mögen wird.

Ihre Alexandra Renkawitz und Dr. Ulrike Keim

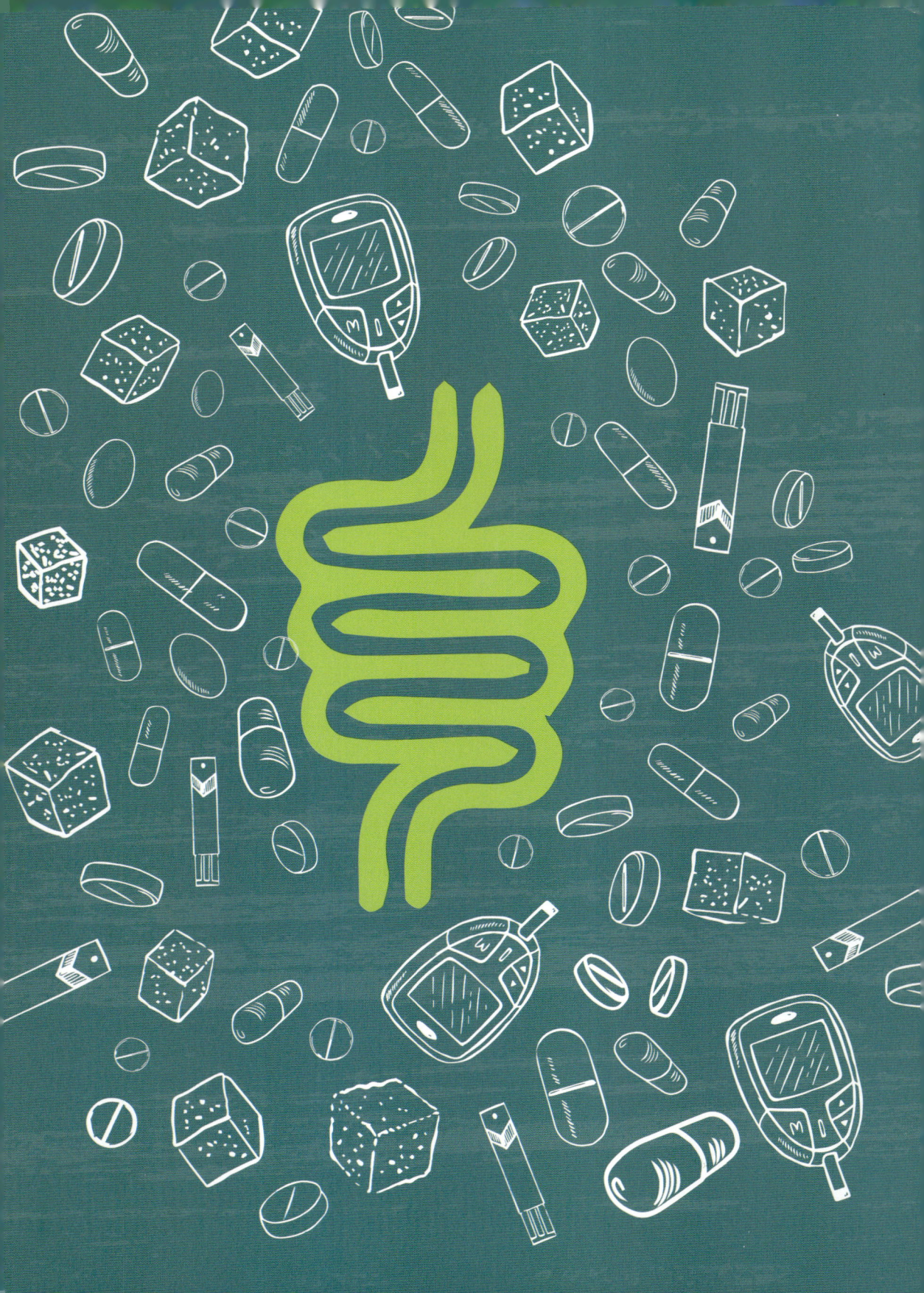

WAS DIABETES UND DARMBAKTERIEN VERBINDET

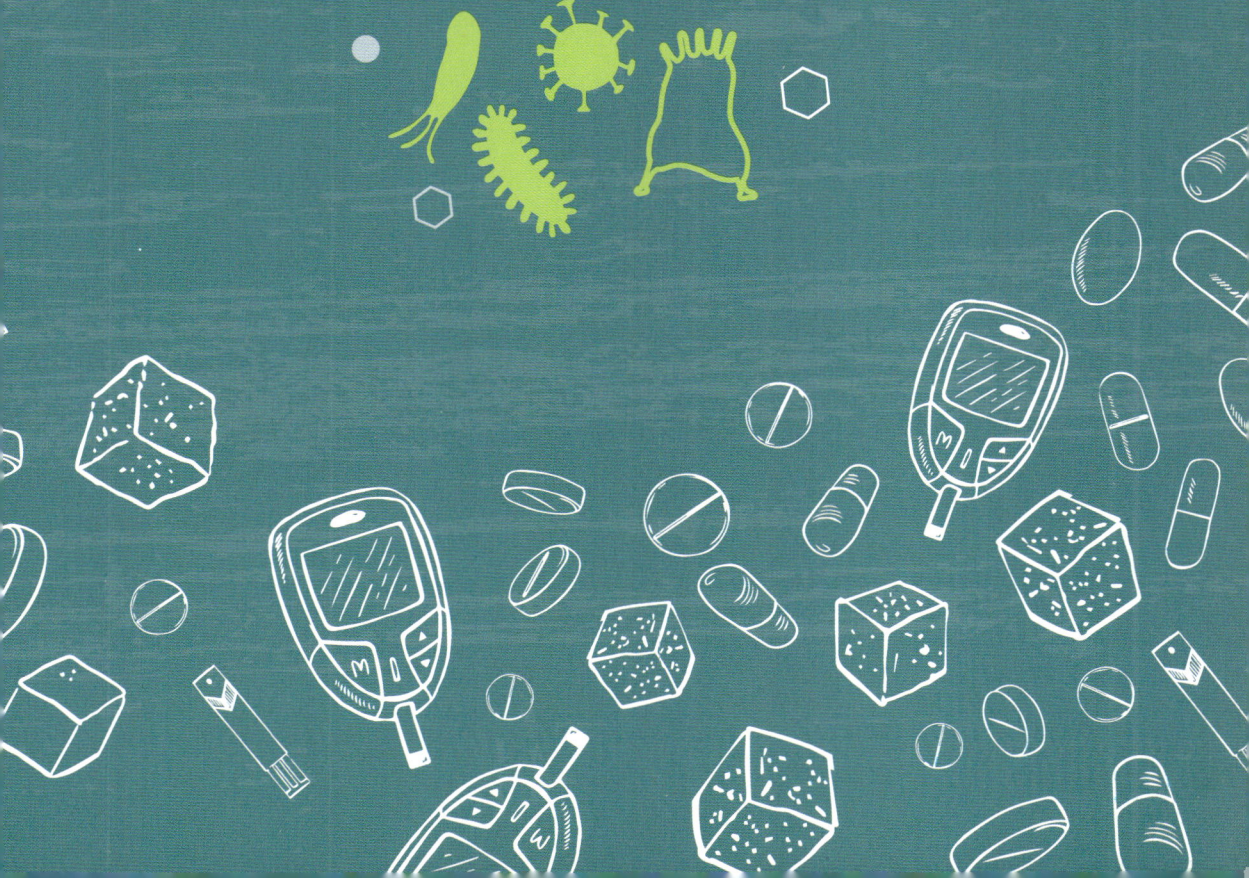

Diabetes und die Risikofaktoren verstehen

Bevor wir zur überragenden Rolle der Darmbakterien für den Diabetes kommen, lohnt sich ein Blick auf weitere Einflussfaktoren und Stellschrauben.

Diabetes mellitus – ein kurzer Blick zurück

Erste Hinweise auf die Erkrankung Diabetes finden sich um ca. 1500 v. Chr. in der berühmten medizinischen Buchrolle »Papyrus Ebers« aus dem Alten Ägypten. Da bei den Kranken die übermäßige Urinausscheidung und der süße Urin auffielen, glaubte man, dass die Niere das erkrankte Organ sei. Gelehrte der Antike wie Apollonius von Memphis und Aretaios verwendeten schon das Wort »diabetes« (altgriech.: »durchfließen«). Der berühmte Arzt Galenos bezeichnete den Diabetes treffend als »Harndurchfall«. 1675 beschrieb Thomas Willis den Geschmack des Urins als honigsüß und kreierte die Bezeichnung »Diabetes mellitus« (»honigsüßer Durchfluss«).

Obwohl bereits 1683 Johann Conrad Brunner Hunden die Bauchspeicheldrüse entfernte und als Folge extremen Durst und häufiges Wasserlassen der Hunde beobachtete, lebte der Glaube, die Niere sei für solche Symptome verantwortlich, in der Medizin noch weiter fort. Schließlich waren es 1889 die Ärzte Oskar Minkowski und Josef von Mering, die den Nachweis erbringen konnten (auch sie entfernten einem Hund die Bauchspeicheldrüse), dass eine Erkrankung der Bauchspeicheldrüse für den Diabetes mellitus verantwortlich ist. 20 Jahre zuvor hatte Paul Langerhans die Inselzellen in der Bauchspeicheldrüse beschrieben, deren Funktion aber nicht untersucht. Heute wissen wir, dass die nach ihm benannten »Langerhansschen Inselzellen« das Hormon Insulin produzieren. Einer der größten medizinischen Erfolge im 20. Jahrhundert war die Extraktion von Insulin aus tierischen Bauchspeicheldrüsen durch Frederick Banting und Charles Best 1921.

Diabetes nimmt überhand

Der Diabetes mellitus ist die häufigste Stoffwechselkrankheit in den westlichen Industrienationen. Sie sind also »in guter

nicht erreicht werden kann. In Deutschland sind 10%–12% der Bevölkerung (man geht von einer Dunkelziffer aus) betroffen. 95% von ihnen sind Menschen mit einem Typ-2-Diabetes. Jedes Jahr erhalten rund 500 000 Menschen in Deutschland neu die Diagnose »Diabetes«.

Auch für Deutschland hat die Deutsche Diabetes Gesellschaft 2018 »Schockerzahlen« veröffentlicht. Ein Fünftel aller Todesfälle in Deutschland lässt sich direkt auf den Diabetes zurückführen. Im Deutschen Gesundheitsbericht heißt es, dass durch Diabetes und seine Folgekrankheiten jährlich Kosten von rund 35 Milliarden Euro entstehen.

Gesellschaft«, wenn Sie selbst erkrankt sind. Früher hätte man von einer »Volkskrankheit« gesprochen, aber die Erkrankung ist weit mehr, denn sie greift rasend schnell um sich, über Ländergrenzen und Kontinente hinweg. Nach Angaben der Internationalen Diabetes-Föderation waren 2017 weltweit ca. 425 Millionen Menschen an Diabetes erkrankt. Die prognostizierte Zunahme der Zahlen ist erschreckend. Bis 2030 sollen weltweit 54% mehr Menschen an Diabetes leiden als 2017, in Afrika sogar bis zu 98% mehr.

Die Zahlen sind so beunruhigend, dass sich mit diesem Thema auch die UNO befasst und Diabetes zu einer »globalen Bedrohung der Menschheit« erklärt hat. Beim 3. UN-Gipfel für nicht übertragbare Krankheiten (also nicht AIDS oder Tuberkulose usw.) 2018 mussten die Regierungen weltweit einräumen, dass ihr 3 Jahre zuvor formuliertes Ziel, vorzeitige Todesfälle aufgrund dieser Erkrankungen um ein Drittel bis 2030 zu senken, beim jetzigen Umsetzungstempo

Apfel oder Birne – das metabolische Syndrom

Losgetreten hat die Diabeteswelle eine Übergewichtsepidemie, da die meisten Menschen mit einem Typ-2-Diabetes – ausgehend von ihrem Body-Mass-Index – übergewichtig oder adipös sind.

Die entscheidende Rolle spielt aber nicht das Gewicht an sich, sondern die Fettverteilung. Das Risiko, an Diabetes zu erkranken, ist viel stärker ausgeprägt bei vermehrtem Bauchfett (Viszeralfett). Menschen mit Bauchfett werden zum »Apfeltyp« gezählt. Lagert sich das Fett eher an den Hüften und an den Oberschenkeln an, spricht man vom »Birnentyp«. Salopp kann man sagen »Hüftgold« ist weniger schlimm als »Rettungsringe«.

Die Volksschauspielerin Heidi Kabel hat einmal gesagt: »Flirtende Ehemänner am Strand sind keine Gefahr, denn sie schaffen es nicht, lange genug den Bauch einzuziehen.« Leider ist Übergewicht kein

Schönheitsproblem, sondern eine echte gesundheitliche Gefahr. Übergewicht kann zu einem Mix aus Störungen der Gesundheit führen. Ein solcher Mix heißt in der Medizin »Syndrom«. Übergewicht und Bewegungsmangel können zu einem sogenannten »metabolischen Syndrom« (Stoffwechselsyndrom) führen. Dazu gehören Typ-2-Diabetes, Fettstoffwechselstörungen z. B. mit erhöhtem Cholesterin, Bluthochdruck und erhöhter Harnsäure. Oft entsteht der Diabetes als letzte Krankheit bei Menschen mit einem metabolischen Syndrom.

Leider erhalten Menschen mit einem metabolischen Syndrom ihre Diagnose häufig wie einen Stempel aufgedrückt. Zu diesem Stempel gehören dann meistens Medikamente wie Antihypertonika (Mittel gegen Bluthochdruck), Cholesterinsenker mit ihren vielen Nebenwirkungen u. v. m. Diese Krankheiten gehen aber mit diesen Medikamenten nicht weg, es werden nur die Symptome unterdrückt.

Mir haben Patienten berichtet, dass in vielen Arztpraxen nicht nur der Rezeptblock für diese Medikamente gezückt, sondern auch der Zeigefinger erhoben wird. »Nehmen Sie ab, machen Sie Sport.« Ein Mantra, das gebetsmühlenartig wiederholt wird. Sie kennen das sicherlich auch.

Viele Patienten wissen gar nicht, wie sie abnehmen sollen. Sie scheitern zum x-ten Mal an Diäten und fühlen sich für Sport zu dick und unbeweglich. Beim nächsten Arzttermin wird nicht nur der Zeigefinger erhoben, sondern eine Standpauke gehalten. Letztlich seien sie selbst schuld. Als einzige Option wird dann eines der zahlreichen Antidiabetika verschrieben, die zwar die Blutzuckerwerte verbessern, aber nicht heilen.

> **Achtung!**
> 35 % der Menschen mit einem metabolischen Syndrom haben ein Schlafapnoesyndrom. Übersetzt heißt Schlafapnoe: Atemstillstand im Schlaf. Diese Zustände können länger als 10 Sekunden andauern und stören die Erholungsfunktion des Schlafes erheblich. Wenn Sie tagsüber sehr müde sind oder sogar einen Sekundenschlaf bei sich bemerkt haben, sprechen Sie unbedingt mit Ihrem Arzt darüber.

Mit diesem Buch wird das jetzt anders: Sie kommen raus aus der Einbahnstraße, da Sie Ihre Darmbakterien zu Verbündeten machen gegen das metabolische Syndrom, gegen die Zuckerkrankheit und gegen das Übergewicht.

Wie das funktioniert, erfahren Sie jetzt. Die entsprechenden Hilfestellungen zur Ernährung finden Sie im Buchteil »Die Darmbakterien stärken« (Seite 46) und im Rezeptteil (Seite 118).

Die wichtigsten Unterschiede zwischen Typ-1- und Typ-2-Diabetes

In der Bauchspeicheldrüse wird Insulin hergestellt. Während wir den Speichel im Mund benötigen, um die Nahrung einzuspeicheln, brauchen wir den »Bauchspeichel«, um den Zucker im Blut (er kommt dorthin über unsere Nahrung) in die Körperzellen hineinzutransportieren. Die Körperzellen benötigen die Zuckermoleküle als Nährstoff und Energiesubstrat. Allerdings können die Zuckermoleküle nicht einfach in die Zellen hineinschlüpfen. Sie benötigen Insulin als Schlüssel, um die »Zelltüren« zu öffnen.

Typ-1-Diabetes

Bei Typ-1-Diabetes handelt es sich um eine »Autoimmunerkrankung«, bei der die körpereigene Abwehrkraft falsch gepolt ist und die eigenen Langerhansschen Inselzellen (Betazellen) zerstört werden. Es entsteht ein absoluter Insulinmangel. Die Therapie ist das Spritzen von Insulin – Tabletten helfen nicht.

Typ-2-Diabetes

Früher nannte man den Typ-2-Diabetes auch »Altersdiabetes«, da vor allem ältere Menschen davon betroffen waren. Inzwischen bekommen aber immer mehr Menschen den Typ-2-Diabetes bereits mit unter 60 Jahren. Selbst Kinder erkranken daran, und zwar immer öfter. Die Bezeichnung Altersdiabetes ist also längst nicht mehr korrekt.

Bei diesem Diabetestyp ist die Sache komplizierter. Die eigentliche Ursache ist eine sogenannte »Insulinresistenz«. An den Oberflächen der Zellen befinden sich Rezeptoren, die man sich wie ein Schlüsselloch vorstellen kann. Wenn das Insulin an die Zellwand klopft, kommen Transporteiweiße zur Tür, um sie für die Zuckermoleküle zu öffnen. Übergewichtige Menschen haben nun ein doppeltes Problem. Erstens kommen die Transporteiweiße, die die Rolle eines Türöffners haben, nicht zur Zellwand. Zweitens kann das Insulin die Tür nicht öffnen. Denn bei Menschen mit einem Typ-2-Diabetes sind die Schlüssellöcher deformiert und die »Insulinschlüssel« passen nicht hinein.

Das Ergebnis ist: Der Zucker aus den verspeisten Kohlenhydraten häuft sich im Blut an und der Blutzucker steigt. Der überschüssige Zucker wird in Fett umgewandelt und gespeichert. Wie reagiert der Körper? Er produziert immer mehr Insulin, auf dass doch der richtige Schlüssel dabei sei, der die Zellen öffnen kann – leider keine Chance. Es werden immer mehr »Insulinschlüssel« produziert, die Betazellen in der Bauchspeicheldrüse immer mehr überfordert, bis dann der Schlüsselproduzent so ausgelaugt ist, dass er gar kein Insulin mehr herstellen kann. Zunächst ist es nur ein »Burnout« der Betazellen, später ein komplettes Versagen mit Einstellung der Insulinproduktion. Das ist dann der Zeitpunkt, an dem auch Tabletten bei einem Typ-2-Diabetes nicht mehr helfen und Insulin gespritzt werden muss. Aber so weit lassen wir es gar nicht erst kommen.

Was passiert vor, während und nach dem Essen?

Stellen Sie sich vor, Sie stehen in der Küche, schmieren sich ein Brot und belegen es mit Ihrem Lieblingskäse. Ihnen läuft das Wasser im Mund zusammen – aber nicht nur das. Ihre Bauchspeicheldrüse beginnt bereits mit der Produktion von Insulin, um zu Beginn der Mahlzeit genügend Insulin bereitzustellen. Das ist wichtig, da die Zellen Ihres Körpers das in einzelne Zuckermoleküle zerlegte Brot als Energie benötigen. Es kommt also darauf an, dass genügend Insulin zum richtigen Zeitpunkt in der Bauchspeicheldrüse produziert wird.

Bei Menschen mit einem Typ-2-Diabetes ist dieser Mechanismus gestört. Die Insulinbereitstellung ist nicht genügend schnell und auch zu gering, um ein Ansteigen des Zuckers im Blut zu verhindern. Es muss nachjustiert, quasi nachgeladen werden. Wenn Sie schon einmal einen Biathlonwettkampf verfolgt haben, können Sie sich vorstellen, wie lange ein solches Nachladen dauern kann. In der Zwischenzeit ist der Blutzuckerspiegel schon kräftig angestiegen.

Isst jemand ständig zu viele Kohlenhydrate und zu viel Zucker, produziert die Bauchspeicheldrüse unentwegt Insulin. Immer mehr und mehr. Man nennt das »basale Hyperinsulinämie«. Die Zellen sind aber langsam satt, ihnen ist richtig schlecht vom Zucker, sie wehren sich jetzt gegen das Insulin und machen dicht. Sie können das sicher nachvollziehen. Nach 3 Stücken Torte wird man langsam sauer und vielleicht auch aggressiv, wenn einem die Tante beim Geburtstag noch ein Stück aufdrängen möchte. Wissenschaftlich gesprochen ist das »Dichtmachen der Zellen« gegen Insulin die Insulinresistenz.

Es liegt nicht nur am Essen

Was hat mein Nagellack mit Diabetes zu tun?

In den letzten Jahren wurden erstaunliche Untersuchungen veröffentlicht. Sie beschäftigen sich mit neuen Ursachen der Entstehung des Typ-2-Diabetes und zeigen, wie Umweltbedingungen das Diabetesrisiko erhöhen. Eine große Rolle spielen die Phthalate. Sie sind chemische Abkömmlinge der Phthalsäure und werden als Weichmacher für Kunststoffe und PVC verwendet. Untersuchungen in Boston konnten zeigen, dass Phthalate an der Entstehung des Typ-2-Diabetes beteiligt sind. Je höher die Belastung, desto höher die Gefahr. Frauen, die am meisten mit Phthalaten belastet waren, hatten ein doppelt so hohes Risiko, an Diabetes zu erkranken.

Phthalate finden sich unter anderem in vielen Kosmetika und Körperpflegartikeln wie Seife, Körperlotion, Nagellack, Parfüm, Haarspray, Sonnencreme. Auch manche Medikamente sind nicht frei von Phthalaten. Die Stoffe werden eingeatmet, geschluckt oder über die Haut aufgenommen. Vermeiden Sie deshalb auch Nahrungsmittel und Getränke aus Plastikverpackungen.

Risikofaktoren Luftverschmutzung und Lärm

Die beiden gefährlichsten umweltbedingten Bedrohungen für die Gesundheit sind Luftschadstoffe und Verkehrslärm. Bei Frauen, die im dicht besiedelten und durch Industrie geprägten Ruhrgebiet mit erhöhten Feinstaub- und Stickoxidwerten leben, steigt das Risiko, an Typ-2-Diabetes zu erkranken, um 15 % gegenüber Frauen in ländlichen Gebieten. Für Menschen, die an extrem befahrenen Straßen wohnen, ist Studien zufolge das Risiko, an Diabetes zu erkranken, doppelt so hoch wie in verkehrsberuhigten Zonen. In einer dänischen Studie an 57 000 Erwachsenen erhöhte sich das Diabetesrisiko um 8–11 %, wenn der Verkehrslärm um 10 dB anstieg.

Ist erhöhter Blutzucker schlimm?

Langfristig schädigen erhöhte Blutzuckerwerte Blutgefäße, Nerven und innere Organe. Bereits am ersten Tag meiner ärztlichen Tätigkeit lernte ich auf einer ganz normalen internistischen Männerstation eines mittelgroßen Krankenhauses Patienten kennen, die an diabetischen Spätschäden litten. Ich war so voller Mitgefühl für diese Menschen, dass ich mir vornahm mitzuhelfen, um diese Spätschäden zu vermeiden.

Als ich noch als Oberärztin auf einer speziellen Diabetesstation arbeitete, trafen sich Diabetesexperten aus allen europäischen Ländern 1989 in St. Vincent, einem Ort in Oberitalien. Es wurde die »St.-Vincent-Deklaration« verabschiedet. Alle teilnehmenden Ärzte und Therapeuten, die Menschen mit Diabetes behandelten, sowie die Patientenorganisationen haben sich auf diese Deklaration verpflichtet, was auch ich mit großer Gewissenhaftigkeit getan habe. Die Zielvorgaben waren unter anderem: die Verminderung der Erblindungen aufgrund von Diabetes um ein Drittel, die Reduzierung der Häufigkeit von diabetesbedingtem Nierenversagen um ein Drittel, die Senkung der Zahl von diabetesbedingten Amputationen um die Hälfte und die Verminderung der Herzkranzgefäßprobleme bei Diabetikern.

Leider hat sich bis heute nichts Grundlegendes geändert. Wir laufen den Vorgaben der »St.-Vincent-Deklaration« weiter hinterher. Die Zahlen und jedes Einzelschicksal sind weiter erschreckend. Zur Verdeutlichung: Auf einer Präsentation anlässlich des Deutschen Diabeteskongresses 2017 wurde darüber diskutiert, dass die Anzahl der Patienten mit der Diagnose »diabetisches Fußsyndrom« stetig steigt.

Möglichkeiten, den Diabetes in den Griff zu kriegen

Bewegung ist nicht gleich Bewegung
Viele Menschen sagen: Ich habe ein großes Haus und laufe bei der Hausarbeit ständig hin und her und treppauf, treppab. Es stimmt, dass jede kleine körperliche Betätigung gut ist. Man nennt diese Bewegung auch »unstrukturierte Aktivität«. Nehmen Sie auf alle Fälle immer die Treppe und nicht den Aufzug oder die Rolltreppe, fahren Sie mit dem Fahrrad und nicht mit dem Auto und machen Sie – wenn möglich – Gartenarbeit. Gönnen Sie sich die Zeit für schöne Spaziergänge. Sie tun nicht nur ihrem Körper etwas Gutes, sondern auch Ihrer Seele. Sie können entspannen und die Natur genießen.

Wenn Sie aber tatsächlich nachhaltig Ihren Stoffwechsel positiv beeinflussen wollen, ist es wichtig, dass Sie sich zusätzlich zu diesen Alltagsbewegungen strukturierte sportliche Betätigungen suchen. Warum? Sportliche Betätigung bessert den Schlüsselloch-Schlüssel-Mechanismus (Seite 13): Das Insulin kann besser an die Rezeptoren binden und es entstehen sogar mehr Insulinrezeptoren.

Suchen Sie sich die richtige Sportart aus
Viele Menschen beginnen Sport zu treiben und geben es nach einigen Wochen auf. Wenn man sich endlich aufgerafft hat, Sport zu treiben und es dann »drangibt«, ist das eine echte vertane Chance für Ihren Körper, für Ihren Stoffwechsel und für Sie insgesamt. Suchen Sie sich die Sportart aus, die Ihnen gefällt. Lassen Sie sich nicht von einem Arzt, Ihrem Partner/Ihrer Partnerin, Freunden oder Ihren Kindern zu etwas überreden, das Ihnen nicht gefällt.

Egal, wofür Sie sich letztlich entscheiden, es sollte auf jeden Fall eine Ausdauersportart sein. Solche Sportarten sind Walken und Nordic Walking, Schwimmen, Tanzen, Radfahren. Wer es mag, kann auch ein Fitnessstudio besuchen. Vielleicht denken Sie jetzt: »Igitt, ein Fitnessstudio mit lauter vor Kraft protzenden jungen Männern.« Das habe ich auch gedacht und bin heute begeistert von dem vielfältigen Angebot an Ausdauer- und Krafttraining. Die »Muckijungs« sind ab 19 Uhr im Fitnessstudio und am Samstag. Zu anderen Zeiten – besonders vormittags – finden Sie eher ältere Semester, die auf dem Crosstrainer oder dem Fahrrad mit ebenso wenig Watt trainieren wie Sie. Besonders gut finde ich, dass man z. B. über ein Zirkeltraining in einer halben Stunde fast alle Muskeln des Körpers trainieren kann. Das ist zeitsparend und effektiv.

Tricks gegen den inneren Schweinehund

Viele Menschen scheitern an kleinen Hindernissen, die Sie vorher bedenken sollten. Da ist erst einmal der eigene innere Schweinhund als größtes Hindernis. Verabreden Sie sich mit Freunden oder Freundinnen zum Sport. So können Sie sich schlecht vor dem Termin drücken. Wählen Sie eine Sportanlage, eine Schwimmhalle oder einen Kurs bei sich in der Nähe, zu dem Sie idealerweise nicht mit dem Auto fahren müssen (dann fällt das Argument »schlechtes Wetter« im Winter weg). Halten Sie sich eine festgelegte Zeit an einem bestimmten Wochentag für Ihren Sport frei. Markieren Sie den Dauertermin im Kalender. Falls Sie sich noch nicht zum Sport durchringen können, ist das kein Hindernis, jetzt weiterzulesen und die anderen Tipps und Ernährungsvorschläge in Ihr Leben einzubeziehen. Bewegungsmangel fördert zwar nachweislich die Entwicklung eines Diabetes und verschlechtert die Stoffwechsellage, er ist aber nicht die Ursache eines Diabetes.

Mona Lisa und Mozart können helfen

Gönnen Sie sich einen Theater- oder Kinoabend, einen Besuch im Museum oder in einer Ausstellung. Oder gefällt Ihnen ein Jazzabend, eine Operngala oder ein Liederabend mit einem italienischen Sänger besser? Der Mensch ist ein ganzheitliches Wesen, dem nicht nur körperliche, sondern auch geistige Bewegung hilft. Denken Sie nicht nur an Ihre Blutzucker- oder Blutdruckwerte. Lassen Sie sich nicht auf diese Messdaten reduzieren. Tun Sie sich etwas Gutes. Britische und norwegische Studien belegen, dass Kultur gesundheitsfördernd wirkt. In einigen Ländern (z. B. in Finnland) gibt es bereits Kultur auf Rezept.

Antidiabetika – die bunte Welt der Medikamente

Vielen Menschen, die an Typ-2-Diabetes erkrankt sind, werden von den Ärzten sogenannte Antidiabetika verordnet – vielleicht gehören Sie auch dazu. Es ist aber gar nicht nötig, sofort Medikamente einzunehmen, wenn erhöhte Blutzuckerwerte festgestellt werden. Wir versuchen, Ihnen in diesem Buch Tipps zu geben, damit Sie erst gar keine Arzneien einnehmen müssen oder diese Medikamente reduzieren oder gar absetzen können.

Eigentlich sind die Medikamente, die Antidiabetika genannt werden, gar keine richtigen Antidiabetika. Denn sie bekämpfen den Diabetes gar nicht, sondern setzen nur an der Spitze des Eisberges an, nämlich bei den erhöhten Blutzuckerwerten. Sie sind wie ein Make-up, das die unreine Haut glatt und schön wirken lässt, aber nicht die Ursache für Pickel und Co. an der Wurzel packt. Es kann nur Ihr Ziel sein, diese »Make-up-Medikamente« absetzen zu können und dennoch die Blutzuckerwerte in einen normalen Bereich zu bekommen, damit auf Dauer keine Spätschäden auftreten. Das geht, wenn Sie mit Ihren Darmbakterien zusammenarbeiten, die guten fördern und die schlechten aus dem Darm rauswerfen. Machen Sie aber bitte keine Selbstexperimente, sondern sprechen Sie die Einnahme bzw. das Absetzen der Medikamente immer mit Ihrem Arzt ab.

Medikamente mit Wirkung auf die Bauchspeicheldrüse

Sulfonylharnstoffe und Glinide:
- »quetschen« die Betazellen wie eine Zitrone aus, damit diese Insulin produzieren
- Insulin gelangt nicht in die Zellen (»kaputter Schlüssel«) → Blutzuckerspiegel steigt
- die Folgen sind Hunger und langfristig Übergewicht
- Gefahr der Unterzuckerung, wenn man nicht zum Essen kommt

DPP-4-Hemmer
- hemmen den Abbau des Hormons GLP-1 durch das Enzym DPP-4
- dadurch wird mehr Insulin produziert
- werden meist in Kombination mit anderen Medikamenten eingesetzt, wenn ein Medikament nicht ausreicht
- ganz selten kann es zu einer Bauchspeicheldrüsenentzündung kommen (bei einer familiären Vorerkrankung in dieser Richtung DPP-4-Hemmer meiden)

GLP-1-Analoga
- auch Inkretin-Mimetika genannt
- ahmen das Darmhormon GLP-1 nach, das die Insulinproduktion anregt
- wirken appetithemmend und verzögern die Magenentleerung
- müssen je nach Präparat täglich oder nur einmal wöchentlich gespritzt werden

Medikamente ohne Wirkung auf die Bauchspeicheldrüse

Metformin
- die Nummer 1 unter den Antidiabetes-Präparaten
- der »Schlüsselloch-Reparierer«: Das Gewebe wird wieder für Insulin empfindlich, die Insulinresistenz wird gesenkt und damit auch der Blutzuckerspiegel
- hemmt die Zuckerneubildung in der Leber
- positive Wirkung auf die Darmbakterien Akkermansia muciniphila und Bifidobakterium adolescentis (Seite 31)
- Gewichtsreduktion
- gerade zu Beginn der Einnahme häufig Beschwerden wie Durchfall, Übelkeit und Erbrechen
- bei längerer Einnahme kann ein Mangel an Vitamin B_{12} entstehen (Holotranscobalamin-Wert im Labor kontrollieren lassen)

Alpha-Glukosidase-Hemmer
- spielen eine geringe Rolle in der Therapie
- verzögern die Zuckeraufnahme aus der Nahrung
- rufen häufig starke Blähungen, Durchfall und Bauchschmerzen hervor

SGLT-2-Hemmer
- vermehrte Ausscheidung von Zucker mit dem Urin → Blutzucker wird gesenkt
- in bis zu 10 % der Fälle führen sie zu Infektionen in den Harnwegen und im Genitalbereich – insbesondere bei Frauen

Der Darm und seine Bewohner

»Klein, aber oho!« Auf unsere Darmbakterien passt diese Beschreibung zu 100 %. Sie sind lebenslange Partner für unsere physische und psychische Gesundheit.

Die Bakterien gehören zu den ältesten Erdbewohnern. Es gibt Hinweise, dass Bakterien schon vor 3,5 Milliarden Jahren in Australien lebten. Noch dazu können Bakterien sehr zäh sein. Stellen Sie sich vor: Im Jahr 2000 wurde ein geschätzt 250 Millionen Jahre altes Bakterium in Pennsylvania (USA) entdeckt! Es wurde in einer Nährlösung gefüttert, räkelte sich und wurde wieder aktiv.

Biologen nehmen an, dass die Bakterien schon seit 500 Millionen Jahren mit größeren Lebewesen zusammenleben. Da das gut geklappt hat, suchten sich die Bakterien auch den Menschen für ein gemeinsames Leben aus. Obwohl wir schon so lange zusammenleben, konnte erstmalig der Forscher Antoni van Leeuwenhoek im Jahr 1675 mit einem von ihm gebauten Mikroskop im menschlichen Speichel Bakterien beobachten. Über 340 Jahre nach van Leeuwenhoeks Beobachtung muss sich die Wissenschaft eingestehen, dass die auf der Erde und in uns lebenden Bakterien immer noch eine Blackbox sind. Die große Mehrheit der Bakterien ist noch nicht einmal bekannt (Experten sprechen von 95 %–99 %), geschweige denn, dass die Wissenschaftler ihre Bedeutung kennen.

Bakterien kuscheln gern

Bakterien haben keinen Sex. Ihre Fortpflanzung geschieht durch Zellteilung. Manche Bakterien übertragen ihre Gene durch Röhrchen, die Sexpili, andere Bakterien kuscheln gerne. Sie lagern sich schmusend eng aneinander. Durch die körperliche Nähe dringen die Gene ins andere Bakterium ein. Bakterien können auch über Artgrenzen hinweg ihre Gene austauschen. Das ist so, als ob ich mit meinem Haustier Gene hin- und herschieben würde. Manche Bakterien brauchen unbedingt Sauerstoff zum Überleben (aerobe Bakterien oder Aerobier), für andere wiederum ist Sauerstoff Gift (anaerobe Bakterien oder Anaerobier). Beide Sorten leben in unserem Körper.

sorgt. Diese schlimmen Krankheiten haben sich über Generationen in den Erinnerungen der Menschen eingegraben. So konnte es gar nicht anders sein, als dass Bakterien an sich als gefährlich erscheinen. Die Forschung stürzte sich zunächst auf diese üblen Bakterien, um mehr über sie zu erfahren, sie unschädlich zu machen und so die Menschheit von diesen Krankheiten zu befreien.

Ein großer Irrtum

Seit den epochalen Entdeckungen von Robert Koch (1843–1910) und den Forschern seiner Zeit hat sich bis weit ins 20. Jahrhundert hinein nichts an den Prinzipien geändert, wie Bakterien erkannt, nachgewiesen und bestimmt werden. Proben (Urin, Blut, Wundabstrich, Stuhl etc.) können auf einem Glasplättchen (Objektträger) ausgestrichen und meist eingefärbt werden. Oder das Probenmaterial wird auf Nährböden gegeben und in einen Brutschrank gestellt. Die Bebrütung in den Wärmeschränken dauert oft 2–3 Tage; manche Bakterien wachsen sehr langsam, sodass man z. B. beim Mykobakterium erst nach 40 Tagen ein Ergebnis hat.

Pest und Cholera – das schlechte Image der Bakterien

Viele Jahre haben sich die Wissenschaftler und die Ärzte nur um die »bösen«, krank machenden Bakterien gekümmert. Das kann man gut verstehen. Bakterien haben seit der Antike immer wieder für die Menschen tödliche Epidemien verursacht. Die Pestepidemien im Mittelalter rotteten ganze Dörfer und Landstriche aus. Allein im 14. Jahrhundert forderte der »Schwarze Tod« geschätzt 25 Millionen Todesopfer, was einem Drittel der damaligen europäischen Bevölkerung entsprach. Auch die Choleraepidemien brachten Krankheit, Leid und Tod.

Zum schlechten Image der Bakterien haben auch Geschlechtskrankheiten wie Tripper und Syphilis beigetragen. Ein stäbchenförmiges Bakterium ist schuld am »Weißen Tod«, der Tuberkulose. Zuletzt hat die EHEC-Epidemie mit 4 000 Erkrankten und 53 Todesopfern für Angst und Schrecken ge-

Lange Zeit ging man fatalerweise davon aus, dass es keine »Essenverweigerer« unter den Bakterien gebe. Nicht gewachsen = nicht vorhanden. Das war ein schwerer Irrtum. Die wichtige Erkenntnis der letzten Jahre ist, dass ganz vielen Bakterien die Nährlösungen nicht schmecken. Wie ein bockiges Kind rühren sie diese nicht an und vermehren sich auch nicht. Es gibt aber auch den umgekehrten Fall: Unser Darmkeim »E. coli« lässt sich auf Nährböden ganz leicht kultivieren. Daraus schloss man, dass ganz viele dieser Keime in unserem Darm leben.

Das ist aber falsch. Der E. coli macht nur 0,0001 %–0,0002 % unserer Darmkeime aus.

Kriminalisten – den Bakterien auf der Spur

Anstatt Bakterien unter dem Mikroskop zu betrachten und geduldig auf ihr Wachstum zu warten, bedient man sich heute einer ganz anderen Methode. Die »Polymerase-Ketten-Reaktion« (PCR) dient der Vermehrung und Messbarmachung der Bakterien-DNA. Die Bakterien müssen also nicht erst auf einem Nährboden wachsen und bebrütet werden, sondern werden innerhalb ganz kurzer Zeit identifiziert.

Vielleicht kennen Sie die Genanalyse aus der Kriminalistik. Die Kriminalpolizei rollt immer mehr alte Mordfälle neu auf, lässt bei den Verdächtigen Genanalysen machen und vergleicht sie dann mit den genetischen Abdrücken beim Opfer. So konnten in den letzten Jahren Mörder gefasst werden, die noch unerkannt draußen herumgelaufen sind, aber auch Unschuldige rehabilitiert werden. Dementsprechend funktioniert das genanalytische Verfahren auch bei Bakterien. Es werden neue »Mörder«, neue »Unschuldige«, aber auch neue »Unbeteiligte« entdeckt. Was ein großer Fortschritt in der Kriminalistik ist, bedeutet auch einen Fortschritt in der Wissenschaft.

Wir sind nicht allein

Auch wenn es uns nicht bewusst ist, wir sind nicht nur Mensch. Wir sind Mensch und Bakterien. Unsere Mitbewohner leben überall in und auf uns. Und das ist gut so. Ohne sie könnten wir nicht überleben.

Bis vor wenigen Jahren glaubten die Wissenschaftler, dass die Lunge keimfrei sei, dass Plazenta und Fruchtwasser keine Bakterien enthalten dürfen und eine Urinprobe nur dann »ohne Befund« sei, wenn darin keine Bakterien nachgewiesen worden sind. Wenn sich Bakterien im Urin fanden, wurde gleich der Rezeptblock für eine Antibiotikatherapie gezückt. Heute wissen wir, dass unsere Bakterien überall mit uns zusammenleben und zusammenarbeiten. Diese Entdeckungen brechen eherne, fast in Stein gemeißelte Gesetze der Medizin auf und müssen zu einem radikalen Umdenken führen.

Exemplarisch für den Bewusstseinswandel in unserem Verhältnis zu den Bakterien ist die Eröffnung des ersten »Mikrobenzoos« der Welt durch die niederländische Königin Maxima im Jahr 2014 in Amsterdam. Hier werden lebende Mikroorganismen gezeigt und die Beziehung zwischen Mensch und Mikrobe ist das zentrale Thema der Ausstellung. Mit einem Körperscanner kann man seine eigenen Mikroben erkennen.

In uns und auf uns leben ganze Galaxien von Bakterien. Wir haben viel mehr nichtmenschliche Gene in unserem Körper, als wir menschliche Gene haben. Mein Beispiel: Ich, der Mensch Ulrike, habe 22 000 Gene, meine Bakterien haben hingegen 8 000 000 Gene. Ich bilde eine Einheit mit meinen Bakterien. Wie ich haben alle gesunden Erwachsenen im Idealfall weit über 10 000 verschiedene Bakterienarten. Die meisten unserer Bakterien leben in unserem Darm. Es tummeln sich dort 10^{14} Bakterien. Ausgeschrieben sind das: 100 Billionen Bakterien. Verglichen mit unseren eigenen Zellen leben 10-mal mehr Bakterien allein in unserem Darm, als wir Körperzellen haben.

Der Darm ist kein Tabuthema mehr

Früher war es ein Tabu, vom Darm oder von den Ausscheidungen zu sprechen. Der Darm oder sogar seine Bakterien waren »igittigitt«. Um sich einigermaßen vornehm auszudrücken, wurden solche merkwürdigen Begriffe wie »Stuhlgang« geprägt. Nun weiß man inzwischen, dass der Darm »Charme« haben kann. Und über dieses charmante Organ wollen wir jetzt sprechen.

Vom Magenausgang bis zum After misst der Darm ca. 6 m. In Quadratmetern ausgedrückt hat der Darm eine Fläche von ca. 500 m². Wie kann das sein, dass quasi 2 Tennisplätze in den Darm passen? Die Fläche entsteht durch die riesige Menge an Aus- und Einstülpungen, die gebraucht werden, um die Nahrung aufzunehmen und Wohnraum für unsere Darmbakterien zu schaffen. Unsere Haut hat hingegen nur 1,6 m² (Frau) und 1,9 m² (Mann) und entspricht damit in etwa einer Wohnzimmertür. Mit seiner großen Oberfläche bildet der Darm somit die wichtigste Grenzfläche unseres Körpers zur Außenwelt und ist das zentrale Einfallstor für Eindringlinge und Krankheitserreger. Wie der Körper dieses Problem löst, erfahren Sie im Kapitel »Firewall an der Grenze von innen und außen« (Seite 34).

So ist der Darm aufgebaut

Man unterteilt den Darm in zwei Abschnitte, den Dünndarm und den Dickdarm. Der Dickdarm ist zwar tatsächlich doppelt so dick wie der Dünndarm, hat aber seinen Namen daher, dass er die Nahrung eindickt.

Der Dünndarm liegt eng gefaltet wie ein Plisseerock mitten in der Bauchhöhle. An 3 Seiten wird er umrahmt vom Dickdarm. In diesem Darmabschnitt findet die eigentliche Verdauung statt. Die Verdauungssäfte zerlegen die Nahrung in kleinste Teile, damit das ehemalige Brötchen, nun maximal zerkleinert, über die Darmwand in die Blutbahn wandern kann. Je größer die Oberfläche ist, umso besser kann die Nahrung aufgenommen werden. Dafür hat sich die Natur einen Trick einfallen lassen. Die Darmwand

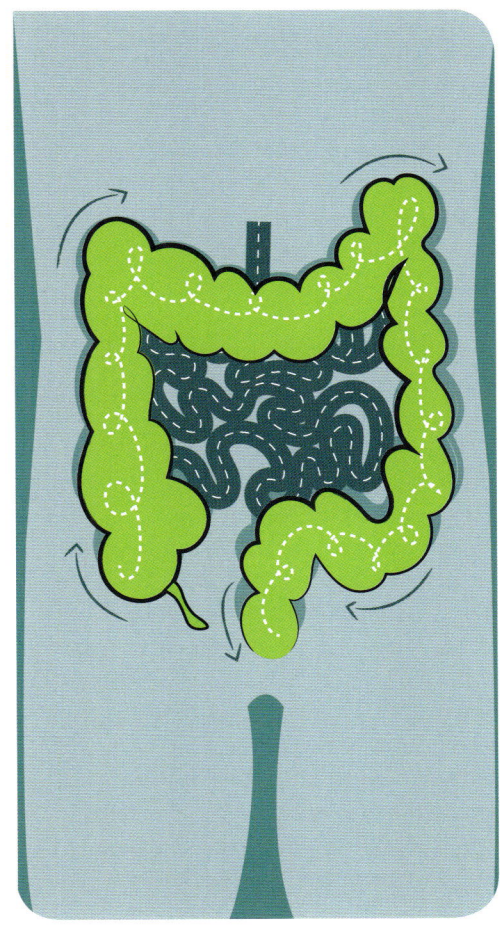

◆ Die Reise der Nahrung durch Dünndarm und Dickdarm

ist nicht glatt, sondern in Falten gelegt. Außerdem macht die Nahrung im Darm eine Achterbahnfahrt entlang von fingerdicken Ausstülpungen (Zotten) und Einsenkungen (Krypten) der Dünndarmwand und über große Ausbuchtungen (Haustren) im Dickdarm. Allein die Zotten und Krypten vergrößern die Oberfläche des Darms auf das 7–14-Fache.

Die äußeren Zellen der Zotten haben weitere ganz feine, dünne Fortsätze, die Mikrovilli, durch die die Oberfläche der Zotten noch größer wird.

Im Dickdarm wird der Speisebrei eingedickt, indem ihm Wasser entzogen wird. So kann der Stuhlgang wohl geformt und mühelos ausgeschieden werden. Im Dickdarm tummeln sich 99 % der Darmbakterien. Da kann es schon mal eng werden wie in einer Haupteinkaufsstraße an einem verkaufsoffenen Sonntag.

Das Wichtigste: die Darmbakterien

In unserem Darm leben, wie gesagt, ca. 100 Billionen Bakterien verteilt auf mindestens 1 000 verschiede Arten. Bevor vor wenigen Jahren neue Untersuchungsverfahren (Seite 20) eingeführt wurden, kannte man den Großteil unserer Darmbewohner nicht. Die genanalytischen, molekularbiologischen Untersuchungen führten zu einer Flut neuer Erkenntnisse. Eine Vielzahl »neuer« Darmbakterien wurde erforscht, von deren Existenz man bis dahin gar nichts wusste. Man kann diese unglaublichen Entdeckungen mit der Entdeckung Amerikas durch Kolumbus vergleichen. Ein ganzer Kontinent war bis dahin unbekannt. Die Weltkarten mussten neu gezeichnet werden. Ebenso ergeht es den Wissenschaftlern mit der Kartierung unseres Darms und seiner Bewohner. Immer neue und im Darm sehr häufig vorkommende Bakterien werden aus ihrer Deckung geholt.

Die im Darm lebenden Bakterien und andere Mikroorganismen haben ein Gewicht von ca. 1,5 kg und machen die Hälfte des Gewichtes des Stuhlganges aus. Die Bakterien stellen selbst täglich ca. 300 kcal Energie her. Das entspricht etwa einem Riegel Mars.

4 Kontinente im Darm

Im Darm siedeln große Bakterienfamilien. Sie können sich das vorstellen wie riesige Volksstämme der einzelnen Kontinente. Auf der Erde haben wir fünf Kontinente. Im Darm wohnen die Darmbakterien, die wir vier großen Kontinenten zuordnen können. Diese Kontinente des Darms werden auch als »Phyla« (Stämme) bezeichnet.

In der Abbildung unten sehen Sie die vier großen Bakterienstämme und wie häufig sie

▼ Die 4 Bakterienstämme des Darms

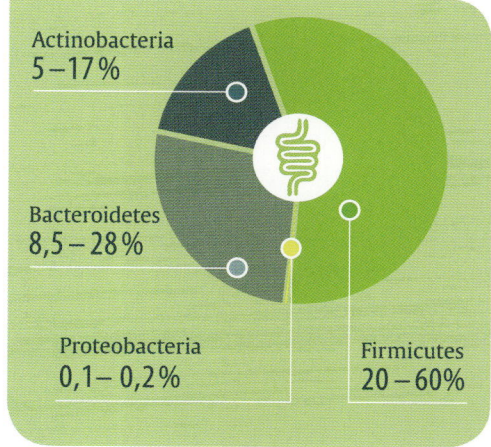

Die wichtigsten Vertreter der 4 Bakterienstämme

Bacteroidetes (gramnegativ)	Firmicutes (grampositiv)	Actinobacteria (grampositiv)	Proteobacteria (gramnegativ)
Bacteroides	Clostridium	Bifidobacterium	E. coli
Prevotella	Faecalibacterium	Atopobium	Proteus
	Ruminococcus		Citrobacter
	Enterococcus		Morganella
	Lactobacillus		

im Darm vorkommen. In der Tabelle oben haben wir die wichtigsten und berühmtesten »Kontinentbewohner« aufgeführt. Wie zum Who's who der berühmtesten noch lebenden Europäer Angela Merkel, Roger Federer und Queen Elizabeth gehören, so finden Sie in der Tabelle die berühmtesten Bakterien.

Gramnegative und grampositive Bakterien

Das sollten Sie noch wissen: Der dänische Bakteriologe Hans Christian Gram entwickelte eine Methode, um Bakterien anzufärben. Durch diese Gramfärbung kann man unter dem Mikroskop zwei große Bakteriengruppen unterscheiden, die grampositiven und gramnegativen Bakterien. Sie unterscheiden sich im Aufbau ihrer Zellwand.

Die grampositiven Zellen haben eine dicke Zellwand. Gramnegative Zellen hingegen sind nur mit einer dünnen Zellwand ausgestattet. Allerdings verfügen sie über eine zusätzliche Schutzhülle. In dieser Hülle befinden sich bakterielle Schadstoffe, die Lipopolysaccharide. Hinter diesem Monsterwort verbergen sich Fett-Zucker-Verbindungen. Man kann sich diese Hülle auch als einen Mantel mit vielen Flusen (den Lipopolysacchariden) vorstellen. Sterben die gramnegativen Bakterien, stoßen sie ihren Mantel ab und die Flusen werden abgeworfen. Ein gesundes Mikrobiom im Darm enthält mehr grampositive als gramnegative Bakterien. Wenn es zu einer Verschiebung des Verhältnisses kommt, kann das zu einem »löchrigen Darm« (Seite 36) und Entzündungsprozessen im Körper führen.

Kommunikation zwischen Darm und Gehirn

Der Darm ist ein komplexes Organ mit vielfältigen Aufgaben. Er versorgt uns durch Aufnahme, Verarbeitung und Verwertung der Nahrung mit Energie. Die Nahrung wird eingedickt und durch die Beweglichkeit des Darms zum After transportiert. Im Darm werden viele Vitamine gebildet wie z. B. Vitamin K, das wir für die Blutgerinnung brauchen. Unser Darm ist auch das größte Immunorgan, da 80 % der Immunzellen im Darm angesiedelt sind.

Erinnern Sie sich an Ihre letzte Prüfung oder an einen Flug, vor dem Sie Angst hatten. Viele Menschen haben bei Angst und Nervosität Durchfall und kommen von der Toilette nicht mehr runter. Emotionen haben also

Auswirkungen auf unseren Darm. Andersherum zeigen bereits sprachliche Wendungen wie »Das bereitet mir Bauchschmerzen.«, dass unser Darm selbst mit Emotionen zu tun hat. Heute wissen wir, dass unser Darm mit seinen 500 Millionen Nervenzellen das »zweite Gehirn« bzw. ein Intelligenz- und Emotionszentrum ist und die Darmbakterien eine wichtige Rolle dabei spielen.

Die Darmbakterien kommunizieren mit unseren Nervenzellen und können unser Verhalten beeinflussen. So pflanzten Wissenschaftler ängstlichen Mäusen die Darmbakterien mutiger und frecher Mäuse ein. Ergebnis: Die ängstlichen Mäuse verloren ihre Ängste und wurden geselliger. Umgekehrt: Freche Mäuse wurden ängstlich, wenn ihnen die Darmbakterien ängstlicher Mäuse übertragen wurden.

Unser Darm und unsere Darmbakterien kommunizieren aber auch mit dem Gehirn und umgekehrt. Man kann dies mit einer Internetverbindung vergleichen. Die LAN-Verbindung ist der Vagusnerv. Er ist hauptverantwortlich für den Informationstransfer zwischen Bauch und Gehirn. Die WLAN-Verbindung funktioniert über Hormone und über die von den Darmbakterien hergestellten Botenstoffe. Dazu gehört z. B. das »Glückshormon« Serotonin, das zum größten Teil von den Darmbakterien hergestellt wird.

Funktioniert das Zusammenspiel zwischen Darm und Hirn (»Darm-Hirn-Achse«) nicht, entstehen Krankheiten wie Depressionen, Angststörungen, chronische Erschöpfung, Autismus, Parkinson und weitere neurologische und psychiatrische Erkrankungen.

Treue Begleiter vom Mutterleib bis zum Tod

Lange Zeit glaubten die Wissenschaftler, dass das Kind im Mutterleib keimfrei sei. Heute wissen wir, dass die Babys bereits vor der Geburt in der Gebärmutter von Bakterien besiedelt sind. In einer Studie aus dem Jahr 2004 an Frauen, die kurz zuvor ein Kind geboren hatten, stellten Forscher fest, dass es von den Bakterienverhältnissen im Mund (!) der Mutter abhängt, welche Bakterien vor der Geburt über das Fruchtwasser auch in den Darm des Kindes kommen.

Bevor es mit der Geburt losgeht, hat das Kind schon einen kleinen Anfängerbaukasten von Bakterien für das Leben draußen dabei. In diesen Baukasten kommen weitere Keime, je nachdem, auf welchem Weg das Kind geboren wird. Während des Geburtsvorganges lernen sich das Neugeborene und die Bakterien der Mutter aus der Scheide, dem Darm und der Haut der Mutter kennen. Beim Kaiserschnitt unter den supersterilen OP-Bedingungen fehlt dieser erste Kontakt. Untersuchungen haben gezeigt, dass Kaiserschnittkinder ein erhöhtes Risiko für die spätere Entwicklung eines Übergewichts haben.

Die nächste Weggabelung, an der sich das Mikrobiom im Darm organisiert, ist die Entscheidung für Muttermilch oder Fläschchennahrung. In der Muttermilch sind 600 Lactobazillen- und Bifidobakterienarten enthalten. Sie helfen dabei, das Immunsystem der Babys flottzumachen und gegen Eindringlinge von außen zu kämpfen. Die Keime im Darm von Flaschenkindern ähneln eher dem Mikrobiom von Erwachsenen und sind natürlich nicht so gut für die Abwehr von Krankheiten im Kindesalter geeignet.

Bunte Gesellschaft im Darm erwünscht

Im Alter von ca. 2 Jahren ist die Besiedelung mit Darmbakterien abgeschlossen. Die besten Karten haben Menschen, die spontan geboren und von ihren Müttern gestillt wurden, Blinddarm und Mandeln noch haben, als Kind auf dem Dorf lebten, vielleicht ein Haustier hatten und viel im Freien waren. Dann ist die Bakterienvielfalt im Darm sehr groß und ähnelt der Artenvielfalt einer bunten Blumenwiese.

Bei der Analyse des menschlichen Mikrobioms zeigte sich, dass in menschlichen Därmen mindestens 1 000 verschiedene Bakterienarten leben können. In jedem einzelnen Menschen leben aber nur ca. 160 verschiedene Arten. Welche Bakterien in unserem Darm hausen und wie viele verschiedene Arten wir beherbergen, macht jeden Menschen ganz individuell aus. Unsere Darmbakterien sind so spezifisch für jeden von uns wie unser Fingerabdruck. Je bunter unser Völkchen im Darm ist, umso besser.

Die große »Firma« der Darmbakterien

Jede Bakterienspezies in der »Firma Darm« hat bestimmte Aufgaben. Die Mitarbeiter sind hervorragend für ihre Aufgaben in ihren Abteilungen spezialisiert und können nicht in anderen Abteilungen aushelfen – wie etwa ein Mitarbeiter der Vertriebsabteilung eines Herstellers, der zuständig ist für Kundenbetreuung in Frankreich, nicht als Koch, Bauer oder Polizist arbeiten kann. Wir brauchen also eine Vielzahl von Bakterien und diese müssen auch richtig verteilt sein – in den einzelnen Darmabschnitten wie Dünndarm und Dickdarm und in den verschiedenen Darmschichten wie im Inneren des Darms und den Schichten der Darmwand.

Leider gibt es auch Mitarbeiter, die faul sind oder sich als »Kollegenschweine« entpuppen. Erinnern Sie sich an die 4 Kontinente im Darm (Seite 23). Da gab es auf dem Kontinent »Firmicutes« die Clostridien. In dieser Familie gibt es harte Arbeiter, die Eiweiße spalten und Zucker vergären, aber auch echte Schwarze Schafe wie Clostridium perfringens. Dieses asoziale Familienmitglied mobbt nach einer Antibiotikatherapie andere gute Bakterien aus dem Darm heraus oder tötet sie sogar.

Verschiebung der Darmbakterien – Chaos in der Firma

Wenn die Darmbakterien nicht richtig arbeiten können, wenn es zu wenige sind, wenn die einzelnen Abteilungen unterbesetzt sind oder sich »böse« Konkurrenten durchsetzen, dann hat das nicht nur fatale Folgen für den Darm selbst, sondern für den ganzen Menschen. So ist es nicht verwunderlich, dass viele Krankheiten ihre eigentliche Ursache im Darm haben. Eine Überbesetzung der Abteilung »proteolytische Mikrobiota« führt z. B. zu vielen Blähungen und Völlegefühl im Bauch. Man spricht in einem solchen Fall von einer »Darmdysbiose«.

Eine ganz besonders üble Verschiebung innerhalb der Darmbakterien geschieht, wenn sich gramnegative Darmbakterien stark vermehren und die Balance zwischen grampositiven und gramnegativen Bakterien stören.

Dann entstehen nämlich vermehrt Lipopolysaccharide – kurz LPS –, die man auch als Endotoxine bezeichnet. Die Folgen hiervon sind Entzündungsprozesse (Seite 37).

Die Analyse Ihrer Mikrobiota

Um festzustellen, wie Ihre persönliche »Firma Darm« aufgestellt ist, eignet sich z. B. die KyberBiom-Diagnostik. Besonders sinnvoll ist diese Art von Test, wenn Sie chronische Bauchbeschwerden (z. B. Blähungen), immer wiederkehrende entzündliche Darmerkrankungen oder Verdauungsprobleme wie Durchfall oder Verstopfung haben. Diese Diagnostik ist aber auch aufschlussreich, wenn Sie zu Infekten neigen, Allergien oder Hautausschläge haben.

Der KyberMetabolic (Seite 40) hingegen ist gezielt darauf ausgerichtet, prädiabetische und diabetische Stoffwechsellagen sichtbar zu machen und die damit einhergehenden Störungen, wie das Leaky-Gut-Syndrom. Das heißt, er ist vor allem für Menschen geeignet, die ein Diabetesrisiko haben – sei es durch eine familiäre Häufung, bereits verschlechterte Blutzucker- oder Blutfettwerte, erhöhtes HbA1c, Bluthochdruck, Übergewicht, eine »Apfelform« oder Bewegungsmangel.

In beiden Fällen dient das Testergebnis als fundierte Grundlage für eine Ernährungsumstellung, die die guten Darmbakterien fördert und die schlechten in ihre Schranken weist.

Die KyberBiom-Diagnostik untersucht u. a. folgende Werte

untersuchter Parameter	Aussagekraft
immunmodulierende Mikrobiota	sorgt für ein starkes und ausgewogenes Immunsystem
protektive Mikrobiota	schottet gegen unerwünschte Keime ab
mukonutritive Mikrobiota	fördert die Darmschleimhaut und ihre Unversehrtheit
ballaststoffabbauende Mikrobiota	unterstützt die mukonutritive Mikrobiota sorgt für den funktionierenden Abbau von Ballaststoffen
neuroaktive Mikrobiota	unterstützt die Darm-Hirn-Achse
proteolytische Mikrobiota	baut Proteine ab gefährdet den Körper durch leberbelastende und krebserregende Abbauprodukte
Hefen und Schimmelpilze	in großen Zellzahlen steigern sie die Neigung zu Allergien und Verdauungsbeschwerden
Gesamtkeimzahl	eine hohe Keimzahl stabilisiert die Darmgesundheit
ph-Wert	gibt Hinweise auf eine Belastung der Leber und das Vorhandensein schädlicher Stoffwechselprodukte

Nachlassende Artenvielfalt im Alter

Im Alter wird die Gesellschaft der Darmbakterien weniger bunt und kleiner. Das liegt u. a. daran, dass Menschen im Alter oft das Gleiche essen und sich das Mittagessen nicht mehr frisch kochen, sondern sich mit aufgewärmten Dosenmahlzeiten begnügen. Auch in Pflegeheimen ist das Essen häufig fett- und kohlenhydratreich, ballaststoffreiches Gemüse wird zerkocht und zum Abendessen gibt es überwiegend Brot mit Wurst und Käse.

Durch diese Ernährungsweise wird die ohnehin schon angeschlagene Vielfalt der Bakterien immer geringer. Infolgedessen entwickeln die Senioren einen trägen Darm und sind anfälliger für Infekte. Ein weiterer Faktor ist, dass ältere Menschen häufig unnötigerweise Medikamente nach einem Krankenhausaufenthalt »mitschleppen«, die sich ebenfalls negativ auf die Bakterien auswirken.

Einfache Gegenmaßnahmen:
- das Essen frisch zubereiten
- Mut zu ballaststoffreicher Nahrung
- die Medikamenteneinstellung prüfen

Was die Oma gegessen hat ...

... wirkt sich auf den Enkel aus. Forscher der Stanford University School of Medicine haben herausgefunden, dass die ungesunde, ballaststoffarme Ernährung in den Industrieländern eine so schwere Störung der Vielfalt der Bakterien im Darm bewirkt, dass sogar die wichtigen Leitkeime (Seite 28) aus dem Mikrobiom verschwinden.

Diese nachhaltigen Störungen der Zusammensetzung der Darmbakterien werden an mindestens 3–4 Generationen vererbt. Die Ernährung der Großeltern wirkt sich also auf die Gesundheit der Enkelkinder aus und kann zu Krankheiten wie chronischen Infekten, Allergien, Autoimmunerkrankungen oder entzündlichen Darmerkrankungen bei den Enkelkindern führen. Vielleicht mag das ein zusätzlicher Anreiz sein, über den persönlichen Lebensstil nachzudenken. Denn Sie können Ihre Gene auch positiv beeinflussen!

Wir sind ignorant gegenüber unseren Bakterien

Die guten Darmbakterien, die sich freundlicherweise mit uns zu einer Lebensgemeinschaft zum gegenseitigen Nutzen zusammengetan haben, müssen mitunter leiden, obwohl sie unsere Lebensabschnittsgefährten sind – im Babyalter sind es andere als im Erwachsenenalter oder im Alter.

Eine bakterienfeindliche Lebensweise
Wir aber machen ständig alles Mögliche, um diesen unseren Partnern zu schaden. Wir malträtieren sie mit einseitigem Essen, Fast Food, Essen aus Dosen mit zahlreichen Lebensmittelzusätzen oder wir rauchen und trinken zu viel Alkohol. Durch einseitige Ernährung (immer nur unsere Lieblingsspeisen), zu häufiges Essen von industriell gefertigten Lebensmitteln und Fast Food nimmt die Vielzahl der Bakterien ab. Ernährt man sich ständig schlecht, können manche Bakterienspezies ganz zugrunde gehen.

Wir begrenzen auch den Bakteriennachzug von außen in den Darm, indem wir

ORGANIGRAMM DER »FIRMA DARM«

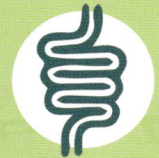

Die Firma Darm hat ein Organigramm, wie Sie es von großen Firmen oder Behörden kennen. Darin finden sich die Hauptabteilungen und die Aufgaben der Abteilungen.

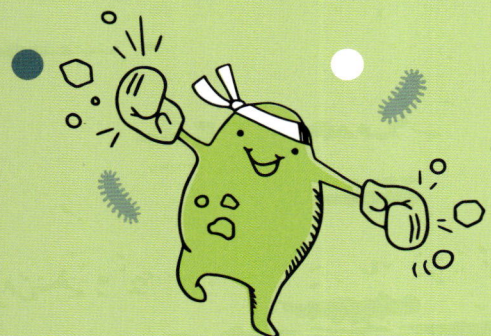

Die immunmodulierende Mikrobiota

Ständiger Trainingspartner für das Immunsystem. Die Mitarbeiter sind im Innen- und Außendienst eingesetzt. Sie kämpfen gegen Eindringlinge von außen, die die Firma ausspionieren und sabotieren wollen. Sie schulen aber auch Bakterien im Außeneinsatz wie in der Nase, Mund, Lunge, im Magen oder in der Blase.

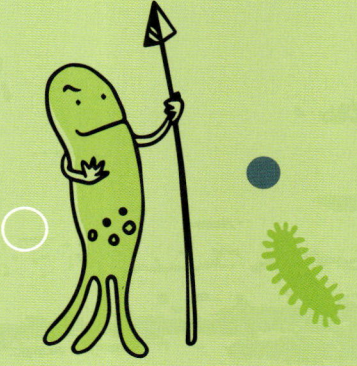

Die protektiven Mikrobiota

Diese Abteilung arbeitet wie der Bundesgrenzschutz und die Polizei. Die Mitarbeiter verhindern eine Ansiedlung unerwünschter und schädlicher Erreger.

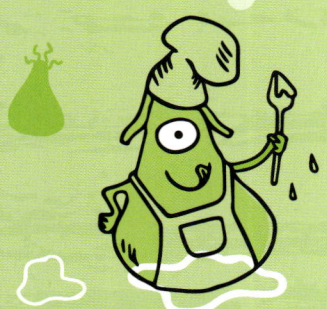

Die mukonutiven Mikrobiota

Diese Mitarbeiter arbeiten wie Landwirte und Köche. Sie ernähren die Darmschleimhaut mit Buttersäure, bauen überalterten Schleim ab und neuen Schleim auf, der auf die Darmzellen wie ein Energieriegel wirkt. Dadurch wird die Darmschleimhaut kräftig und robust.

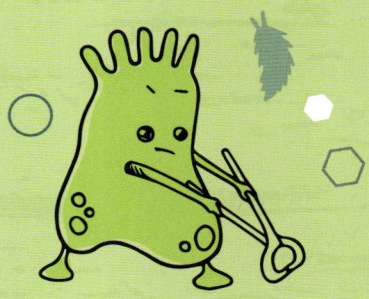

Die ballaststoffabbauenden Mikrobiota

Diese Abteilung arbeitet eng mit den mukonutritiven Mikrobiota zusammen. Die Mitarbeiter sind darauf spezialisiert, komplexe Kohlenhydrate wie Vollkornprodukte, Hülsenfrüchte, Nüsse, Äpfel und Birnen sowie bestimmte Gemüsesorten wie Zwiebeln, Kohl und Bohnen aufzuknacken. Damit sorgen sie für die gesundheitsfördernde Wirkung der Ballaststoffe. Sie motivieren auch andere Bakterien, Ballaststoffe abzubauen.

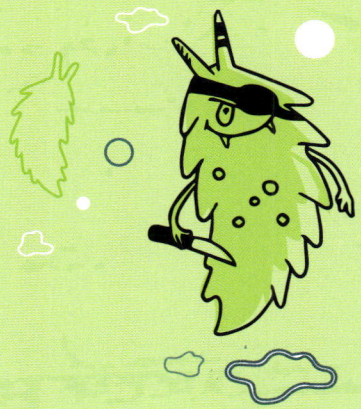

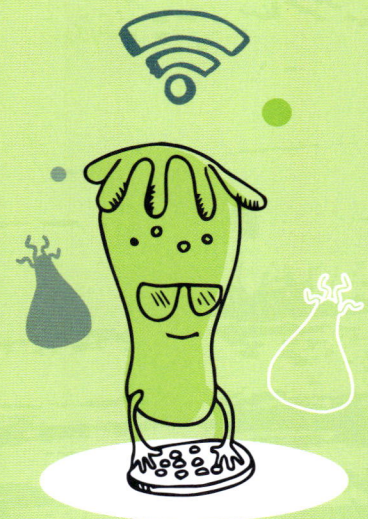

Die proteolytischen Mikrobiota

In dieser Abteilung versammeln sich merkwürdige Mitarbeiter. Sie spalten Eiweiße, die in untere Darmabschnitte geraten sind, und bilden zum Teil Stoffwechselprodukte, die die Verdauung stören, die Leber belasten und im Verdacht stehen, Krebs hervorzurufen. Für das Gesamtwohl der Firma, sollte diese Abteilung eher klein gehalten werden.

Die neuroaktiven Mikrobiota

Diese Mitarbeiter fördern die Zusammenarbeit zwischen Darm und Gehirn. Sie arbeiten per »WLAN« (Seite 24). In dieser Abteilung wird auch die Aminosäure GABA produziert, die das Immunsystem unterstützt und Schmerzen im Bauch lindert.

> Wenn Sie den Verdacht haben, dass in Ihrem Darm nicht alles »rundläuft« und Sie Ihre Mikrobiota untersuchen lassen möchten, empfiehlt es sich, die Leitkeime (das sind die »Abteilungsleiter« in Ihrer »Firma Darm«) z. B. mit der KyberBiom® Diagnostik analysieren zu lassen. Eine Gesamtschau auf alle Darmbakterien ist nicht notwendig.

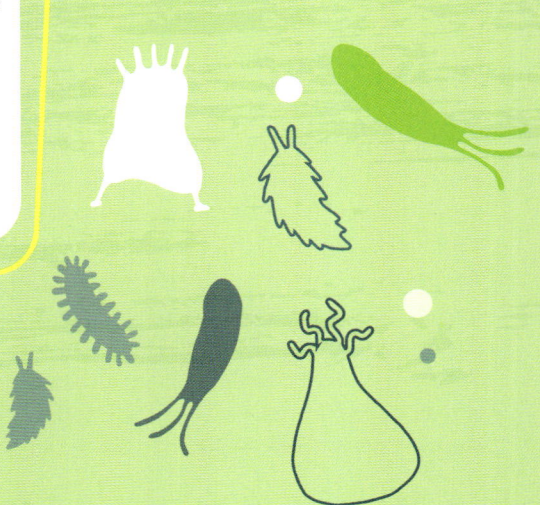

unsere Umgebung »Meister-Proper-artig« penibel sauber bzw. klinisch rein halten (Seite 62). Wir kommen kaum mehr in Kontakt mit sporenbildenden Bodenbakterien, die der komplexen Zusammensetzung der Mikrobiota nützen (Tipp: Naschen Sie Erbsen und Beeren im Garten gerne auch mal vom Strauch).

Die verheerenden Folgen von Antibiotika

Eine Therapie mit Antibiotika ist eine Kriegserklärung an unsere Darmbakterien. Wie der Name schon sagt, sind diese Medikamente gegen das Leben gerichtet (anti = gegen, bios = Leben). Wir sind aber nicht nur Lebewesen mit unseren menschlichen Bestandteilen, vielmehr gehören unsere Bakterien auch zu uns. Nur so ist der Mensch ein Erfolgskonzept.

Bei einer Antibiotikatherapie ist es so, als ob jemand mit einem Maschinengewehr auf alles schießt, was ihm in den Weg kommt, ob schuldig oder unschuldig. Es wird nicht unterschieden zwischen Krankheitserregern und guten Bakterien. Dementsprechend hinterlässt eine Antibiotikatherapie Verwüstungen im Darm und tote »Helferbakterien«. Ganze Bakterienabteilungen werden zerstört.

Wie stark die Schäden im Darm sind, hängt erstens von den jeweiligen Antibiotikatypen ab und zweitens davon, wie häufig Antibiotika eingesetzt werden. Forscher der Stanford University of Medicine fanden heraus, dass bereits 3–4 Tage nach Beginn der Antibiotikaeinnahme ein Drittel der Bakterienarten nicht mehr nachweisbar war. Die Schäden sind nachhaltig. Untersuchungen zeigen, dass sich ganze Bakterienstämme auch 2 Jahre nach Einnahme eines Breitbandantibiotikums nicht erholt haben.

In meiner Praxis habe ich viele Menschen kennengelernt, denen von verschiedenen Ärzten immer wieder Antibiotika verschrieben worden sind. Das ist ganz häufig der Fall bei wiederkehrenden Infekten der Atemwege wie Nasennebenhöhlenentzündungen oder Bronchitis und bei häufig auftretenden Harnwegsinfekten – besonders bei Frauen. Wenn man dann eine Stuhluntersuchung macht, zeigt sich oft eine massive Vernichtung der guten Bakterien, fast immer aber ein Zugrunderichten gerade der immunmodulierenden Bakterien, die uns bei der Infektabwehr helfen.

Es ist segensreich, dass uns Antibiotika bei schweren bakteriellen Erkrankungen zur Verfügung stehen. Sie retten Leben. Aber nicht jeder banale Infekt braucht ein Antibiotikum. Bei Infekten, die von Viren ausgelöst werden – das sind die meisten grippalen Infekte im Winter – helfen Antibiotika gar nicht. Antibiotika schaden nicht nur unseren Darmbakterien. Die Menschen und die Menschheit werden immer mehr gegen diese Wirkstoffe resistent. Das heißt, wenn wir wirklich lebensgefährlich erkranken, können die Antibiotika möglicherweise nicht mehr helfen und Leben retten.

Antibiotikaschutzmaßnahmen:
- Nehmen Sie Antibiotika nur dann ein, wenn Ihr Arzt es Ihnen dringend anrät.
- Fragen Sie nach pflanzlichen oder homöopathischen Alternativen.
- Päppeln Sie schon während und besonders nach einer Behandlung mit Antibiotika Ihre Darmbakterien durch fermentierte Lebensmittel (Seite 63), Probiotika (z. B. ProBioCult® Pur 15 und Symbiolact® AAD)

oder milchsäurefermentierte Getränke (z. B. Kanne Brottrunk oder EM-a).
- Falls Sie mehrmals Antibiotika einnehmen mussten, lassen Sie mithilfe einer Stuhluntersuchung analysieren, ob Ihre Darmbakterien noch im Gleichgewicht sind.
- Kaufen Sie möglichst Biofleisch, da in der konventionellen Tierzucht Antibiotika verwendet werden, und waschen Sie Obst und Gemüse sorgfältig ab (sie sind oft durch Gülle mit Antibiotika besudelt).

Die 3 Schutzengelbakterien

Wenden wir uns nun den drei wichtigsten Bakterien zu, die helfen, dass kein Typ-2-Diabetes entsteht und sich im Körper keine unterschwelligen Entzündungen ausbreiten. Diese Schlüsselbakterien sind Akkermansia muciniphila, Faecalibacterium prausnitzii und Bifidobacterium adolescentis. Manche Wissenschaftler vergleichen die Wichtigkeit von Schlüsselbakterien mit der Bedeutung von Schlusssteinen bei Bögen. Ohne den jeweiligen Schlussstein würde ein Bogen zusammenbrechen.

▽ Die 3 Schutzengelbakterien sorgen für intakte Darmzellen

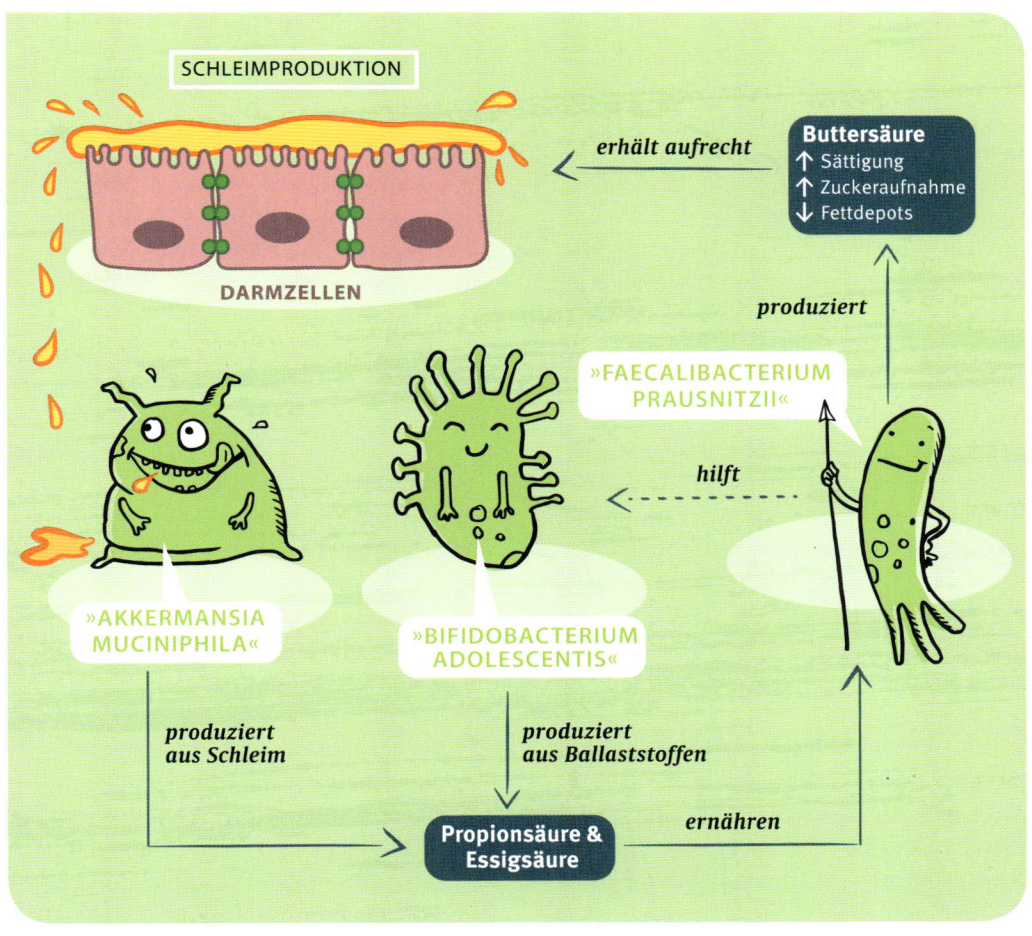

Falls Sie an Diabetes erkrankt sind oder Verwandte in Ihrer Familie Diabetes haben, dann sind diese drei Bakterien Ihre Engel im Darm, die über Ihre Gesundheit wachen.

Akkermansia muciniphila

Akkermansia muciniphila lebt im Schleim, genauer gesagt in der Schleimschicht, die die Darmschleimhaut komplett überzieht. »Muciniphila« bedeutet »Schleim liebend«. Und so ist es auch. Es mag Schleim. Nicht nur, dass es im Schleim wohnt, es frisst ihn auch. Akkermansia muciniphila baut die Schleimschicht ab und verspeist sie Stück für Stück. Deswegen dachte man früher, dieser Schleimfresser sei ein übler Keim, da er die schützende Schleimschicht abbaut.

Inzwischen weiß man, wie nützlich das Bakterium selbst und seine Tätigkeit sind. Es frisst den Schleim sozusagen kurz vor Erreichen des Verfalldatums auf. Danach wird von den spezialisierten Darmzellen schöner, neuer, fester Schleim gebildet. Beim Schleimabbau entstehen neue Produkte. Es sind die kurzkettigen Fettsäuren Essigsäure und Propionsäure. Wenn man zu fettreich isst, verscheucht man dieses freundliche Bakterium. Das ist umso ärgerlicher, da Akkermansia muciniphila die Fettverbrennung anwerfen kann und beim Abnehmen hilft. Einzig über ballaststoffreiche Nahrung, wie das Walpilzragout auf Linsen (Seite 142), freut es sich und vermehrt sich flott.

Bifidobacterium adolescentis

Bifidobacterium adolescentis gehört zu den uns wohlgesonnenen Bifidobakterien. Ballaststoffe sind seine Leibspeise. Er zerteilt sie in Häppchen. Aus ihnen stellt Bifidobacterium adolescentis ebenfalls Essigsäure und Propionsäure her.

Faecalibacterium prausnitzii

Das Faecalibacterium prausnitzii gilt quasi als Gesundheitsmarker für einen gesunden Darm. Es ist ganz wild auf Essigsäure und Propionsäure und stellt aus diesen beiden kurzkettigen Fettsäuren Buttersäure her. Das Bakterium verhindert Entzündungen der Darmschleimhaut wie Morbus Crohn und Colitis ulcerosa. Für diese Leistung ist ihm der Name »Friedenswächter« gegeben worden. Zum Job von Faecalibacterium prausnitzii gehört auch, die Bildung von entzündungsfördernden Stoffen zu hemmen, die sonst unseren ganzen Körper überfluten würden.

Bifidobacterium adolescentis und Faecalibacterium prausnitzii helfen und ernähren sich gegenseitig. Sie profitieren voneinander. Diese Zusammenarbeit nennt man »Cross-Feeding«.

Wichtige Fettsäuren

Tausendsassa Buttersäure

Darmzellen lieben Buttersäure und sie leben auch von ihr. Sie gibt ihnen Nahrung und Energie. Denn die Darmzellen leben nicht von dem, was wir essen, sondern von dem, was die Darmbakterien aus den unverdauten Resten herstellen.

Der Buttersäure kommt die entscheidende Rolle dabei zu, die Darmschleimhaut intakt und damit die Darmbarriere dicht zu halten und folglich ein Leaky-Gut-Syndrom (Seite 36) zu verhindern. Buttersäure wirkt allgemein gegen Entzündungen und kann sogar gegen Darmkrebs vorbeugen. Sie sorgt auch dafür, dass wir gute Laune haben, da sie die Produktion des Glückshormons Serotonin im Darm anregt.

Dank der Buttersäure sind wir auch schneller satt. Stellen Sie sich vor, Sie stehen vor einem großen All-you-can-eat-Buffet bei einem Brunch. Sie haben schon ein Omelett, zwei Brötchen und ein Müsli verspeist, aber da liegen ja noch so leckere Würstchen. Dass Sie in diesem Moment nicht noch weiteressen, verdanken Sie der Butter- und der Propionsäure. Die Buttersäure sorgt auch dafür, dass zu diesem heftigen Frühstück ausreichend Insulin ausgeschüttet wird. Aber nicht nur dies: Ihre Körperzellen sprechen auch besser auf Insulin an. Stellen unsere 3 Schutzengel zusammen genügend Buttersäure her, dann kann ein Diabetes verhindert werden oder bei Menschen mit Diabetes die Belastung des Körpers mit erhöhtem Zucker reduziert werden. Eine konsequent die Buttersäureproduktion fördernde Nahrungszusammensetzung hat schon so manchen Typ-2-Diabetes zum Verschwinden gebracht.

Sattmacher Propionsäure

Die Propionsäure stimuliert die Sättigungshormone. Haben Sie genügend Propionsäure, dann lassen Sie das zweite Brötchen einfach im Brotkorb liegen – Sie haben keinen Hunger mehr. Durch die Propionsäure werden übergewichtige Menschen vor einer weiteren Gewichtszunahme geschützt, da sie einfach nicht so viel essen. Noch eine gute Nachricht: Ist genügend Propionsäure vorhanden, sinken auch die Blutfettwerte wie das Cholesterin und die Neutralfette ab.

Essigsäure macht hungrig

Der Gegenspieler von Buttersäure ist die Essigsäure. Sie macht hungrig! Haben sie zu viel Essigsäure, dann bekommen Sie Heißhunger. Ursache dafür ist das »Hungerhormon« Ghrelin, das vermehrt hergestellt wird, wenn die Essigsäure erhöht ist. Bei einem All-you-can-eat-Buffet, würden Sie jetzt nicht nur die Würstchen, sondern auch noch Käse und Kuchen verschlingen.

⬇ Kurzkettige Fettsäuren stimulieren unterschiedliche Stoffwechselvorgänge.

BUTTERSÄURE NORMAL ✓

- rasches Sättigungsgefühl
- geringere Fettbildung
- verbesserte Zuckerabgabe in die Zellen

PROPIONSÄURE NORMAL ✓

- gutes Sättigungsgefühl
- ausgeglichene Fettbildung
- verbesserte Zuckeraufnahme in die Zellen

ESSIGSÄURE ZU HOCH

- vermehrte Produktion des Hungerhormons Ghrelin
- vermehrter Hunger/Heißhunger
- erhöhter Fettansatz
- verminderte Verwertung von Insulin

Vielleicht kennen Sie die Situation. Der Arzt oder die Diabetesberaterin sagen: »Essen Sie nicht so viel, Sie müssen abnehmen.« Das wollen Sie eigentlich auch beherzigen und können dennoch am Buffet nicht widerstehen. Oder Sie erwischen sich, wie sie zum Kühlschrank gehen, die Kühlschranktür öffnen und das nächstbeste Stück Essbares in den Mund stecken. Sie fühlen sich wie getrieben. Wie kommt das, Sie sind doch sonst so diszipliniert? Es liegt am Hunger- bzw. »Kühlschrank«-Hormon Ghrelin, das Sie zum Kühlschrank treibt.

Wenn die Essigsäure zu hoch ist und damit auch Ghrelin, können Sie nicht einfach beschließen, keinen Hunger zu haben. Kopf hoch, es gibt Auswege aus dieser Zwangssituation. Sie können die nervende Essigsäure loswerden, z. B. indem Sie Gerichte aus Auszugsmehlen und Fruktose, gesüßte Getränke und Süßwaren streichen. Hilfreich ist ebenfalls, Alkohol, Schweinefleisch und Kuhmilchprodukte einzuschränken.

Firewall an der Grenze von innen und außen

Nicht – wie man vielleicht vermuten könnte – die Haut ist unsere größte Grenzfläche nach außen, sondern der Darm (Seite 21). Das erste Problem besteht darin, dass diese Außengrenze eine Fläche ist und nicht wie bei einer Staatsgrenze eine Strecke. Sie ist also prinzipiell von »Feindesland« umgeben. Deshalb hat der Körper Abwehrmechanismen wie das Immunsystem und die »Firewall« an der Darm-Körper-Grenzfläche, die fremde und potenziell gefährliche Stoffe abwehren.

Das zweite Problem ist, dass die Grenze zwischen Darm und unserem Körperinneren unvorstellbar dünn ist. Innen und außen trennen nur 5 Tausendstel Millimeter (5 μm). Zum Vergleich: Die normale Dicke eines Blatt Papiers ist 80 μm, der durchschnittliche Durchmesser eines menschlichen Haares ist 100 μm. An dieser Grenzoberfläche trifft der Mensch nicht nur mit den Stoffen aus der Umwelt zusammen, die durch die Nahrung in den Darm gelangt sind, sondern auch mit 100 Billionen Mikroorganismen. Für den Körper ist die Unverletzlichkeit seiner Grenzen oberstes Gebot. Wenn die Grenze nicht ausreichend dicht ist, könnten Giftstoffe, Krankheitserreger, Viren, Allergene oder krank machende Nahrungsbestandteile ins Blut eindringen.

Eine nicht stabile Grenze ist ein Super-GAU. Wie lässt sich diese Grenze schützen, ohne sie ganz dicht zu machen? Denn eine Mauer zu bauen, ist keine Alternative. Ohne die Nährstoffe aus dem Darm können wir nicht überleben. Es kommt also darauf an, dass nur die gewünschten Substanzen ins Körperinnere gelangen und unerwünschte oder bösartige Substanzen draußen bleiben.

Vielleicht erinnert Sie diese Situation an Ihren Computer und das Internet. Sie möchten gerne aus dem Internet Informationen bekommen, über das Internet Ihre Bankgeschäfte betreiben und Klamotten bestellen. Andererseits möchten Sie sich vor Viren und Hackern schützen. Jeder Computerspezialist fragt immer als Erstes: »Haben Sie eine sichere Firewall?« Viren auf dem Computer können alles lahmlegen, nichts geht mehr. Genauso ist es beim Menschen. Wenn unsere Grenzbarriere beschädigt ist, dringen unerwünschte und gefährliche Stoffe in den Körper ein.

Die Grenzfläche des Darms ist ein hochkomplexes System

Damit die Darmbarriere funktioniert, muss erstens die Schleimschicht gut ausgebildet sein und zweitens der Schleim durch die Arbeit von Akkermansia muciniphila immer wieder erneuert werden. Sonst können Bakterien bis zu den Zellen, die den Darm innen auskleiden (Epithelzellen), vordringen. Dann würde das Immunsystem aktiviert und Entzündungen könnten entstehen. Zweitens müssen die Epithelzelle dicht an dicht aneinandergereiht sein. Es darf keine Lücken im Zellverband geben.

Um die Epithelzellen sind gürtelartig »Klettverschlüsse« (Tight Junctions: engl. »dichte Verbindungen«) gewunden, die mit den Nachbarzellen in engem Kontakt sind. Sie verschließen Spalten zwischen den Zellen und sorgen so dafür, dass sich zwischen den Zellen nicht irgendwelche »Bösewichte« hindurchquetschen. Die »Klettverschlüsse« sind stabil, aber nicht starr. Wird ihnen signalisiert, dass sie sich öffnen sollen, können sie aufmachen. Das System an der Darmbarriere funktioniert wie eine Schleuse. Bei einer intakten Firewall machen die Schleusen nur auf, wenn ein Handelsschiff mit guter Nahrung oder Vitalstoffen durchkommt, und sie bleiben geschlossen, wenn eine Art Piratenschiff mit Giften und Krankheitserregern durchfahren möchte.

Ist die Darmbarriere gestört, ist die Schleuse für Piraterie aller Art geöffnet. Der menschliche Organismus kann überfallen werden und der Darm ist löchrig geworden. Wissenschaftler sprechen von einem Leaky-Gut-Syndrom (Leaky Gut: engl. »löchriger Darm«).

Merkt man einen löchrigen Darm? Nicht unbedingt. Manche Menschen mit einem Leaky-Gut-Syndrom sind müde, haben Verdauungsprobleme mit Durchfall oder Verstopfung oder Blähungen. Viele aber erkranken an den Folgekrankheiten eines Leaky-Gut-Syndroms, ohne vorher von den Beschwerden gewusst zu haben. Bei Hinweisen auf ein Leaky-Gut-Syndrom oder falls

⌄ Die Firewall im Darm

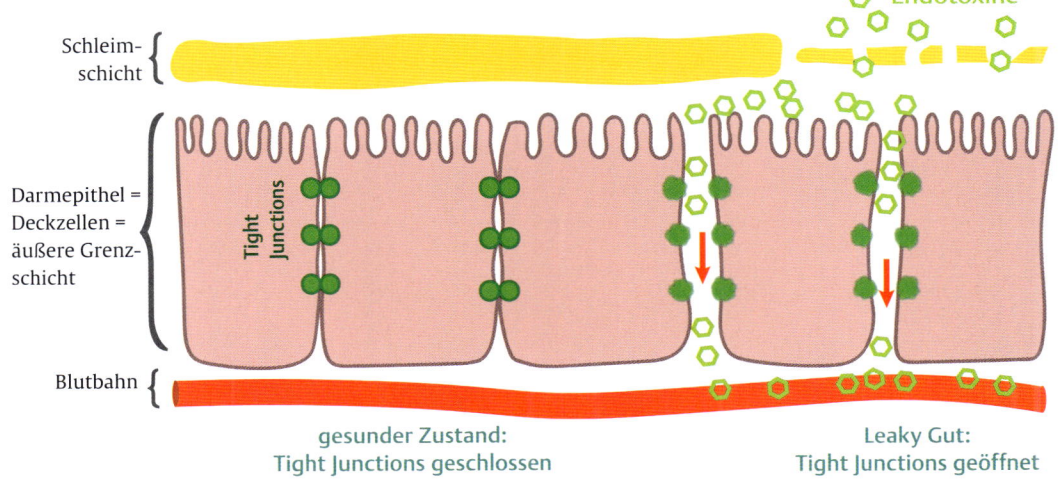

Sie an seinen Folgen (Seite 37) erkrankt sind, ist es unbedingt erforderlich, einen Test machen zu lassen. Die Dichtigkeitsprüfung macht man mit dem Eiweißstoff Zonulin (Seite 89), der die Tight Junctions reguliert. Ist die Konzentration von Zonulin erhöht, können die Schleusen auf »durchgehend geöffnet« gestellt sein. Zonulin kann man im Stuhl und im Serum messen.

Wie kommt es zu einem »löchrigen« Darm?

Die Hauptursache dafür, dass ein löchriger Darm entsteht, ist das Fehlen oder die zu geringe Produktion von Buttersäure. Dadurch fehlt den Deckzellen des Darms die Nahrung und die Schleimschicht ist zu dünn. Die Tight Junctions haften nicht mehr aneinander, sie zerbröseln. Die Tabelle unten gibt Ihnen einen Überblick über Faktoren, die zu einem löchrigen Darm führen können. Wenn auf dem Einkaufsplan fast immer nur Weißbrot steht, Ihre Getränke und Nahrungsmittel mit dem vermeintlich gesünderen Fruchtzucker gesüßt sind, Sie häufig Süßigkeiten, Softdrinks oder Fertiggerichte zu sich nehmen, dann stehen die Tight Junctions sperrangelweit offen. Auch Medikamente können für einen löchrigen Darm sorgen. Dazu gehören z. B. ganz gängige Schmerzmittel wie Diclofenac oder Aspirin.

Wenn wir von Fruktose reden, ist nicht der Fruchtzucker in Bananen oder Kirschen gemeint, sondern der hoch konzentrierte und industriell hergestellte Fruchtzucker bzw. Fruchtsirup in Getränken, Fertiggerichten, Fruchtgummis, Ketchup, Dressings und Schokoriegeln.

Auch Emulgatoren können zu einem löchrigen Darm führen. Es sind Substanzen, die wie Spülmittel beim Geschirrspülen wirken und als oberflächenaktive Wirkstoffe Fette in Lösung bringen. Sie sind z. B. in Margarine, Mischstreichfetten wie Butterersatz, Mayonnaise, Eiscreme, Schokolade, Fleisch, aber auch in Säuglingsnahrung enthalten. Die Emulgatoren greifen die äußere Fettwand der Darmepithelzellen an, öffnen die Tight Junctions und sorgen für einen löchrigen Darm.

Faktoren, die zu einem löchrigen Darm führen

Ernährung	Krankheitserreger	äußere Faktoren	innere Faktoren
große Mengen an Fruktose (v. a. Fruktosesirup/corn syrup)	Viren	Giftstoffe aller Art	chronischer Stress
zu viele Kohlenhydrate	Bakterien	Alkohol	Lipopolysaccharide
Zusatzstoffe in Lebensmitteln	Pilze	Medikamente	entzündliche Botenstoffe
Gliadin (Eiweißstoffe des Weizens)		Antibiotika	Verschiebung der grampositiven zu gramnegativen Darmbakterien
Emulgatoren		Allergene	

Die Folge des Leaky Gut: Der Organismus flippt aus

Die Integrität der Darmbarriere ist die Voraussetzung für Gesundheit. Die Tight Junctions sind der Dreh- und Angelpunkt. Funktioniert unsere Grenzanlage nicht, stehen Krankheiten Tür und Tor offen. Einige Forscher nennen das Leaky-Gut-Syndrom sogar die »Mutter aller Krankheiten«.

Das Immunsystem kippt aus dem Gleichgewicht und kann richtig ausflippen. Es gerät in Panik und greift alles an, was ihm in die Quere kommt. In seiner Überaktivität bekämpft es körpereigene Strukturen – es können Autoimmunkrankheiten wie Rheuma entstehen. Da über die offenen Tight Junctions auch Giftstoffe in den Körper gelangen, muss die Entgiftung in der Leber auf Hochtouren laufen.

Eine Auswahl von Krankheiten, die mit einem zu durchlässigen Grenzsystem zwischen Organismus und Umwelt in Verbindung gebracht werden:

- Allergien (z. B. Heuschnupfen und Asthma) und Nahrungsmittelunverträglichkeiten
- Autoimmunkrankheiten (z. B. rheumatische Erkrankungen, Multiple Sklerose)
- Übergewicht und Adipositas
- Typ-2-Diabetes
- chronische Entzündungen
- Neigung zu Infekten
- chronische Müdigkeit
- psychische Erkrankungen (z. B. Depressionen)
- Tumorerkrankungen

Zündeln mit Feuerzeugen im Körper

Lipopolysaccharide (LPS) sind Bestandteile der Hülle gramnegativer Bakterien. Sie werden auch »Endotoxine« genannt. Sie werden dann gefährlich, wenn sie in die Blutbahn gelangen. Das passiert, wenn sich das Gleichgewicht der Darmbakterien zugunsten der gramnegativen Bakterien entwickelt und die Darmbarriere durchlässig wird.

Haben sich diese gefährlichen Stoffe durch die geöffneten Tight Junctions gemogelt, eilen sie ins Blutsystem und in unseren ganzen Körper. Sie schwärmen aus und schleichen sich mit ihren Feuerzeugen bis in die entlegensten Gebiete des Körpers und legen überall Schwelbrände. Diese kleinen, überall lodernden Feuer sind kleine Entzündungen, die auflodern können und auch einen richtigen Brand oder Flächenbrand entzünden können. Denken Sie daran, wie oft Schwelbrände durch Schweißarbeiten große Feuer anfachen können. Wissenschaftlich werden die Schwelbrände »silent inflammation« (engl.: »stille Entzündung«) genannt.

Folgen dieser Schwelbrände sind:
- Entzündungsstress im ganzen Körper
- Belastung der Leber
- Das Insulin kann im Körper nicht mehr richtig wirken.

Die Beeinträchtigung der Insulinwirkung entsteht, weil die Rezeptoren auf den Zellen nicht an Insulin binden, sondern an die Lipopolysaccharide. Überdies werden die Insulinrezeptoren durch entzündliche Botenstoffe inaktiviert. Bildlich gesehen werden die Schlüssellöcher wie mit Kaugummi verstopft, sodass das Insulin nicht mehr ins Schlüsselloch passen kann.

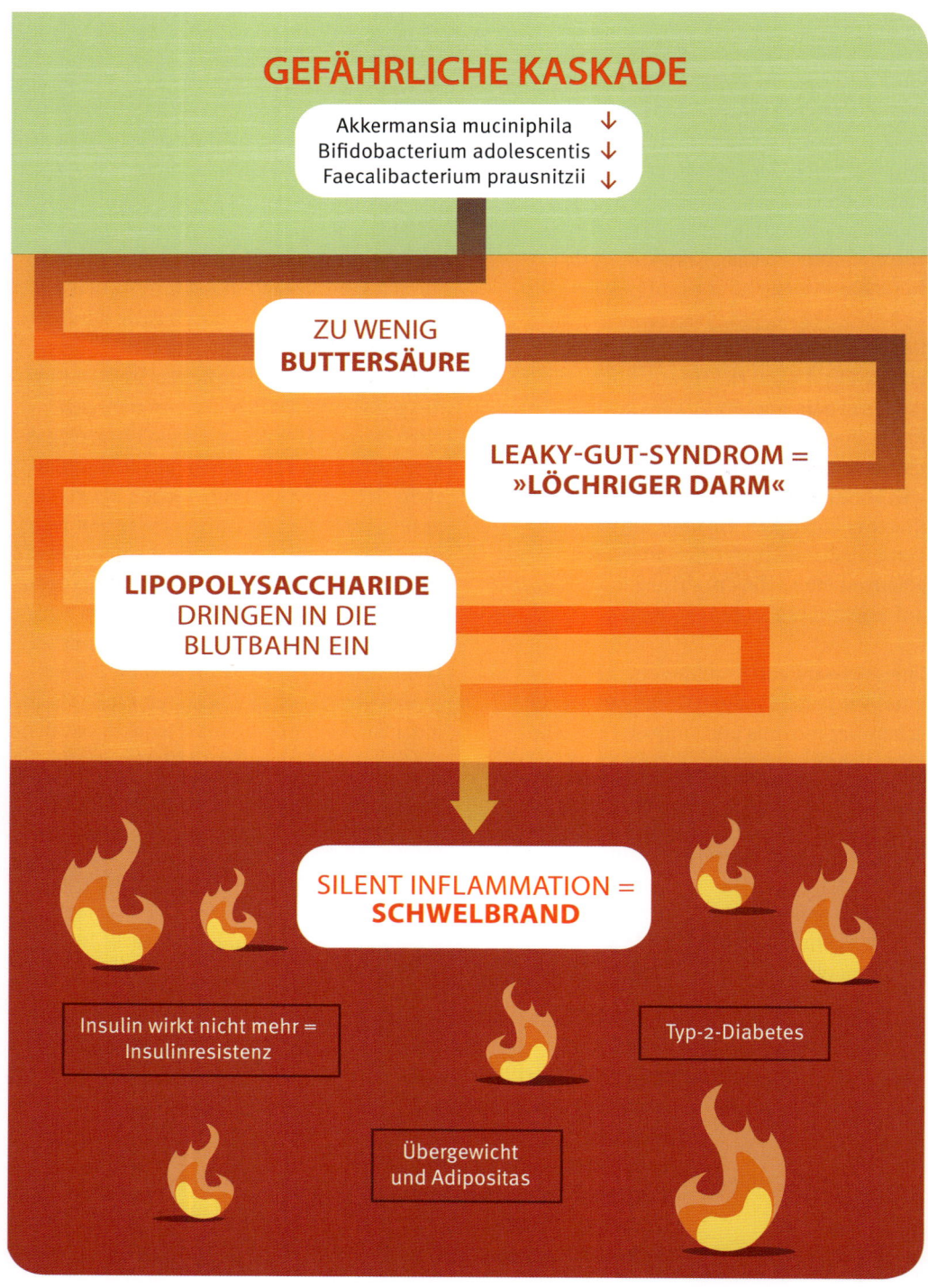

Die Großbrände sind Adipositas, Diabetes Typ 2 und das metabolische Syndrom mit Übergewicht, Bluthochdruck, Diabetes und Fettstoffwechselstörung.

Sie haben gesehen, wie sich der Großbrand im Körper entwickelt. Warten Sie nicht, dass die Feuerwehr anrücken muss. Verhindern Sie die Schwelbrände. Falls bereits Schwelbrände entstanden Sie, löschen sie diese Feuerchen sofort und halten Sie sorgfältig Feuerwache.

Sie können Ihre Darmbakterien umso spezieller und intensiver päppeln, wenn sie wissen, wie geschädigt diese Bakterien sind. Die gute Nachricht ist: Man kann das alles messen (Seite 40). Wie sind Ihre drei Schutzengel Akkermansia muciniphila, Bifidobacterium adolescentis und Faecalibacterium prausnitzii aufgestellt? Ist Ihre Darmbarriere noch dicht? Haben Sie genügend Buttersäure und Propionsäure? Ärgert Sie die Essigsäure mit dem Hungerhormon? Dringen schon die Lipopolysaccharide in die Blutbahn ein und zündeln im Körper herum? Wie Sie mit Ihrer konkreten Gefahrensituation umgehen, verraten wir Ihnen im Kapitel »Schluss mit Theorie – Zeit für GutBalance« (Seite 86).

Psychische »Verbrennungen«

An dieser Stelle möchten wir uns mit einem besonderen Rat an diejenigen von Ihnen wenden, die schon längere Zeit Diabetes haben und eventuell schon unter Spätschäden, wie Arteriosklerose, Durchblutungsstörungen am Auge, Nervenbeschwerden wie Kribbeln und Taubheitsgefühl in den Beinen oder unter einer Einschränkung der Nierenfunktion leiden. Fühlen Sie sich bitte jetzt angesprochen.

Viele Menschen mit Diabetes haben psychische Probleme. Sie kommen morgens nicht aus dem Bett, können ihren Alltag nur schlecht bewältigen, ihnen fällt alles schwer, sie sind nicht mehr fröhlich und trauen sich nichts mehr zu. Vielleicht hat der Arzt auch die Diagnose Depression gestellt.

Die gemeinsame Ursache aller dieser Probleme kann der Schwelbrand – die silent inflammation – sein. Diesen Schwelbrand und seine zündelnden Verursacher kann man messen. Die Brandherde verursachen nämlich nicht nur körperliche Schäden, z. B. an den Blutgefäßen, sondern hinterlassen ihre Verbrennungsspuren auch im psychischen Bereich. Der Test, bei dem alle diese Werte gemessen werden und z. B. auch ein Mangel am Glückshormon Serotonin festgestellt werden kann, heißt »Silent-Inflammation-Check«.

Das Gute ist, durch eine gezielte Ernährung (Seite 73) können Sie die Entzündungsboten in die Wüste schicken und z. B. die Produktion von Glückshormonen durch Tryptophan (Seite 68) wieder ankurbeln.

Sinnvolle Untersuchungen in der Arztpraxis

Welche Untersuchungen bei Ihnen gemacht werden, entscheidet zwar Ihr Arzt (aufgrund von Leitlinien und Vorgaben der Krankenkassen). Dennoch sollten Sie über die wichtigen und notwendigen Untersuchungen gut informiert sein. Es geht um Ihre Gesundheit! Ein gut aufgeklärter Patient ist kein Gegner des Arztes, sondern ein Partner beim gemeinsamen Ringen um eine stabile Gesundheit trotz Diabetes und beim Verhindern von Spätschäden.

In den letzten Jahren wurde in der Diagnostik und Therapie bei Menschen mit einem Typ-2-Diabetes, mit Vorstufen eines Diabetes oder einer erblichen Belastung ein Kurswechsel eingeleitet. Die Zauberworte heißen: »individuelle Diagnostik und Therapie«. Je nach persönlicher Lebenssituation, allgemeiner gesundheitlicher Situation, Schweregrad des Diabetes und eventueller Spätschäden werden unterschiedliche Untersuchungen gemacht. Allerdings sollte immer gelten: »Am Anfang steht das Wort.« Nur im Gespräch lernt Ihr Arzt Sie kennen. Es geht nämlich nicht darum, dass der Arzt Ihren Blutzucker behandelt oder »einstellt«, wie man früher sagte. Nein, es geht darum, dass es Ihnen gut geht, dass sie sich wohlfühlen, dass Sie Ihr Leben glücklich führen können. Die Blutzuckerwerte sind das eine, Ihre Persönlichkeit und Ihr Leben sind das andere.

Zu den Standardlaborwerten gehören die Blutzuckerwerte vor und nach dem Frühstück, eventuell Blutzuckermessungen über den Tag verteilt, die Blutfettwerte sowie Kreatinin und Eiweiß im Urin zur Überprüfung der Nierenfunktion. Ein wichtiger Marker ist HbA1c, das Blutzuckergedächtnis über die letzten 6–8 Wochen. Falls bei Ihnen der Verdacht besteht, dass Sie einen Diabetes entwickeln könnten, ist es manchmal noch üblich, einen Glukosetoleranztest durchzuführen. Sie trinken dazu in der Arztpraxis 75 g Glukose. Danach wird der Blutzuckeranstieg gemessen.

Eine Blutdruckmessung gehört zum Standard. Ihr Arzt wird sie regelmäßig untersuchen und auch überprüfen, ob die Gefahr besteht, dass Sie diabetische Folgeschäden entwickeln. Dazu gehören die genaue Inspektion Ihrer Füße, eine regelmäßige Kontrolle beim Augenarzt, eventuell ein EKG und eine Ultraschalluntersuchung.

Rendezvous mit Ihren Darmbakterien

Inzwischen sind die Veränderungen an der Darmmikrobiota zu einem wichtigen Marker für die Entwicklung eines Typ-2-Diabetes geworden. Ein Test, bei dem alle beteiligten »Mitspieler« untersucht werden, ist der »KyberMetabolic«. Die Ergebnisse des Stuhltests ermöglichen eine gezielte Ernährungsumstellung. Leider wird dieser Test von den gesetzlichen Krankenkassen nicht übernommen. Eine entsprechende und umfassende Diagnostik kostet ca. 100–150 Euro.

Anhand von zwei Befunden (Seite 86) werden Sie exemplarisch sehen, was zu tun ist, wenn Sie z. B. zu wenig der Schleim liebenden Akkermansia muciniphila haben oder die Messergebnisse vom Tausendsassa Buttersäure zu niedrig sind. Sie erfahren auch, wie Sie die Nervensäge Essigsäure verringern können, die Sie ständig zum Kühlschrank treibt. Die Ergebnisse der ausführlichen Stuhldiagnostik sind die Wegweiser auf dem Weg zum Abnehmen, zur Verbesserung der Diabeteserkrankung oder zur Verhinderung eines Diabetes. Ganz nebenbei werden dann auch Ihre Blutfettwerte und Ihre Blutdruckwerte besser – und zwar wesentlich besser.

Mit Ihren Testwerten können Sie dann einen ganz anderen Weg einschlagen. Dabei geht es nicht darum, Kalorien zu zählen, sich ständig auf die Waage zu stellen oder die x-te Diät zu machen. Machen Sie Ihre Darmbakterien zu Ihren Freunden. Sie helfen Ihnen dabei, abzunehmen, sich besser und fitter zu fühlen und das Thema Diabetes abhaken zu können. Haben Sie eine weiter fortgeschrittene Diabeteserkrankung, dann können Sie mit Ihren Darmbakterien als Verbündeten Spätschäden vermeiden und Medikamente reduzieren.

Ein erster Schritt kann eine »Kühlschrank-Razzia« (Seite 92) sein. Bei mir selbst habe ich gemerkt, dass man gedanklich einen Schalter umlegen muss. Wenn ich jetzt einkaufen gehe, dann wandern die Lebensmittel nicht nur für mich und meinen Mann in den Einkaufswagen, sondern auch für meine Darmbakterien.

Unter folgenden Voraussetzungen empfehlen wir einen KyberMetabolic-Test:
- Verwandte mit Diabetes
- erhöhte Blutfettwerte
- erhöhte Blutzuckerwerte
- Bluthochdruck
- erhöhtes HbA1c
- Übergewicht
- »Apfelform«
- Mangel an Bewegung

Prevotella verdient Beachtung

Zur Drucklegung des Buches Ende November 2019 hat sich abgezeichnet, dass der KyberMetabolic geändert werden könnte. Neu in die Untersuchung aufgenommen werden soll das gramnegative Bakterium Prevotella copri, denn zahlreiche wissenschaftliche Untersuchungen in den letzten Jahren konnten nachweisen, dass dieses Bakterium bei Menschen mit Diabetes häufiger vorkommt. Diese Erkenntnis hat zu weiteren Studien geführt, um die Wirkung von Prevotella copri genauer zu analysieren. Dabei stellte sich heraus, dass das Bakterium die besondere Aufgabe hat, bestimmte verzweigtkettige Aminosäuren (die sog. BCAAs) herzustellen. Menschen mit Diabetes haben einen erhöhten BCAA-Spiegel in ihrem Blut und ihre Insulinresistenz ist umso stärker, je höher dieser Spiegel ist. Man kann also sagen: je mehr Prevotella copri, desto höher die BCAA-Spiegel und umso schlechter sprechen die Zellen auf Insulin an. Daher ist Prevotella copri ein indirekter Marker für die Insulinresistenz, und zwar bei Menschen mit Diabetes oder auch Menschen mit einem Prädiabetes oder einem metabolischen Syndrom (Seite 11), die Gefahr laufen, einen Diabetes zu entwickeln.
Erinnern Sie sich an unsere 3 Schutzengel (Akkermansia muciniphila, Faecalibacterium prausnitzii und Bifidobacterium adolescentis). Prevotella ist gewissermaßen ein Gegenspieler von ihnen. Eine neue mexikanisch-amerikanische Untersuchung konnte nachweisen, dass eine günstige Ernährung Prevotalla copri vertreiben und Akkermansia muciniphila und Faecalibacterium prausnitzii anfüttern kann. Eine solche Ernährung ist ballaststoffreich, beinhaltet viele Polyphenole und besteht überwiegend aus pflanzlichen Eiweißstoffen.
Somit hat die Untersuchung auf Prevotella copri 3 Vorteile: Erstens kann man auch im Vorstadium eines Diabetes die unterschwellige Gefahr für dessen Entstehung erkennen. Zweitens hat man noch einen genaueren Blick auf das Mikrobiom und drittens würden erhöhte Prevotella-copri-Werte dringend zu einer Ernährungsänderung anmahnen.

Warum ist die Darmdiagnostik wichtiger als der Blutzucker?

Noch ist die Darmdiagnostik im Gegensatz zur Blutzuckermessung kein Standard-Diagnose-Werkzeug für Typ-2-Diabetes – zu Unrecht, wie Sie sehen werden.

Wenn Sie Diabetes oder eine Vorstufe des Diabetes haben, bestimmt Ihr Arzt oder Therapeut Ihren Blutzucker oder Sie messen den Blutzucker sogar selbst zu Hause. Eine solche Blutzuckermessung zeigt, wie hoch der Blutzuckerspiegel zu einem bestimmten Zeitpunkt im Blut ist – nicht mehr und nicht weniger. Es ist so ähnlich wie beim Fiebermessen. Haben Sie eine Erkältung, einen grippalen Infekt oder eine Bronchitis, zeigt Ihnen das Fieberthermometer nur, wie hoch Ihr Fieber gerade ist. Sie bekommen keine Aussage über die Ursache des Fiebers, ob das Fieber steigen oder sinken wird und welche Therapie für Sie gut ist. Der Blutzucker und das Fieber sind nur Symptome. Sie zeigen nicht die Ursache und sind kein Hinweis für mögliche therapeutische Maßnahmen. Sind der Blutzucker oder das Fieber erhöht, empfehlen die Therapeuten, dass bei Diabetes der Blutzucker runter soll (man empfiehlt Ihnen, Antidiabetika einzunehmen) und bei einer Erkältung das Fieber (durch fiebersenkende Tabletten, Zäpfchen oder Wadenwickel). Beides ändert nichts an der Erkrankung. Der Diabetes bleibt und die Erkältung oder der grippale Infekt auch.

Außerdem ist der Blutzuckerspiegel immer eine Momentaufnahme. Er ist abhängig davon, ob Sie nüchtern sind, wann, wie viel und was Sie gegessen haben (z. B. ist der Blutzuckerspiegel höher nach dem Frühstück mit 2 Brötchen mit Marmelade als nach einem Salatteller mit Eiern). Die Höhe des Blutzuckers wird auch bestimmt von Ihrer psychischen Verfassung (bei Stress steigt der Blutzucker), ob Sie eine Entzündung im Körper haben oder Sport getrieben haben oder nicht. Natürlich wird die Messgröße »Blutzucker« auch davon beeinflusst, wie viel Insulin in welcher Geschwindigkeit Ihre Bauchspeicheldrüse produziert und wie gut die Rezeptoren Ihrer Körperzellen auf das Insulin ansprechen.

Blutzuckermessung bei Typ-1- und Typ-2-Diabetes Für einen Menschen mit einem Typ-1-Diabetes (Seite 13) ist die Höhe des Blutzuckers wichtig. Viele Typ-1-Diabetiker messen mehrmals täglich vor den Mahlzeiten Ihren Blutzucker. Warum? Sie sind darauf angewiesen, Insulin zu spritzen. Wie viele Einheiten Insulin sie benötigen, hängt vom aktuellen Blutzuckerspiegel ab und dem, was sie essen werden.

Ganz anders sieht es beim Typ-2-Diabetiker (Seite 13) aus. Seine Bauchspeicheldrüse produziert sogar zu viel Insulin, da die Körperzellen nicht auf das Insulin ansprechen. Daher nutzt ihm die Momentaufnahme einer Blutzuckermessung wenig. Blutzuckermessungen über den Tag hinweg und über Wochen oder die Bestimmung des Langzeitwertes HbA1c können zunächst einmal sinnvoll sein und dazu dienen, dass vom Arzt die medikamentöse Therapie angepasst wird. Akute Blutzuckermessungen sind für Typ-2-Diabetiker wichtig, wenn der Blutzucker entgleist ist, wie bei einer schweren Infektion, nach Operationen oder wenn es nach Jahren zu einem kompletten Versagen der Insulinproduktion gekommen ist.

Der Blutzucker ist nur die Spitze des Eisbergs

In den meisten Fällen bringt bei einem Typ-2-Diabetes die alleinige Blutzuckermessung recht wenig. Es ist wie bei einem Eisberg: $9/10$ der Masse des Eisbergs liegen unter Wasser und nur $1/10$ befindet sich sichtbar über Wasser. Dieses $1/10$ ist der gemessene Blutzucker. Wenn sich ein Seemann darauf verlassen würde, die Spitze des Eisberges zu kennen, dann würde er mit dem Eisberg kollidieren. Die nicht sichtbaren $9/10$ bei Typ-2-Diabetes sind die fehlenden guten Darmbakterien (Seite 31); das Leaky-Gut-Syndrom; die Giftstoffe, die in den Körper geraten und einen Schwelbrand verursachen, und die Belastung der Leber. Unterhalb der Wasseroberfläche liegen auch beginnende Spätschäden, die erst messbar sind, wenn sie bereits weit fortgeschritten sind.

Der prognostische Wert von Stuhluntersuchungen

Durch eine Stuhluntersuchung wie den KyberMetabolic können die eigentlichen Gefahren und Ursachen für erhöhte Blutzuckerwerte und mögliche Spätschäden festgestellt werden. Eine solche Untersuchung zeigt nicht nur den Ist-Zustand, sondern gibt Hinweise, ob und wie sich der Diabetes entwickeln kann. Und drittens kann man aus dem Befund genaue Handlungsanweisungen dafür ablesen, wie die Ernährung umgestellt werden sollte, um die guten Darmbakterien wieder anzufüttern und z. B. einem Leaky Gut entgegenzuwirken.

Einen ganz besonderen Vorteil hat eine solche Stuhluntersuchung für Menschen, die noch gar keinen Diabetes haben, aber deren Verwandte an einem Typ-2-Diabetes erkrankt waren oder sind. Ein normalgewichtiger, sportlicher 45-jähriger Patient mit normalem Blutzucker und HbA1c berichtete mir über seine Eltern und Schwester, die Typ-2-Diabetes haben. Normalerweise hätte man gesagt: »Prima, alles in Ordnung. Kommen Sie in 2 Jahren wieder.« Aufgrund seiner familiären Belastung ordnete ich eine Stuhluntersuchung an, bei der sehr niedrige Werte von Akkermansia muciniphila festgestellt wurden. Der Patient war froh, dass er etwas gegen einen drohenden Diabetes tun konnte. Er baute in seine Ernährung viele polyphenolhaltige Nahrungsmittel (Seite 74) ein und achtete auch darauf, Nahrungsmittel mit resistenter Stärke Typ 3 (Seite 59) wie Bananen zu essen. Hätte man sich nur auf die Blutzuckerwerte verlassen, wäre die Gefahr eines Diabetes übersehen worden.

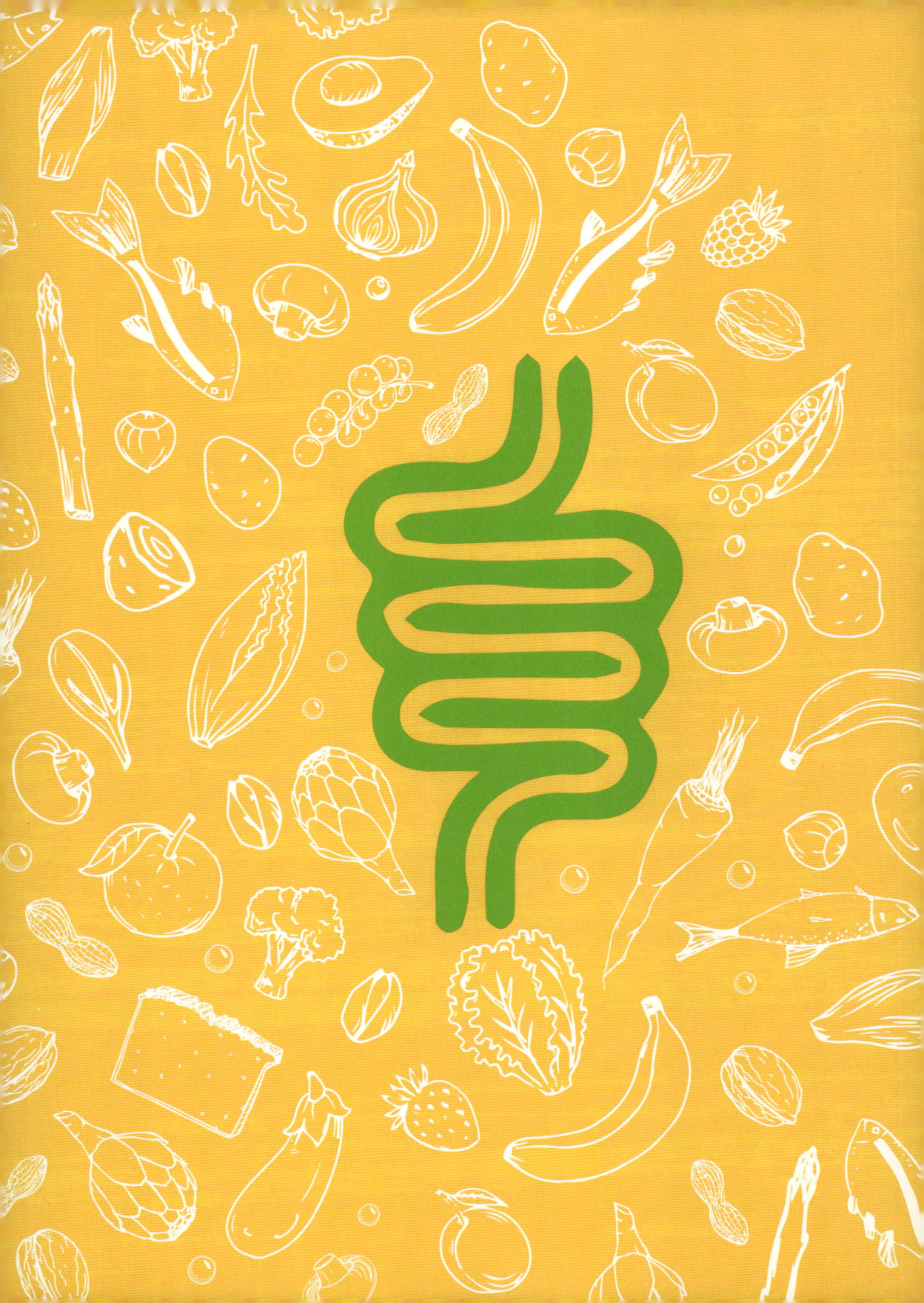

DIE DARMBAKTERIEN STÄRKEN

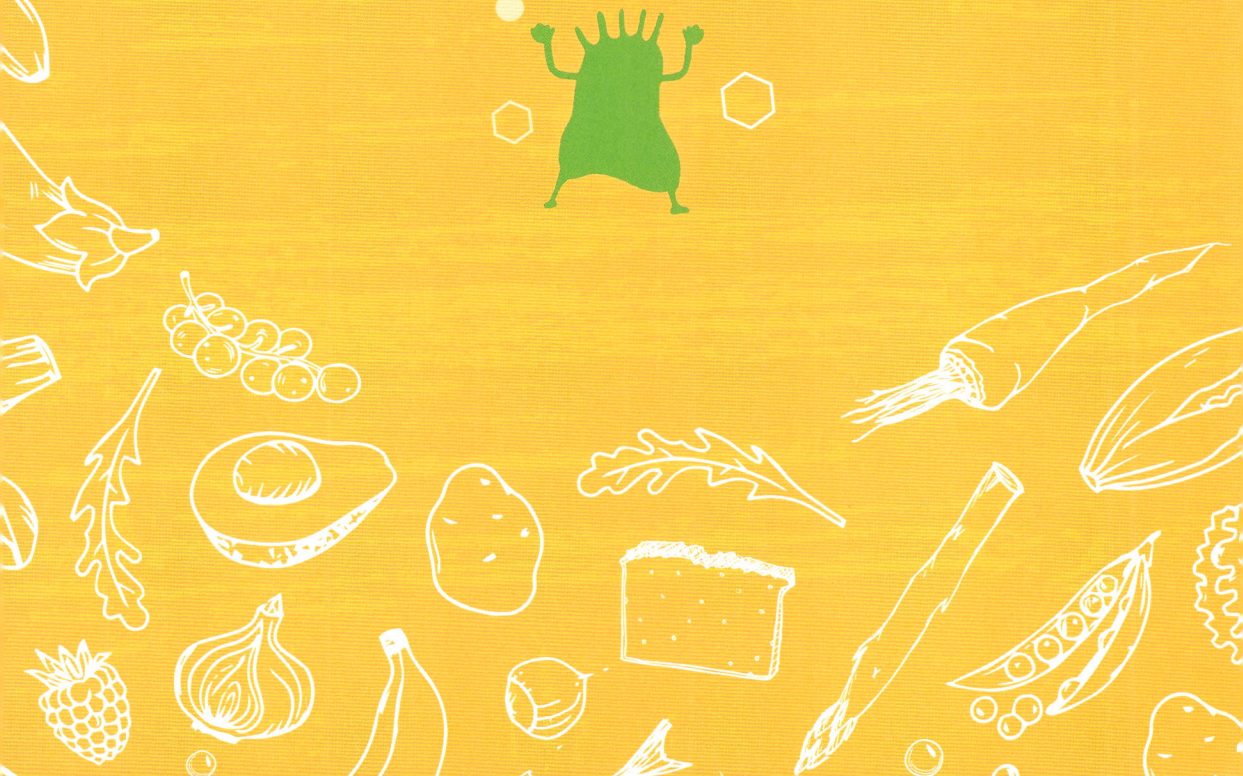

Der 10-Punkte-Plan für GutBalance

Die Wiederherstellung des Gleichgewichts im Darm betrifft viele Bereiche Ihres Lebens – vom richtigen Duschgel bis zur Unterstützung der Leber beim Entgiften.

Nachdem Sie erfahren haben, durch welche Mechanismen Ihre Schlüsselbakterien (Seite 31) einen Diabetes begünstigen oder auch verhindern können und wie Sie mithilfe der richtigen Stuhldiagnostik herausfinden, ob Ihr Darm in Balance ist, kommt nun der für Sie besonders wichtige Teil: die Praxis. Hier lernen Sie die Pfeiler von GutBalance kennen, angefangen bei der Auswahl der richtigen Lebensmittel, bis zur gezielten Unterstützung durch Helferlein in Form von Nahrungsergänzungsmitteln.

Ihr Körper ist ein Haus, in dem mehr Mikroben leben, als Sie Körperzellen haben. Geht es diesen Gästen gut, geht es Ihnen gut. Psychisch und körperlich. Das Gebot der Stunde und für den Rest des Lebens sollte deshalb sein, probiotisch zu leben (pro-bios = für das Leben). Das Leben in Ihnen! Das ist aber nicht gleichbedeutend mit Askese und trocken Brot und hat nichts mit einer kalorien- und genussarmen Diabetikerernährung zu tun. Im Gegenteil: Das, was die immunologisch aktiven Bakterien, die ballaststoffspaltenden Bakterien und die Schutzbakterien zum Gedeihen und Arbeiten als Substrat benötigen, das schmeckt auch Ihnen. Jede Wette!

Es ist einfacher, als Sie vielleicht vermuten, den bisher fehlenden oder unterrepräsentierten Darmbakterien das Wellness-Klima zu schaffen, das sie zum Bleiben und zum Gedeihen bewegt, und außerdem den ungünstigen, überproportional vertretenen Darmbewohnern den Hinterausgang weist. Der Lösungsweg führt nicht in die Apotheke, sondern über den Teller und ins Freie.

Das GutBalance-Prinzip

GutBalance ist ein prä-, pro- und symbiotisches Ernährungsprinzip. Das bedeutet, wir fördern passiv die Ansiedlung von günstigen Darmbakterien, indem wir ihnen über gezielte Nahrungsmittelauswahl sowohl das passende Futter liefern (damit sie sich vermehren) als auch ein Wellness-Klima schaf-

strahlt. Nach 4 Wochen ist das hormonelle Gefüge wieder eingependelt, der Schlaf besser, Körper und Gesichtszüge zeigen Kontur und der Zeiger der Waage schlägt deutlich weniger nach rechts aus. Das mikrobielle Miteinander im Darm ist auf einem gutem Weg und hat sich bald in einer Weise reguliert, dass eine mögliche Leaky-Gut-Symptomatik komplett Schnee von gestern gewesen sein wird. Gewicht abzunehmen ist zwar nicht das erklärte Ziel unserer und Ihrer Arbeit mit dem Darm, aber diesen Effekt nehmen Sie ja vielleicht gerne und dankbar ganz nebenbei mit.

fen (damit sie bleiben). Einzelne Aspekte der Vollwert-Ernährung finden sich darin wieder, aber auch von Leber-Fasten, New Nordic Diet, Glyx- bzw. Montignac-Diät, Trennkost, Low-AGE, Ayurveda, Paleo-Prinzipien und noch weiteren. Die Nahrungsmittelauswahl wird basischer, das Mahlzeiten-Zeitfenster entwickelt sich in Richtung 16:8-Intervall. Das heißt, der Zeitraum, in dem Sie tagsüber essen, entwickelt sich sukzessive in Richtung Idealfall, das sind 8 von 24 Stunden, z. B. von 10–18 Uhr. Aus vielen sinnvollen Ernährungskonzepten finden sich Elemente darin, aber letztlich ist unser Leitmotiv, das gute Gleichgewicht im Darm und unter seinen Bakterien wiederherzustellen – wir nennen es darum »GutBalance« (Gut = gut, aber auch das englische Wort für Darm).

Unser Versprechen: Bereits in der ersten Woche kehrt verlorene Energie zurück, der Heißhunger auf Süßes und Mieses lässt nach, Blähungen werden weniger, die Verdauungsleistung wird besser und die Haut

Worauf kommt es an?

GutBalance ist weder eine dogmatische Ernährungslehre noch eine verwegene Hypothese. Wir weisen Ihnen nur den Weg zu einer guten Balance im Darm, mit der – natürlich und rasch – das Diabetesrisiko schwindet, die Verdauung glattgeht, die Gelenke geschmeidig laufen und die Nerven stabil stehen. Und wir zeigen Hindernisse auf dem mikrobiotagesunden Weg auf. So können etwa der übermäßige Gebrauch von Desinfektions-Handgels oder Hygienespüler in der Waschmaschine für eine negative Veränderung der mikrobiologischen Verhältnisse (Dysbiose) genauso relevant sein wie die Einnahme von »Magenschutz« (Antazida bzw. H_2-Blocker), der Verzehr von süßstoffhaltigen Getränken, die abendliche Flasche Hefeweizen und die Tüte Kartoffelchips. All das verändert den pH im Darm oder beeinträchtigt das mikrobielle Miteinander.

Für die Darmgesundheit ist entscheidend, wie Sie essen, was Sie essen, wann sie essen, wie viel Sie essen und was Sie trinken.

Wie Sie essen

Beobachten Sie sich: Schlingen Sie? Erlauben Sie dem Schluckreflex zu schnell, die Speise Richtung Hals zu befördern? Verdauung beginnt im Mund! Essen Sie in Ruhe, am besten im Sitzen. Kauen Sie gründlich. Wenn das nicht geht, zerkleinern Sie die Speise eben mit dem Messer. Die Resorption von Proteinbausteinen aus dem Verdauungstrakt ist normalerweise bereits kurz unterhalb vom Magen abgeschlossen. Zu große Brocken können aber von den Enzymen im Magen nicht komplett zerlegt werden. Sie landen als Verdauungsrückstände in tiefen Darmabschnitten und sind Futter für die schlechten proteolytischen Keime. Ohne gründliches Kauen keine GutBalance.

Was Sie essen

Essen Sie vollwertige Lebensmittel mit viel grünen Anteilen. Verwenden Sie natürliche Lebensmittel wie grünes Gemüse. Bereiten Sie sie selbst zu Hause zu. Viele darmfreundliche Gerichte sättigen gut und sind in 20 Minuten zubereitet. Und das ganz ohne hochtechnisches Kochgerät.

Das Drei-Komponenten-Gericht aus Fleisch, Stärke-Beilage und Gemüse hat bei GutBalance ausgedient. Ballaststoffreiche Lebensmittel und pflanzliche Lebensmittel mit hoher Mikronährstoffdichte wie Nüsse und Pasten werden die neuen Hauptakteure auf dem Teller. Das ist Soulfood, Essen für die Seele, und GutBalance, also Essen für das innere Gleichgewicht und die Buttersäure produzierende Bakterienvielfalt – was ganz nebenbei die Insulinsensitivität verbessert.

Wenn Ihr Bauchgefühl ab und an doch nach einem Drei-Komponenten-Gericht verlangt, dann bitte mit einer neuen Gewichtung: Die darmgesunde Variante kommt mit etwa 100 g Fleisch aus, 200 g Beilagen und 400 g Gemüse, also 4-mal mehr als Fleisch. Natürlich und vollgepackt mit präbiotischen Fasern und Farben.

Von Gemüse, grünen Blättern und Hülsenfrüchten wissen wir bereits, dass sie Präbiotika-Futter (Seite 57) für die Darmbakterien sind und die Zusammensetzung der Darm-Mikrobiota in positiver Weise verändern. Außerdem verbessern sie die Peristaltik, bringen den Darm also in Bewegung, und sie schützen ihn, indem sie Toxine binden und diese zum Hinterausgang abtransportieren. Sekundäre Pflanzenstoffe in Obst, Kräutern und Gewürzen wirken

Verträglichkeit

Nicht jeder (Darm) verträgt bzw. verarbeitet jede Speise gleich gut oder gleich schlecht. Es gibt Gedärme, denen bereits eine Kartoffel, eine Brezel oder ein Stück Baguette den Blutzucker in die Höhe treibt. Andere reagieren darauf kaum mit Blutzucker-Schwankungen, obwohl dies Lebensmittel mit riskanten Kohlenhydraten sind. Grund dafür ist die Zusammensetzung der Darmbakterien-Gemeinschaft. Die wiederum ist die Folge der Ernährungs- und Lebensweise. Falls Sie aber den Verdacht einer Lebensmittelunverträglichkeit haben, lassen Sie ihn bitte medizinisch abklären.

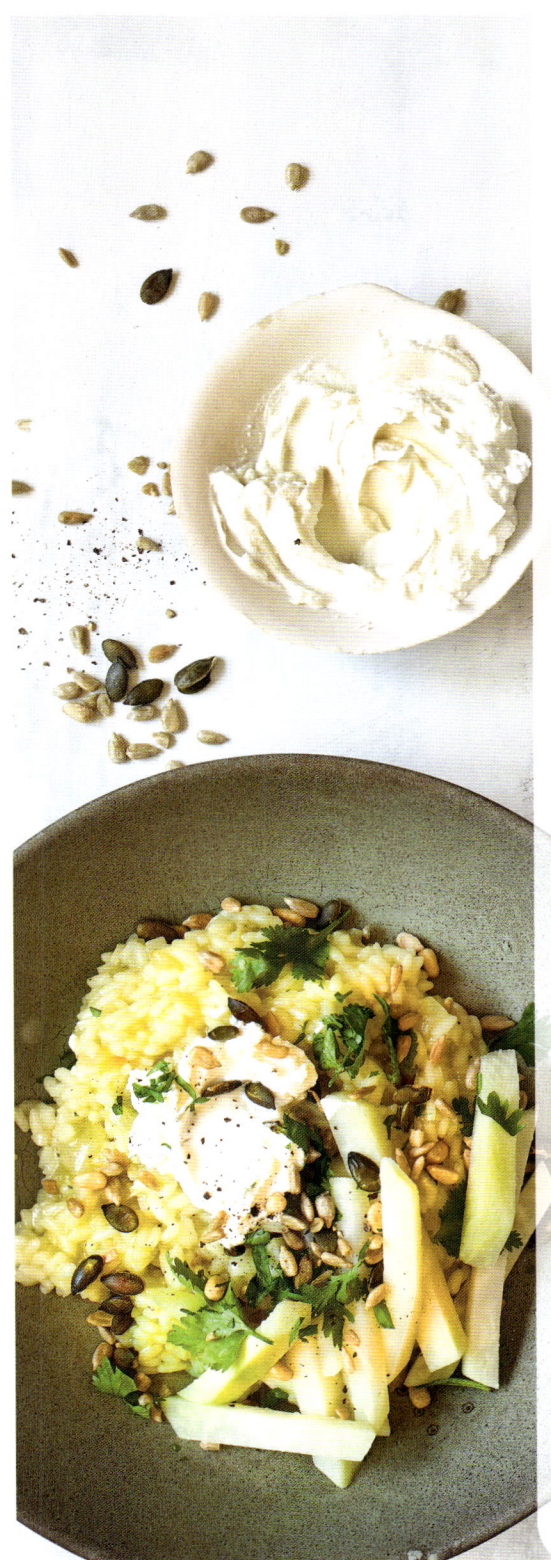

GutBalance-Aspekt: Der Reis liefert resistente Stärke, der Kohlrabi gesunde Schwefelverbindungen und Fasern, die Samen tolle Fette.

Risotto mit Kohlrabi-Pommes

GF
1 Portion ⊘ 20 Min.

1 kl. Tasse Risottoreis • 1 Zwiebel • etwas Olivenöl • 1 TL Zitronensaft • 400 ml Bio-Gemüsebrühe • 1 gr. Kohlrabi • Salz • Zucker • 1 Handvoll Nüsse oder Saaten • 1 Klecks Ziegenfrischkäse (alternativ Hummus) • 2 EL frische Kräuter

● Reis im frischen Geschirrtuch abreiben, mit klein geschnittener Zwiebel in Olivenöl andünsten. Zitronensaft und Brühe dazugeben, kurz aufkochen. 15 Min. auf kleinster Stufe ausquellen lassen.

● Inzwischen Kohlrabi schälen, junge Blättchen beiseitelegen. Kohlrabi zu »Pommes« schneiden, 10 Min. in 100 ml Wasser mit einer Prise Salz und Zucker in einem geschlossenen Topf bissfest garen. In der letzten Minute noch die derweil streifig geschnittenen jungen Blättchen zugeben.

● Nüsse ohne Fett anrösten. Risotto und Kohlrabi anrichten, Nüsse darübergeben sowie Ziegenfrischkäse und Kräuter.

Das passt dazu: Wer eine 3. Komponente braucht, holt 1 dünnes Röllchen Roastbeef vom Metzger des Vertrauens.

Nährwerte:
380 kcal • 7 g P • 13 g KH • 31 g F • 7 g Ba

antientzündlich und in vielfältiger Weise antidiabetisch.

Bitter- und Gerbstoffe finden sich in Blattsalaten, Gemüsen und Kräutern. Gute Quellen sind auch getrocknete pulverisierte Kräuter, Bitterelixiere und Tees. Sie bringen die Verdauungssäfte (Enzyme) ins Fließen.

Vorsicht, Lektine – Vorsicht, Gluten
Lektine sind Kohlenhydrat bindende Proteine in pflanzlichen Lebensmitteln. Sie schützen die Pflanze vor Fraßfeinden. Für den menschlichen Organismus haben Lektine drei Nachteile:

- Sie sind toxisch und gelangen durch die Darmwand zu Organen und begünstigen dort Entzündungsreaktionen.
- Sie sind hitzestabil und können auch von Verdauungsenzymen nicht abgebaut werden.
- Sie sind in sehr vielen pflanzlichen Lebensmitteln enthalten.

Toxisch?! Keine Sorge, die Menge macht das Gift. Bei Hülsenfrüchten beispielsweise wussten schon Generationen vor uns, dass das Einweichwasser vor dem Kochen weggeschüttet und durch frisches Wasser ausgetauscht werden muss. Heute wissen wir, dass dadurch die Lektine entfernt werden.

Gluten, das Klebereiweiß in Getreide, ist ebenfalls ein Lektin und schwer in Verruf geraten. Wenn Sie den Verdacht haben, auf Lektine empfindlich zu reagieren, bitten Sie Ihren Arzt oder Therapeuten um einen Stuhltest auf Anti-Gliadin-Antikörper oder Anti-Transglutaminase-Antikörper.

Gluten in Weizen wird als Gliadin bezeichnet, Glutene aus anderen Getreidearten haben andere Bezeichnungen. Am einfachsten entgeht man den Risiken von Gluten bzw. Gliadin, indem man die daran gehaltvollen Lebensmittel mit Bedacht, in geringen Mengen und nicht zu jeder Mahlzeit verzehrt. Wirklich schmackhafte glutenfreie Brot-Alternativen, die nicht den Blutzucker pushen, finden Sie kaum in Supermärkten, sondern im ausgewählten Versandhandel (Seite 160). Eine Möglichkeit, den Glutengehalt in Brot zu reduzieren, ist die langsam geführte Sauerteig-Gärung, wie sie meist nur noch in traditionell arbeitenden Kleinbetrieben praktiziert wird. Für das Brotbacken zu Hause finden Sie Anleitungen zum Herstellen eines Sauerteigansatzes im Internet. Oder fahnden Sie nach »Herrmann«, einem süßen Sauerteig-Ansatz, der früher von Haushalt zu Haushalt weitergegeben wurde. »Herrmann« ist eine Methode der Fermentation, die denen ähnelt, die Sie im Abschnitt Kefir, Kombucha, Kimchi und Co. (Seite 63) kennenlernen werden. Übrigens ist Vorsicht bei Bier geboten: Weizen enthält die 200-fache Menge an Gluten im Vergleich zu Pilsener.

Vorsicht, AGEs
AGE ist die Abkürzung für »Advanced Glycation Endproducts«. Glykation bzw. Glykierung ist eine chemische Reaktion von Proteinen, Lipiden oder Nukleinsäuren mit Kohlenhydraten oder einfach gesagt: eine »Verzuckerung«. Übergewichtige Menschen mit metabolischen Störungen haben besonders viele AGEs im Blut. Zigarettenrauch, Colagetränke, alle braunen Softgetränke und tierische, gebratene Lebensmittel befördern die AGE-Bildung. Tipp: Kurz braten, und dünsten, Sous-vide-Garen (Vakuumgaren) und Kochen hingegen sind ideale Garmethoden auch für Fleisch, da sie die AGE-Bildung reduzieren.

AGEs kommen aber nicht nur über die Nahrung in den Organismus (exogen). Sie entstehen unter bestimmten Voraussetzungen auch im Körper (endogene AGEs), wenn Zuckermoleküle mit körpereigenen Proteinen reagieren. Besonders problematische Verbindungen entstehen unter dauerhaft erhöhtem Blutzuckerspiegel bei Verzehr von viel Fleisch. Mehr noch bei Fleisch plus Cola plus Nikotin. AGEs schädigen Zellen und Gewebe, fördern Entzündungen, Alterungsprozesse und degenerative Erkrankungen. Mit einer Umstellung der Ernährung auf GutBalance ist es aber ganz leicht, dieses Risiko zu umschiffen. Noch leichter geht es, wenn auf das Zigarettenrauchen bzw. Nikotin in jeder Form verzichtet wird.

»Light« – aber richtig

Vermeiden Sie kalorienreduzierte Lebensmittel. Was darin das Fett oder den Zucker ersetzt, ist Chemie und noch schlimmer für die Stoffwechsellage als das Nicht-Light-Produkt. So haben Cola-Trinker ein um 40 % erhöhtes Risiko, Diabetes zu entwickeln, bei Cola-Light-Trinkern steigt das Risiko aber um 60 %.

Besser als light im Sinne von »leicht« ist light im Sinne von »Licht«. Der Mensch benötigt Licht! Nicht nur, um durch Sonnenlicht in der Haut Vitamin D_3 entstehen zu lassen, sondern auch in Form von Licht in der Nahrung. Gemüse, Obst, Salat und Kräuter sind nicht nur wegen ihrer Nährstoffdichte gesund, sondern weil wir uns durch sie die Energie von Licht zuführen. Dieses Licht in Form von freien Elektronen kann etwa in der Erbsubstanz DNS und in Sexualhormonen und ihren Vorstufen gespeichert werden. Als besonders gute Photonen-Quellen erweisen sich frische grüne, natürlich erzeugte Nahrungsmittel.

Aber sei die Kost auch noch so photonenreich: Bei sitzender Lebensweise in geschlossenen Räumen kann zur Ergänzung zusätzlich die Einnahme von Vitamin D_3 ratsam sein. Lassen Sie gegebenenfalls beim Arzt oder Heilpraktiker Ihren Spiegel messen. Streben Sie einen Wert zwischen 40 und 60 ng/ml an, auch wenn laut Laborblatt vielleicht niedrigere Spiegel als normal angesehen werden.

Wann Sie essen

Frühstücken Sie? Essen Sie bisher abends spät oder schwer? Eine Darm-Restauration funktioniert am besten bei einem eingeschränkten Zeitfenster fürs Essen. Beginnen Sie damit, die Mahlzeiten-Einnahme täglich auf 10 Stunden zu begrenzen, beispielsweise von 8–18 Uhr. Fortgeschrittene begnügen sich mit nur 8 Stunden – da fällt das Frühstück aus, auf jeden Fall aber das abendliche Naschen. Versuchen Sie, den Takt zwischen zwei Mahlzeiten auf 4 Stunden oder länger auszudehnen. Das schließt kleine Snacks praktisch aus, es sei denn, Sie gönnen sich den Obstriegel, die Nussecke oder den Joghurt direkt am Ende einer Mahlzeit als Nachtisch.

Wie viel Sie essen

Orientieren Sie sich bei der Portionsgröße an den Menschen auf Okinawa. Die japanische Philosophie »Hara hachi bu« empfiehlt, stets nur so viel zu essen, bis man sich zu 80 % gefüllt fühlt. Formen Sie Ihre Hände zu einer Schale. Das ist das Volumen, das gegessen werden könnte. Davon 80 % – das ist »Hara hachi bu«.

Die Umstellung auf kleinere Mahlzeiten ist weniger eine Willensfrage als eine Frage der

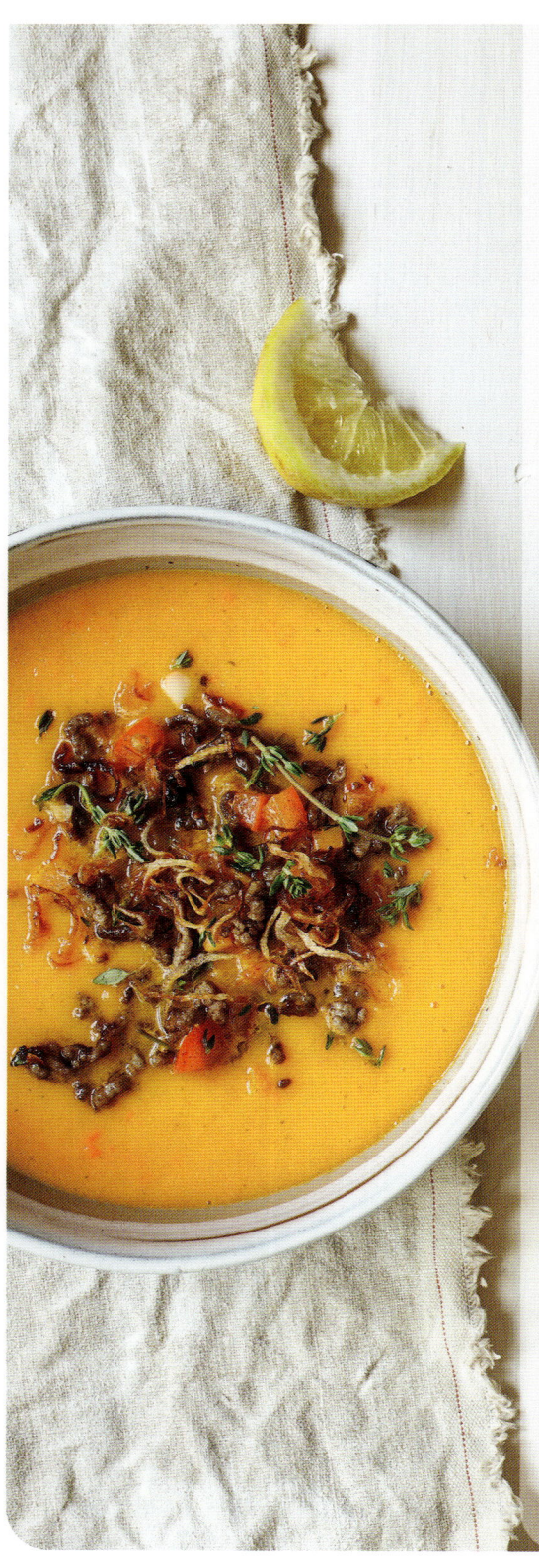

GutBalance-Aspekt: Die Kräuter und Gemüse sind entzündungshemmend, Tomatenmark liefert die Detox-Substanz Lycopin, der Hafer füttert die schleimhautschützenden Darmbakterien an.

Gemüsesuppe mit Hackflakes

GF, LF
4 Portionen ⏱ 40 Min.

6 gr. Möhren • 3 rote Paprikaschoten • 1 EL Tomatenmark • 1 Schalotte • 1 + 1 EL Olivenöl • 30 ml Traubensaft • 2 EL Weißweinessig • 600 ml Bio-Gemüsebrühe • Salz • Pfeffer • Paprikapulver, edelsüß • 1 Knoblauchzehe • 3 Zweige Thymian • 50 g Haferflocken, kernig • 200 g Bio-Rinderhack • 3 EL Röstzwiebeln • Zitronensaft

● Möhren und Paprika waschen. 2 Möhren fein würfeln. Den Rest grob zerkleinern. ½ Paprika fein würfeln. Restliche Paprika grob zerkleinern. Schalotte grob schneiden.

● Schalotte in Öl glasig dünsten, große Gemüsestücke hinzufügen. Mit Saft und Essig ablöschen, etwas einreduzieren. Brühe angießen. 20 Min. auf niedriger Stufe kochen, dann würzen.

● Knoblauch hacken und mit etwas Salz zerdrücken. Thymian waschen, die Blättchen abzupfen. Haferflocken unter das Hack mengen, in 1 EL Öl unter Rühren 5 Min. braten. Mit Knoblauch und Gemüsewürfeln 4 Min. kräftig weiterbraten, salzen und pfeffern. Thymian und Röstzwiebeln unterheben.

● Suppe pürieren. Mit Salz, Pfeffer und Zitronensaft abschmecken. Mit den Hackflakes anrichten.

richtigen Lebensmittelauswahl. Denn Präbiotika sorgen dafür, dass der Dauerhunger (Seite 57) verschwindet.

Was Sie trinken

Das Standard-Getränk für GutBalance ist Wasser. Trinken Sie 20 Minuten vor jeder Mahlzeit ein großes Glas stilles Wasser. Das Hauptgericht benötigt nicht unbedingt ein weiteres Getränk, schaden würde es aber nicht. Das Glas Wasser vorweg dient als Trick, um sich schneller satt zu fühlen und weniger zu essen. Denn gerade bei Typ-2-Diabetikern ist der Magen oft vergrößert, weil überdehnt, und der Sättigungsimpuls entsprechend unzuverlässig.

Schwächt ein Getränk zum Essen die Verdauungsleistung? Nein. Die »Verwässerungs-These«, wonach sich der pH im Magen durch Trinken so erhöht, dass es die Verdauungsleistung schwächt, ist widerlegt. Der pH bleibt bei Gesunden, die keinen »Magenschutz« (Protonenpumpenhemmer) einnehmen, selbst im gefüllten Magen plus Wasser mit einem Wert von 3–4 niedrig genug, um selbst schwer Verdauliches zu bewältigen.

Ob Sie die Nahrung ergänzen

Probiotika müssen sein, wenn die Mikroben-Gesellschaft im Darm aus den Fugen geraten ist oder die »Halunken« die Oberhand gewonnen haben. Dann stärken diese Präparate (Seite 81) gezielt die Darmmikrobiota und unterstützen die guten Bakterien. Diese fördern z. B. den Nervenstoffwechsel und das Darm-Immunsystem oder pflegen die Darmschleimhaut gesund. Es müssen aber nicht immer Arzneimittel sein: Auch selbst fermentierte Lebensmittel (Seite 63) sind reich an probiotischen Bakterien, meist Milchsäurebakterien. Auf die als probiotisch beworbenen joghurtartigen Produkte aus dem Kühlregal können Sie getrost verzichten.

Punkt 1: Probiotisch leben

Für Ihre GutBalance gibt es günstige Lebensmittel und ungünstige Lebensmittel, günstige und ungünstige Lebensweisen. Um die guten zu erkennen, muss man die schlechten identifizieren können.

Günstige Lebensmittel

Kaufen Sie »darmfreundlich« ein! Darmfreundlich sind naturbelassene saisonal und regional verfügbare Lebensmittel, die dunkelgrün bzw. anders intensiv farbig sind und viele Polyphenole (Seite 74) enthalten oder komplexe Kohlenhydrate mitbringen. Das ist Nahrung, die Entspannung in das Nervenkostüm und in die Bauchspeicheldrüse bringt (Verträglichkeit vorausgesetzt). Wenn Ihr Haushaltsbudget keine ganzjährige Versorgung mit biologischer oder biologisch-dynamisch produzierter Kost zulässt, dann ist vielleicht Eigenproduktion eine Überlegung wert. Das Hochbeet auf dem Balkon, der eigene Garten, ein kleines Beet im Hinterhof, eine allein oder mit Bekannten gepachtete Garten-Parzelle – es gibt viele Möglichkeiten. Gärtnern macht Freude und satt. Es fängt meist klein an, mit Kresse und Radieschen, und bald schon wachsen Salat, Tomaten und Kohlrabi.

Machen Sie sich mit traditioneller Haltbarmachung vertraut. Kellern Sie Herbstgemüse ein, fermentieren Sie Sommergemüse für später. Kaufen Sie z. B. heimisches Beerenobst nur dann ein, wenn es saisonal verfügbar ist. Frieren oder wecken Sie es dann ein oder extrahieren Sie den Saft. Natürlich gehen dabei ein paar Inhaltsstoffe verloren, aber ob diese im Februar in der frischen tunesischen Kulturheidelbeere enthalten sind, ist auch fraglich.

Die pflanzliche Kost in GutBalance enthält ausreichend Protein. Ergänzen Sie Ihren Einkauf nach Gefühl mit hochwertigem Protein von Tieren, die artgerecht gefüttert und gehalten werden. Wenn Sie nicht auf Käse verzichten wollen, sind Produkte aus Ziegen- und Schafsmilch oft die bessere Wahl. Falls Milch mit auf den Einkaufszettel soll: Kaufen Sie weder H-Milch noch ESL-Milch (das ist vermeintliche Frischmilch mit längerer Haltbarkeit), sondern echte Frischmilch. Diese wird fast nur noch von Bio-Molkereien produziert.

Die guten Fettsäuren fördern

Hier geht es nicht um Fette in der Nahrung, sondern um die Fettsäuren, die im Stoffwechsel der Darmbakterien entstehen, und zwar durch Verzehr von komplexen Kohlenhydraten. Diese Bestandteile in pflanzlichen Lebensmitteln können von unseren Verdauungsenzymen nicht gespalten werden, wohl aber von den guten Mikroorganismen im Darm. Aus diesen Quellstoffen und Fasern – beispielsweise dem, was Haferflocken »kernig« und Möhrchen knackig macht – gewinnen die Mitbewohner im Darm Energie und produzieren daraus für uns, ihren Wirt, einige Vitamine und kurzkettige Fettsäuren.

Die einzelnen Bakterienarten sind hoch spezialisiert in dem, was sie tun, und in den Substraten, die sie zerlegen. Am Ende der Kette, wenn alles funktioniert, entstehen unter anderem die kurzkettigen Fettsäuren Buttersäure (Seite 32), Propionsäure und Essigsäure (Seite 33). Die Mengen davon und das Verhältnis der einzelnen Fettsäuren zueinander sind entscheidende Kriterien für Zustand und Integrität der Darmschleimhaut. Und letztlich dafür, ob ein Typ-2-Diabetes-Risiko vorliegt oder nicht. GutBalance setzt auf butyrogene Lebensmittel, also solche, aus deren Kohlenhydraten im Darm Buttersäure wird (sobald die passenden Bakterien wieder angefüttert und mit im Boot sind), und diejenigen, die natürlicherweise Buttersäure enthalten.

Gute Lebensmittel, die den Anteil der Buttersäure erhöhen, sind knackig oder faserig, frisch und farbig. Aber nicht nur. Sie finden sich in allen drei Ecken der Makronährstoff-Lieferanten – bei Proteinen, Fetten und Kohlenhydraten. Parmesan-Käse beispielsweise ist wunderbar butyrogen. Insbesondere aber pflanzliche Lebensmittel wie Radicchio und Radieschen, Knoblauch und Zwiebeln, Artischocken und Topinambur, Mais und Hafer, Möhren und Aprikosen, Apfel- und Birnenschalen, halbreife Bananen und vollreife Kochbananen (Plantanen) sind es. Kombucha (Seite 66), ein fermentiertes Getränk aus Schwarztee, das sich ganz leicht selbst herstellen lässt, bringt die passenden Darmbakterien direkt mit.

Beachten Sie beim Einkauf die Zusammensetzung und die Menge an Ballaststoffen von Lebensmitteln und die Ampelkennzeichnung, die einige Hersteller inzwischen auf ihre Verpackungen drucken lassen. Aber Vorsicht: Wenn sich die Ampelfarbe auf eine fiktive bzw. unrealistisch kleine Portionsgröße bezieht und nicht auf 100 g oder 100 ml, taugt sie nichts, schlimmer noch, sie soll die Nachteile des Produkts verschleiern.

Proteine

Gute pflanzliche Quellen für Protein sind z. B. Hülsenfrüchte wie Zuckerschoten, Linsen, Bohnen, Erbsen und Kichererbsen. Wagen Sie sich auch an exotische Varianten wie Mungbohnen (Seite 158) oder Urdbohnen heran. Auch Hafer ist eine gute Proteinquelle. Sojaprotein und Lupinenprotein sind Protein-Alternativen, die Veganer schätzen.

Empfehlenswerte tierische Quellen sind guter Fisch und gutes Fleisch (sparsam) von Rind, Kalb, Lamm und Geflügel. Setzen Sie auf Produkte aus guter Haltung, d. h., die Tiere wurden gut gepflegt, gut gefüttert und konnten sich frei bewegen. Achten Sie hierfür auf die Herkunftskennzeichnung. Beachten Sie aber, dass nur die höchste, meist grüne Stufe akzeptabel ist. Achtung: Entzündliche Vorgänge im Körper können durch das Eisen in rotem Fleisch verstärkt werden.

Sie können auch ab und an ein Ei vom glücklichen Huhn oder einer Wachtel essen. Auch Käse ist eine gute Protein-Quelle, behalten Sie aber den Fettgehalt im Auge. Verwenden Sie Käse mit hoher Fettstufe nur sparsam, besser ist Frischkäse.

Fette

Sehr gute pflanzliche Fettlieferanten sind u. a.: Nüsse und Saaten (Ausnahme: Erdnuss), z. B. Haselnuss, Paranuss, Cashew-Kerne, Sonnenblumen-Kerne und Kürbiskerne. Auch Mohn, Oliven sowie native kalt gepresste pflanzliche Öle (Ausnahme: Raps- und Distelöl) sind perfekte Quellen. Ein wunderbarer Dip, Brotbelag und Saucen-Ersatz ist geröstetes Sesammus mit Arganöl. Dafür verrühren Sie das Mus aus geröstetem Sesam oder fertige dunkle Tahini-Paste mit ¼ der Menge Arganöl und lagern die Mischung dunkel bei Raumtemperatur. Nussmus und Kokosöl funktionieren auch als Streichfett aufs Brot.

Kokosöl und Kokosmilch liefern zwar keine edlen ungesättigten Fettsäuren, wohl aber MCT-Fette (Seite 102), die der sofortigen Energieversorgung dienen, auch der des Gehirns. (Tipp: Eine Messerspitze Ghee und ½ Teelöffel MCT-Öl anstelle von Milch im Kaffee helfen sofort, wenn der Körper nach Zucker giert. Das schmeckt, kurz aufgemixt, wie Cappuccino.)

Geeignete tierische Fettquellen sind: Butter, Ghee, marmoriertes Fleisch aus guter Haltung, Eigelb und fetter Seefisch.

Kohlenhydrate

Wir empfehlen Ihnen vor allem pflanzliche Kohlenhydrate aus ballaststoff- bzw. faserreichem Obst und Gemüse. Für eine bessere Verträglichkeit essen Sie Obst besser in den Morgenstunden, Rohkost und Salate besser zur Mittagszeit und gegartes Gemüse mittags oder abends.

Darmgesund ist es, den Verzehr von Getreide insgesamt zu reduzieren. Kurz angekeimtes Getreide ist oft besser verträglich als das trocken verarbeitete Korn. Weizen sollte seinen Stammplatz abgeben an Hirse, die Zwerghirse Teff (Seite 158), die »Pseudogetreide« Amarant und Quinoa und an Getreidearten wie Roggen und Gerste, in geringen Mengen auch an Dinkel. Buchweizen ist auch prima (er ist botanisch allerdings kein Getreide, sondern ein Knöterich-Gewächs). In der Küche kann Weizenmehl teilweise durch Mandelmehl, Mohnmehl, Hirseflocken, Bananenmehl und Kastanienmehl ersetzt werden.

Pilze und Algen enthalten zwar nur wenige Kohlenhydrate, aber die vorhandenen sind komplex und darmgesund. Außerdem werden Hülsenfrucht-Gerichte in Kombination mit ein wenig mitgekochter Kombu-Alge leichter verdaulich. Sie finden Algen auch als grünes Mäntelchen um Sushi-Röllchen, als Verdickungsmittel Carrageen z. B. in Joghurt oder in Form von quietschgrünem Algensalat aus Wakame-Algen, meist in Kombination mit Mu-Errh-Pilzen.

Ballaststoffe

Auf Ballaststoffe trafen und treffen Sie hier immer wieder. Viele pflanzliche Nahrungsmittel enthalten ja nicht nur verdauliche, sondern auch »unverwertbare Kohlenhydrate«, das sind die Ballaststoffe.

Der Begriff »Ballaststoffe« gilt als überholt, sitzt aber irgendwie noch in den Köpfen fest, auch in meinem. Wir sollten sie besser »Nahrungsfasern« oder »nicht verdauliche, aber fermentierbare komplexe Kohlenhydrate« nennen, denn sie sind keineswegs unnützer Ballast, sondern ein Sortiment an komplexen Kohlenhydratketten, die zwar von »unseren« Enzymen nicht geknackt werden, wohl aber von denen der Mikrobiota im Darm. Deshalb sind Nahrungsfasern Präbiotika (lat.: »vor dem Leben«): Bevor sich so ein Keim ansiedelt, braucht er was zu futtern. Gute Darmbakterien brauchen eben die komplexen Kohlenhydrate als Futter, als Treibstoff, als Substrat und produzieren quasi als Dankeschön für uns, ihren Wirtsorganismus, gesundheitsfördernde kurzkettige Fettsäuren und Vitamine wie Vitamin K, Biotin, Folsäure und Vitamin B_{12}.

Ballaststoffe können in nicht daran gewohnten Därmen Blähungen oder Völlegefühl hervorrufen. Das liegt meist daran, dass jedes ballaststoffspaltende Darmbakterium seine Lieblings-Substrate hat. Werden die selten bis nie verzehrt, schwindet auch die darauf spezialisierte Population, und speziell dieser Keim muss erst wieder behutsam neu angefüttert werden, um dieses neue oder »verlernte« Futter abbauen zu können. Das kann einige Tage dauern, und so lange

Lieblingsessen

Jedes Darmbakterium hat seine Lieblings-Substrate. Das können Fasern sein, resistente Stärken oder Substanzen aus dem Stoffwechsel anderer Bakterien. Deshalb ist das A und O von GutBalance die Abwechslung auf dem Speiseplan. Je schmaler die Nahrungsmittelauswahl, desto schmaler auch die mikrobiologische Vielfalt im Darm.
Aber nicht nur ein breites Sortiment an Nahrungsmitteln ist wichtig, auch die insgesamt verzehrte Menge muss stimmen.

Weniger ist mehr? Das gilt nicht für Ballaststoffe. Wenn die Nahrung insgesamt zu wenig Fasern enthält, verabschieden sich Darmbakterien aus der Mikrobiota, und – hast du nicht gesehen – ist ihr Platz von anderen Arten eingenommen. Bei Menschen mit »Brötchen-Pizza-Döner-Diät« behaupten sich dann rasch die eher gesundheitsgefährdenden Mikroben beim Kampf um den freien Platz. Das treibt das Diabetes-Risiko weiter in die Höhe.

sind Gase durchaus normal. Denken Sie bei »Abluft« daran: Auch wenn das Lebensmittel XY Blähungen verursacht, ist es höchstwahrscheinlich gut und verträglich – nur die verzehrte Menge war noch zu groß. Halten Sie durch, das vergeht! Halten die Beschwerden länger als 2 Wochen an, kann es sinnvoll sein, eine Allergie oder Nahrungsmittelunverträglichkeit abklären zu lassen.

Präbiotika helfen
Präbiotika sind die bioaktiven Allrounder unter den Ballaststoffen. Sie sind für den Menschen bzw. seine Enzyme nicht abbaubare Lebensmittelbestandteile, die den Stoffwechsel in gesundheitsfördernder Weise beeinflussen: indem sie entweder das Wachstum eines oder mehrerer Mikroorganismen im Darm anregen oder deren Aktivität oder beides. Beispielsweise regen die Präbiotika in der Muttermilch das Wachstum von Laktobazillen und Bifidobakterien im Darm des Säuglings an und sind damit die beste Starthilfe für seine gesunde Mikrobiota.

Präbiotika treten knackig oder glibberig in Erscheinung. Es sind Cellulosefasern und Polysaccharide, die den Dünndarm passieren und bis in den Dickdarm gelangen. Dort füttern sie gezielt die günstigen Darmbakterien an, einschließlich der Bifidobakterien, und verbessern die Fettverbrennung.

Die Zufuhr von täglich 10–20 g dieser Präbiotika (bzw. eine Ballaststoffmenge von 40 g) verbessert die Stoffwechsellage bereits nach 2 Wochen enorm, insbesondere dann, wenn die Menge mit einer Reduktion der Gesamtenergiezufuhr einhergeht. Mit dieser Vorgehensweise haben Sie also schnell gewonnen und sind im Bereich von GutBalance.

Super-Präbiotika finden sich vorzugsweise in Wurzeln und Knollenfrüchten, auch in Süßkartoffeln und in knapp gegarten oder gegarten und danach abgekühlten normalen Kartoffeln. Wir finden sie z. B. auch als Lentinan im Speise- und Heilpilz Shiitake, als Komplexe in Goji-Beeren, in Gerste, in den Fasern grüner Gemüsesorten wie Mangold und Spinat, in resistenter oder retrogradierter Stärke (Seite 59).

Hormonelle Signale steuern Appetit und Sättigung
Appetit, Hunger und Sättigung werden neben dem Gehirn aus mindestens drei Organen gesteuert: aus dem Fettgewebe (das als eigenes Organ gilt), aus dem Darm und aus der Bauchspeicheldrüse. Im Fettgewebe funken die Hormone Leptin, Adiponectin und Resistin. Die Bauchspeicheldrüse meldet sich mit Amylin und Insulin. Der Darm hält unter anderem mit GLP-1, Ghrelin und Protein-YY dagegen.

Der Verzehr von präbiotischen Ballaststoffen erhöht das Protein YY, das u. a. den Spiegel des Hungerhormons Ghrelin senkt – so gelangen Sie, ohne zu fasten, in einen gesunden Mahlzeitakt und in ein vernünftiges Mahlzeiten-Volumen. Denn bei Menschen in diabetischer Stoffwechsellage oder mit metabolischem Syndrom sinken die Ghrelin-Spiegel insbesondere nach einem Standard-Mahl nicht so rasch ab wie bei Gesunden. Um Ghrelin auf ein normales Maß abzusenken, helfen Nahrungsmittel mit stark präbiotischen Anteilen.

Schluss mit Dauerhunger!
Es hat sich gezeigt, dass dieselben Nahrungsmittel, die noch vor einigen Wochen den Blutzucker stark haben ansteigen lassen, nach Einbau vieler guter präbiotischer

Nahrungsmittel in den Speiseplan nur noch zu einer sanften Insulinreaktion führen. Eine schwächere Insulinantwort bedeutet weniger Aufbau von Körperfett, stattdessen mehr verfügbare Sofortenergie. Durch Präbiotika lässt sich der Organismus also quasi umprogrammieren, von »Fett speichern« auf »Fett verbrennen« und von »Hungeeeeer« auf »satt«.

Die besten Präbiotika
Die Top-Präbiotika sind auch Top-Substrate für viele wünschenswerte Darmbakterien. Sie helfen indirekt dabei, die Darmschleimhaut mit kurzkettigen Fettsäuren zu ernähren und einem Leaky Gut vorzubeugen. Eine Möglichkeit, um die Zufuhr von Präbiotika über die Ernährung hinaus spürbar zu erhöhen, ist die Einnahme von resistenter Stärke. z. B. in SymbioIntest® oder Fiberfin.

Hülsenfrüchte wie Linsen, Bohnen und Erbsen sind außerordentlich mineralstoffreich und enthalten präbiotisch wirksame Inhaltsstoffe teilweise in erheblichen Mengen. Insbesondere die Kichererbse wirkt symbiotisch: Sie liefert neben den Ballaststoffen auch Antioxidanzien und Polyphenole, die neben ihrem antioxidativen Effekt auch artspezifisch einzelne Darmbakterien fördern, andere aus dem System verdrängen.

Gute Präbiotika sind auch Inulin und Pektin. Inulin ist u. a. enthalten in Chicorée und Wurzelgemüsen. Die Substanz fördert den Stoffwechsel der günstigen Darmbakterien und versorgt so indirekt die Darmschleimhaut mit kurzkettigen Fettsäuren. Pektin, z. B. in Apfelschalen, ist zusätzlich in der Lage, den Cholesterinspiegel zu normalisieren und bakterielle Toxine im Darm zu binden. In dieser Hinsicht allgemein günstig sind »knackige« Gemüsesorten, die Rand-

schichten des Getreidekorns und die essbare Schale von Obst. Auch ganze Aprikosen liefern gute Präbiotika. Hafer, Gerste und Pilze liefern Beta-Glukane, Algen Alginate und Bakterien Xanthan (Seite 158).

Die Top 10 der inulinreichen Lebensmittel:
- Artischocken
- Chicorée
- Löwenzahnwurzel
- Pastinake
- Schwarzwurzeln
- Spargel
- Topinambur
- Yacón (verwandt mit Topinambur)
- Zichorie (Wegwarte)
- Zwiebeln

Resistente Stärke hat die Nase vorn
Stärke kennen wir als verdauliches Kohlenhydrat, beispielsweise als Speisestärke aus Kartoffeln oder Mais. Doch im Verlauf der Verarbeitung eines stärkehaltigen Lebensmittels verändert sich die Struktur des

---

5 am Tag

Nur in wenigen Haushalten liegen 5-mal am Tag grüne und bunte Pflanzenkost, Getreide, Nüsse und Saaten auf dem Teller – das wäre erforderlich, um die von Fachgesellschaften empfohlenen 30 g Ballaststoffe pro Tag zu erreichen. 40 g wären wünschenswert, insbesondere im Hinblick auf eine Anti-Diabetes-Wirkung. Oft beschränken sich die vegetarischen Anteile in der Kost aber auf helles Brot, Marmelade, Nudeln und Apfelsaft. Damit wird nur ein Bruchteil des Solls erreicht.

Stärke-Moleküls und kann, je nach Zubereitung, für uns unverdaulich (aber für unsere Darmbakterien perfekt fermentierbar) werden.

Resistente Stärke Typ 1
Fraktion 1 bzw. RS1 ist u. a. in Körnern und Hülsenfrüchten enthalten. Sie wird der Verdauung erst durch Zerkleinerung oder chemische Behandlung des rohen Lebensmittels zugänglich.

Resistente Stärke Typ 2
Fraktion 2 bzw. RS2 findet sich z. B. in rohen Kartoffeln, rohen Erbsen und in unreifen Bananen. Werden rohe Kartoffeln gerieben und durch ein Tuch abgepresst, setzt sich die RS2 am Gefäßboden ab. Wenn eine Kartoffel gekocht bzw. erhitzt wird, dann faltet sich die RS2-Molekülkette auf und ist durch Verdauungsenzyme spaltbar.

Resistente Stärke Typ 3
Fraktion 3 bzw. RS3 ist »retrogradierte Stärke«. Sie entsteht nach Erhitzen und anschließendem Abkühlen eines stärkehaltigen Lebensmittels, beispielsweise aus Reis, Erbsen oder Kartoffeln. Kartoffelsalat liefert also mehr RS3 als frisch gekochte Salzkartoffeln und ist damit für GutBalance günstiger – je nach Dressing.

Resistente Stärke Typ 4
Fraktion 4 bzw. RS4 sind die chemisch veränderten Stärken, etwa Dextrine mit neu verketteten Molekülen.

Das macht die resistente Stärke so wichtig

Die resistenten Stärken sind die Gewinner im Vergleich der positiven physiologischen Wirkungen unter allen Ballaststoffen. Beispielsweise sinkt mit zunehmendem Anteil von RS3 in einer Speise ihr glykämischer Index bzw. ihre glykämische Last in für den Blutzucker vorteilhafter Weise. Retrogradierte resistente Stärke (RS3) ist Superfood für einige physiologisch besonders wichtige Darmbakterien.

Wer ahnt, dass die Zufuhr von wünschenswerten Ballaststoffen wohl kaum die angestrebte Höhe von 30 Gramm pro Tag erreicht, hat die Möglichkeit, die Nahrung damit anzureichern. Retrogradierte resistente Stärke im Portionsbeutel, wie SymbioIntest™, ist praktisch und liefert exakt 5 Gramm Ballaststoffe. Bei loser RS3, wie Fiberfin™, orientiert man sich an der Dosierungsanleitung.

Lieferanten für resistente Stärke:
- Bananenmehl aus grünen Bananen
- Banane, mit noch grünen Stellen
- Cornflakes
- Erbsen
- Gerstenbrot
- Grüne Bohnen
- Haferflocken, Haferkekse
- Hafer-Vollkornbrot
- Kartoffeln, gekocht und abgekühlt, auch wiedererwärmt
- Linsen
- Nudeln, gekocht und abgekühlt
- Perlgraupen
- Weiße Bohnen
- Zuckermais mit hohem Amylosegehalt

Retrogradierte resistente Stärke und die guten Fettsäuren

Retrogradierte resistente Stärke liefert Energie, aber nur indirekt. Sie nährt nicht den Menschen, sondern dessen Darmbakterien, und über deren Abbauprodukte auch die

Zellen der menschlichen Darmschleimhaut. In den unteren Dünndarmabschnitten und im Dickdarm siedeln Bakterien, die von ihr leben und sie fermentieren. Dabei entstehen kurzkettige Fettsäuren, die für die Mikrobiota besonders förderlich sind.

Speziell die Buttersäure (Seite 32) hat außerordentlich gesundheitsfördernde Wirkungen für das Immunsystem und den Stoffwechsel. Sie hilft dabei, die Darmschleimhaut auszuheilen, entlastet den Leber-Stoffwechsel, wirkt in und an der Darmschleimhaut indirekt antientzündlich und entzieht den Prozessen, die in einen Diabetes geführt haben, langfristig den Boden.

Andere Bakterien-Teams wiederum bilden aus den Ballaststoffen in grünem Gemüse und Pilzen Propionsäure und Essigsäure (Seite 33). Auch diese Säuren verändern das Milieu im Darm auf positive Weise. Sie haben die Ansiedlung, Vermehrung und Aktivität weiterer guter Keime zur Folge; pathogene (potenziell krank machende) Keime werden verdrängt, Entzündungsreaktionen unterbunden. Sie sind deshalb in der Laboranalytik unverzichtbar. Aus Konzentration und Aktivität dieser Bakterien lassen sich konkrete Aussagen über den Ernährungs- und Gesundheitszustand ableiten.

Wenn Nahrungsfasern unangenehm auffallen

Manche Fasern haben ihren Namen wirklich verdient. Was sich gerne in Zahnzwischenräumen verheddert, sind die »Fäden« an grünen Bohnen, oder die harten Fusseln in Staudensellerie oder schlecht geschältem Spargel. Auch die harten Tatsachen im Müsli sind Fasern. Dass ballaststoffreiche Lebensmittel – auf deren Abbau die Darmbakterien noch nicht eingerichtet sind – Blähungen verursachen, ist kein Wunder: Bei der bakteriellen Fermentation von Nahrungsfasern entstehen Gase. Bitte durchhalten, das Lebensmittel beibehalten, aber die Verzehrmenge nur langsam steigern – angefangen von einem Bissen heute bis hin zu einer ganzen Portion dieses Lebensmittels in zwei Wochen.

Wenn die Pupserei nicht weniger wird, kann das daran liegen, dass Sie zu der Hälfte der Bevölkerung gehören, bei denen spezielle gasbildende Bakterien aktiv sind, die Kohlendioxid und Wasserstoff zu Methan umsetzen. Das riecht aber nicht, ganz im Gegensatz zur Abluft von Viel-Fleisch- und Eier-Essern.

Günstige Lebensweise

Verbringen Sie so viel Zeit wie möglich in der Natur. Ein Stadtpark hat das Prädikat »Natur« nicht verdient, wenn darin Pestizide und Herbizide zum Einsatz kommen. Besser ist ein intensiver Waldspaziergang, neudeutsch ein »Waldbad«, bei dem man in Kontakt mit echten Bodenbakterien kommt. Kuscheln Sie nach Möglichkeit ihr Tier. Hunde und Katzen, die ihren Freiheitsdrang ausleben können, bringen die Natur ins Haus und die Mikrobiologie in den Darm zurück.

Schlafen Sie ausreichend. Erst durch 7–9 Stunden Schlaf laufen die nächtlichen Regenerationsprogramme im Körper so ab, dass Belastungen, Schadstoffe und Stress auf zellulärer Ebene kompensiert bzw. ausgeschieden und verarbeitet werden können. Je weniger und je schlechter der Schlaf, umso schneller altert der Körper und umso schneller dreht sich das diabetische Karussell.

Trinken Sie reichlich, vorzugsweise Wasser! Auch heißes Ingwerwasser und grüner Tee sind günstig. Kaffee ist okay, wenn er frisch und aus guter Landwirtschaft stammt. Arbeiten Sie sich gerne von 2 + x Tassen auf 2 Tassen pro Tag herunter.

Verzichten Sie (so oft es eben geht). Genussgifte sind Zellgifte, das wissen Sie doch.

Ungünstige Lebensmittel

Ungünstig für die Bakteriengesellschaft und mit entsprechend hohem Gesundheitsrisiko behaftet sind Produkte, die weder die Darmzellen nähren noch das mikrobiologische Miteinander im Darm fördern.

Einseitige Ernährung
Vermeiden Sie Extreme in der Zusammensetzung des Speiseplans. Rohkost, vegan, vegetarisch, flexitarisch oder Mischkost? Da haben Flexitarier, die sich hauptsächlich pflanzlich ernähren und Fleisch nur selten und in guter Qualität bzw. aus kontrollierter Herkunft essen, die besten Karten.

Generell ungünstig sind Kostformen mit wenig Abwechslung. Vermeiden Sie eine anhaltend einseitige Gewichtung, sei es in Richtung Kohlenhydrate, Fette oder Protein. High Protein, Low Carb, Low Fat, High Carb Low Fat: Vergessen Sie's. Medium Fett, niedrige glykämische Last, medium Protein und viel Faser: Das ist die Lösung bei prädiabetischer Stoffwechsellage. Ihre Ernährung sollte naturbelassen, grün/bunt und leicht hypoenergetisch sein, mit hochwertigen Fetten aus Nüssen, Samen und Saaten. Diese liefern Parental Essential Oils (Seite 102), die den Energiestoffwechsel der Mitochondrien fördern.

Schlechte Fette und Fertiggerichte
Vermeiden Sie Kostformen mit viel tierischem Fett. Milchprodukte zählen genauso dazu wie Fleisch. Morgens Milch und Quark, mittags Joghurt, abends Käse? Das ist Eiweiß-Mast. Kaufen Sie Fisch mit Bedacht. Fisch aus Aquakulturen ist im Gegensatz zu Wildfang häufig mit Schadstoffen belastet.

Lesen Sie das Etikett: Wenn Pasten, Aufstriche und andere Speisen gehärtete Fette oder Transfette enthalten, gehören diese nicht in den Einkaufskorb. Die chemisch oder physikalisch veränderten Fette stehen u. a. im Verdacht, die Entstehung von Darmkrebs zu begünstigen.

Fragen Sie gegebenenfalls nach, ob die Kantinenköche bei Ihrer Arbeitsstelle auf Convenience-Produkte setzen.

Achtung, Süßstoff

Untersuchungen an Menschen, die jahrelang Süßstoffe wie Aspartam, Saccharin oder Sucralose verzehrt haben, zeigen, dass in ihnen viele schädliche Bakterien leben, die Lipopolysaccharide tragen. Vielleicht haben Sie schon gehört, dass in der Tierzucht Süßstoffe als Mastmittel eingesetzt werden? Süßstoffe verdrängen nämlich das Bakterium Akkermansia muciniphila, das Fett abbauen kann. Also wird bei den Tieren mehr Fett eingelagert. Das geschieht aber nicht nur bei den Tieren, sondern auch bei den Menschen. So paradox es klingt: Kalorienfreie Süßstoffe machen dick.

Süßes und Brot

Natürliche Zuckerarten und Zuckeralkohole in geringen Mengen sind nicht problematisch, es ist aber das Gebot der Stunde, die Vorliebe für die Geschmacksqualität »süß« zu überdenken. Süßstoffe sind die heimlichen Dickmacher, denn Gehirn und Bauchspeicheldrüse wollen nicht begreifen, dass durch chemische Süße eine Insulinausschüttung nicht nötig ist. Die Folge: Hungergefühl durch Unterzuckerung. Brechen Sie mit Ernährungsgewohnheiten, die getreide- bzw. brotbetont sind. Ungünstig sind auch Speisen aus Mehlen mit niedrigem Ausmahlungsgrad (z. B. der Klassiker Weizenmehl Type 405). Fasern bzw. Kleie, Vitamine und Mineralien sind darin nicht mehr oder nur noch in Spuren enthalten.

Chemie im Essen

Alle Produkte, die belastet sind mit Agrar-Chemie, egal, ob Insektizide oder Herbizide gilt es zu vermeiden. Denn sie verhindern, dass für die Verdauungsleistung förderliche Fettsäuren und ein gutes Miteinander unter den Darmbewohnern entstehen. Das sind regelrechte Darmbakterien-Vernichtungs-Mittel. Beachten Sie, dass nicht nur Lebensmittel aus »abgespritzten« pflanzlichen Nahrungsmitteln der Darmgesundheit abträglich sind, sondern auch Produkte auf einer höheren Stufe der Nahrungskette, etwa das Fleisch von Tieren, die mit diesen pflanzlichen Produkten gefüttert worden sind.

Ungünstige Lebensweise

Die Lebensweise, die GutBalance das Wasser abgräbt, sieht so aus: ein Leben im Sitzen; kein Kontakt zu natürlichen sporenbildenden Bodenbakterien in Wald und Garten; keine Bewegung, die den Stoffaustausch beschleunigt und als Dehnungsreiz der Sehnen an den Knochen die Einlagerung von Kalzium fördert; übertriebene Hygiene und üppiger Umgang mit Desinfektionsmitteln; zu wenig Schlaf. Aber auch: ein fehlendes soziales Netz, keine ehrlichen Freundschaften oder eine zutiefst pessimistische Haltung dem Leben und den Mitmenschen gegenüber.

Punkt 2: Hygiene in Maßen

Hygiene im Haushalt und Körperpflege sind heikle Themen. Werbung suggeriert, dass nur ein mit Desinfektionsreinigern geputztes Bad ein sauberes Bad ist. Wir möchten weder Gerüche noch Körpergerüche ertragen müssen. Ätherische Öle duften wunderbar und Heilmittel sind sie auch. Allein: In Haushaltschemikalien sind nur synthetische Duftstoffe enthalten. Und auch in Kosmetika und Parfüms sind die natürlichen Öle selten. Chemieduft und die totale Keimfreiheit im Haushalt schaden der Gesundheit. Setzen Sie deshalb auf natürliche Aromen aus Blüten, Gewürzen, Zitrusschalen und Hölzern.

Viele Drogerieprodukte sind über die Beduftung hinaus fragwürdig. So bringt etwa das Tensid Natriumlaurylsulfat (SLS) Shampoos, Duschgels, Zahnpasta und Haushaltsreiniger zum Schäumen, irritiert jedoch die Mikrobiota. Und zwar je nach Anwendung die der Haut, aber auch die des Mundraums. Auch chlorhexidinhaltige Mundspüllösungen ruinieren die guten Bakterien der Mundhöhle. Dabei darf man nicht vergessen, dass der Mundraum sozusagen das »obere Ende des Darms« ist. Wenn hier eine Dysbiose entsteht, pflanzt sie sich nach weiter unten fort. Selbstredend ist eine Mundhygiene mit Mundspülungen etwa bei Paradontitis wichtig, doch keinesfalls als Dauertherapie geeignet. Auch vor und nach einem Eingriff in der Mundhöhle oder bei Zahnfleischentzündungen muss so eine Mundspül-Kur sein, aber Sie sollten auf jeden Fall parallel restaurieren, beispielsweise mit einem Probiotikum, das den Stamm Streptococcus salivarius (Seite 83) enthält.

Es gibt für fast alles Mikrobiota verträgliche Alternativen. Beispiele hierfür sind Neutral-Haushaltsreiniger oder Produkte mit »effektiven Mikroorganismen« (EM), das Lorbeerseifenstück und biologische Reinigungsmittel z. B. auf Basis von Natron oder Zitronensäure. Auch im Bereich der Hautpflege, Zahnpflege und dekorativen Kosmetik ist inzwischen eine Vielzahl von unproblematischen Produkten erhältlich. Suchen Sie gezielt danach.

Punkt 3: Den Darm renaturieren

Wie Sie die Folgeschäden einer Antibiotika-Therapie beheben

Den Darm bzw. seine Mitbewohner darin ruiniert sich natürlich niemand absichtlich. Schließlich sind viele Erkenntnisse in Sachen Darm-Mikrobiota erst seit Kurzem wissenschaftlich bestätigt. Es sollten auch nicht alle Präparate über einen Kamm geschoren werden: Verschiedene Antibiotika erfassen unterschiedliche Bakterienarten.

Das ändert aber nichts daran, dass sich aus einer Antibiotika-Therapie Tage, Wochen oder auch erst Monate später ein Darm-Dilemma und in der Folge über Jahre ein Korpulenz-Dilemma entwickeln kann. Weil nämlich die ersten Darmbakterien, die sich nach der Antibiotika-Therapie erholen, die schlechten bzw. Sporen bildenden Keime sind – insbesondere die mit LPS (Seite 37). Denken Sie also bitte bei jeder künftigen unumgänglichen Antibiotika-Therapie daran, dass zu einer Antibiotika-Therapie immer auch eine Probiose mit Milchsäurebakterien gehört, damit die freie Stelle in der »Firma Darm« von guten, fleißigen, kooperativen Kollegen eingenommen werden kann und nicht von dunklen Mächten.

Auch selbst fermentierte Lebensmittel sind reich an guten Milchsäurebakterien und ergänzend geeignet, negative Spätfolgen der Arznei zu begrenzen. Es lohnt sich also, eine Ecke in der Speisekammer für Kefir, Kombucha oder Sauerkraut (Seite 63) zu reservieren. Wer aber nicht selbst fermentieren möchte, nur gelegentlich dazu kommt und Wert auf geprüfte Stämme statt Zufallsprodukte legt, der kann zu probiotischen Präparaten und Nahrungsergänzungsmitteln (Seite 81) greifen. Auch wer aus anderen Gründen im Stuhlbefund eine Verschiebung von den guten hin zu schlechten Darmbakterien hat, benötigt Probiotika, z. B. in Form von fermentierten Lebensmitteln, um den Darm zu restaurieren.

Kefir, Kombucha, Kimchi & Co

Nahrungsmittel zu fermentieren ist keineswegs »old school«, sondern total angesagt. Liegt noch ein Bund Möhren im Kühlschrank, das gerade nicht gebraucht wird? Versuchen Sie's doch einfach. Fermentation ist eine Methode der Haltbarmachung, mit der der Mensch schon seit Jahrtausenden vertraut ist.

Sind die Ausgangsstoffe pflanzlich und faserig, enthalten sie komplexe Oligosaccharide, teilweise auch Stärke. Diese Ballaststoffe werden durch Hefen oder Milchsäurebakterien fermentiert. Auch Hülsenfrüchte, Knollen- und Wurzelgemüse und Milch lassen sich fermentieren.

Probiotisch und präbiotisch
Viele Nahrungsmittel, mit denen wir täglich in Kontakt kommen, sind fermentiert. Nicht nur Joghurt und Sauerkraut sind es, auch Kaffee, Schwarztee und der Kakao in Schokolade. Probiotisch wirkt es aber nur, wenn das Lebensmittel gezielt fermentiert wurde und die Bakterien danach nicht abgetötet worden sind. Kaffee und Schokolade enthalten zwar keine lebenden probiotischen Bakterien mehr, aber sie wirken aufgrund ihrer Polyphenole immerhin präbiotisch.

Fermentieren ist nicht schwer
Joghurt und Sauerkraut wirken nur probiotisch, solange sie nicht pasteurisiert oder anderweitig haltbar gemacht worden sind. Sauerkraut aus der Dose enthält also keine lebenden Bakterien mehr. Das heißt aber nicht, dass pasteurisierte Lebensmittel wertlos sind: Beim Joghurt profitieren Sie immer noch vom Protein, beim Sauerkraut von den Ballaststoffen und von Vitamin K.

Machen Sie die Speise doch künftig selbst! Dann wissen Sie sicher, ob sie prä- und/oder probiotisch wirksam ist. Fermentierte Nahrungsmittel und Getränke schmecken feinsäuerlich, denn der Prozess geht auf Vergärung durch Milchsäurebakterien zurück. Gesunde Menschen schätzen daran, dass die Produkte erfrischend sind und den Darm aktiv halten. Für Stoffwechselkranke können sie aber entscheidend zu einem gesünderen Leben beitragen.

Der regelmäßige, am besten tägliche, Verzehr von fermentierten Lebensmitteln bringt Vielfalt in die persönliche Milchsäurebakterien-Ausstattung. Es gibt eine Reihe von Möglichkeiten: koreanisches Kimchi, osteuropäischer Kwass, asiatischer Kombucha, hiesiger Wasser- oder Milch-Kefir, der Sauerteig »Herrmann«, selbst gemachte Pickles.

Fermentierte Nahrungsmittel werden durch kontrolliertes mikrobielles Wachstum und enzymatische Umwandlungen von Nahrungsmittelkomponenten hergestellt. In welche Richtung sich der Fermentationsprozess entwickelt, hängt im Wesentlichen vom Substrat und von der Starter-Kultur ab. Während bei der alkoholischen Gärung Hefen am Werk sind, arbeiten bei der Milchsäuregärung Lactobacillen und bei der Essigsäuregärung Acetobacter-Arten.

Ihre private Küche ist vermutlich kein Labor. Die Menge und Art der Mikroorganismen im fermentierten Lebensmittel lassen sich also kaum bestimmen, aber das ist nicht schlimm. Es wird Ihr Mikrobiom trotzdem mit großer Wahrscheinlichkeit sehr positiv beeinflussen. Achten Sie darauf, mit sauberen Händen, sauberen Utensilien und in sauberer Umgebung zu arbeiten. Rein muss es nicht sein.

Gefäße und Utensilien:
- 1-l-Gläser mit weiter Öffnung und Schraubdeckel oder lose aufliegendem Deckel, z. B. Weckgläser oder das legendäre Glas Ball Mason Jar (wide mouth)
- zwei Kunststoff-Siebe
- ein Holzlöffel und evtl. ein langer Pitú (Caipirinha-Stößel)
- ein Schildpatt-Eierlöffel (Kunststoff geht auch)

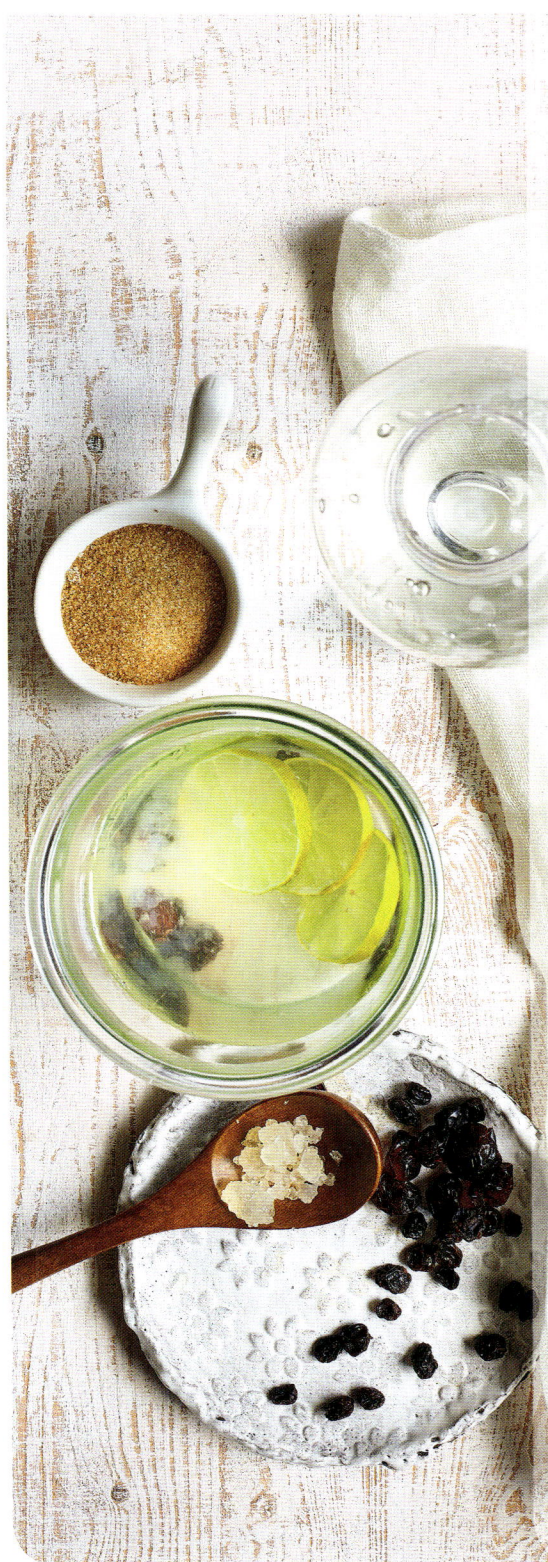

GutBalance-Aspekt: Ein Wunder: Hier wird zwar nicht Wasser zu Wein, aber immerhin gewöhnlicher Zucker durch Hefen und Milchsäurebakterien zu feinen Säuren abgebaut. Das fertige Getränk ist probiotisch ein Traum.

Wasser-Kefir

750 ml
⊘ 5 Min. Zubereitung + 2 Tage Wartezeit

1-l-Glas (z. B. Einweckglas) • 1 Plastiksieb • 1 Holzlöffel • 1 EL Rohrzucker • ein paar Trockenfrüchte (Rosinen, Aronia, Cranberrys) • frisches gefiltertes Wasser (kein Wasser aus Plastikflaschen) • 1 Kultur Wasserkefir-Pilz bzw. »Japan-Kristalle« (Reformhaus, Internet) • 3 dünne Zitronenscheiben

● Zucker und Trockenobst ins Glas geben, zu ⅔ mit Wasser auffüllen. Wasserkefirpilz ins Wasser legen, Zitronenscheiben darauf. Bei Raumtemperatur im Dunkeln ruhen lassen.

● Deckel täglich kurz anheben. Nach 2 Tagen ist der ganz besonders probiotische Drink fertig. Im Plastiksieb abgießen, Zitronenscheiben entfernen, »Kristalle« mit Holzlöffel herausnehmen.

● Kristalle unter fließendem Wasser abwaschen. Direkt neu ansetzen oder bis zu 3 Wochen in etwas fertigem Getränk im Kühlschrank aufbewahren.

Kombucha

» **GutBalance-Aspekt:** Kombucha ist eine probiotische Spezialität aus Schwarztee und wird in China seit 200 v. Chr. angesetzt. Er löst so manches Verdauungsproblem und ist ein Anti-Aging-Detox-Wunder.

800 ml
⊘ 5 Min. Zubereitung + Wartezeit

- 1 Glaskanne
- 1 Holzlöffel
- 1 Glasflasche
- 800 ml gefiltertes Wasser
- 3 EL heller Rohrzucker
- 4 Btl. Bio-Grüntee, Schwarztee oder entsprechende Menge loser Tee
- 1 Kombucha-SCOBY (er wird beim Kauf mit 100 ml fertigem Kombucha-Getränk mitgeliefert)

● Wasser aufkochen. Zucker darin vollständig auflösen. Teebeutel einhängen, 30 Min. (oder über Nacht) ziehen lassen. Teebeutel entnehmen und auf Raumtemperatur abkühlen lassen. Dann den Tee in die Glasflasche über den SCOBY gießen (die Kultur bleibt auch beim Wechseln des Ansatzes in der Flasche). Die Glasflasche nicht abdichten (gegen Fruchtfliegen evtl. ein Stück Käseleinen über die Öffnung binden). Der Ansatz soll mindesten 8 Tage, kann aber auch 30 Tage bei Raumtemperatur lichtgeschützt stehen bleiben.

● Nach 8 Tagen ist der Kombucha theoretisch fertig, nach 10 Tagen ist auch der letzte Zucker restlos vergoren, nach 30 Tagen dominiert die säuerliche Note durch die Fermentationsleistung der Milch- und Essigsäurebakterien des SCOBYs (symbiotic culture of bacteria and yeasts).

● Wenn das Getränk abgegossen wird, kann es in einer dichten Glasflasche zum Nachreifen in den Kühlschrank, Hefegärung macht daraus eine fein moussierende Delikatesse.

● Vom Getränk dann etwa 100 ml für den nächsten Ansatz abzweigen, den Rest in den Kühlschrank stellen und täglich davon 50–100 ml trinken, und zwar morgens auf nüchternen Magen.

● Zum Verwenden des Kombuchas und vor dem nächsten Ansatz den kleinen Jung-SCOBY, der sich evtl. entwickelt hat, abgießen (manchmal bildet er sich auch erst im 2. oder 3. Ansatz). Wenn eine Zeit lang kein Kombucha getrunken werden soll, dann kann der SCOBY in 100 ml Kombucha-Getränk in einem Schraubdeckelglas einige Wochen im Kühlschrank ausharren.

Achtung!
Ausschließlich mit Utensilien aus Holz, Glas oder Kunststoff hantieren. Metallgegenstände (Sieb, Löffel, Schüssel), auch Edelstahl, schaden dem Pilz.

Milch-Kefir

›› GutBalance-Aspekt: Neben der Einfachheit in der Zubereitung und dem beträchtlichen Gehalt an probiotischen Kulturen hält Milch-Kefir bei regelmäßigem Verzehr die Leptin-Ausschüttung im Fettgewebe niedrig und hilft auf diese Weise, das Gewicht zu kontrollieren.

750 ml
⊘ 2 Min. + 2 Tage

750 ml Kuhmilch (funktioniert nicht mit LF-Milch) • Milchkefir-Kultur

● Kuhmilch ins Glas füllen, Pilz dazugeben, temperiert ruhen lassen.

● Nach 1–2 Tagen beginnt die Milch zu stocken, das Getränk kann im Plastiksieb abgegossen und der Pilz umgehend neu angesetzt werden.

Sauerkraut und Pickles

›› GutBalance-Aspekt: Sauerkraut ist Pro- und Präbiotikum in einem! Im fertigen Kraut sind verschiedene Lactobacillen und Bifidobakterien enthalten, deshalb bitte kalt oder nur lauwarm verzehren. Heiß gegessen ist das Sauerkraut nicht mehr probiotisch, aber immer noch eine prächtige Ballaststoff-Quelle.

1 l
⊘ 30 Min. Zubereitung + 2 Wochen Warten

1-l-Glas • 1 Holzlöffel (oder Pitú-Stößel) • 1 Mulltuch • ½ kleiner Kopf Weißkohl (bio, frisch) • 2 TL reines Meersalz (ohne Jod etc.)

● Den Kohl vierteln und in feine Streifen hobeln. In einer Keramikschüssel Kohl und Salz vermengen und mehrere Minuten kneten, bis der Kohl Flüssigkeit zieht.

● Dann löffelweise in ein Glas überführen und mit dem Stiel des Holzlöffels Schicht für Schicht feststampfen, bis der Kohl in seiner eigenen Flüssigkeit steht. Schraubdeckel locker verschließen, evtl. ein Mullstück darüberlegen, um Fliegen fernzuhalten.

● Alle 3 Tage öffnen und kontrollieren, ob sich an der Oberfläche ein Belag absetzt. Falls das der Fall ist, entfernen und den Kohl wieder unter die Flüssigkeit versenken. Nach 2 Wochen ist das Sauerkraut fertig und kann im Kühlschrank gelagert werden.

Punkt 4: Glück essen

Permanent falsche Ess-Entscheidungen treiben nicht nur die Stoffwechsel-Spirale abwärts, auch die Psycho-Spirale geht nach unten. Man wird unglücklich. Die gute Nachricht: Wenn noch keine Allergien oder ausgeprägten Nahrungsmittelunverträglichkeiten vorliegen, ist es meist ein Leichtes – eine Sache von gerade mal 4 Wochen –, diese offenen Türen des Leaky Gut zu schließen und die Drehrichtung zu ändern. Was es dafür braucht, sind die richtigen Lebensmittel.

Schokolade macht glücklich? Stimmt, aber nur der Kakao-Anteil darin und nicht das Fett. Je dunkler die Schokolade, desto größer ist ihr Beitrag zum Glück. Auch andere Lebensmittel können zum Glück und inneren Ausgleich beitragen. Es sind diejenigen mit einem hohen Anteil an Tryptophan (einem Baustein des Glückshormons Serotonin).

Die Tabelle tryptophanhaltiger Lebensmittel (rechte Spalte) ist sortiert nach Energiegehalt. Damit die ganze gute Laune am Ende nicht doch die Leber schwächt, wählen Sie Lebensmittel im niedrigkalorischen Bereich aus. Natürlich enthalten auch frische pflanzliche Lebensmittel Tryptophan, aber in geringeren Mengen. Ein hochkalorischer Glücks-Knaller, von dem man aber nur ein Löffelchen benötigt, ist Sesammus (Seite 55).

Essen Sie gerne Steinpilze? Die machen richtig glücklich. Handkäse? Auch. Besonders glücklich machen auch Stockfisch, Hartkäse, Kürbiskerne, Leinsamen und Nüsse – allerdings sind sie kalorienreich.

Tryptophanhaltige Lebensmittel

Lebensmittel	Tryptophangehalt in g/pro 100 g	kcal pro 100 g
Steinpilz, frisch	0,3	19,8
Miesmuschel, gegart	0,1	68,8
Krabbe, klein (Shrimps), gegart	0,2	93,2
Hüttenkäse	0,2	102,3
Lachs, frisch	0,2	130,7
Handkäse, Magerstufe	0,4	131,2
Lachs, geräuchert	0,2	138,4
Rindfleisch, mager, gegart	0,3	151,1
Kalbfleisch, gegart	0,3	152,5
Hühnerei, frisch	0,2	154,4
Hartkäse, Magerstufe	0,5	167,3
Putenschenkel, gegart	0,3	188,8
Feta	0,2	236,6
Hagebutte, Konzentrat	0,2	246, 7
Mozzarella	0,3	254,8
Kaviar, echt	0,3	259, 3
Edelpilzkäse	0,3	303,5
Suppenhuhn-Schenkel, gegart	0,3	303,5
Stockfisch, TK	0,8	333,2
Kakaopulver	0,2	342,5
Roquefort	0,3	361,4
Leinsamen, frisch	0,4	372,4
Greyerzer	0,4	406,1
Schokolade	0,1	536,6
Kürbiskerne	0,4	560,2
Nüsse, frisch	0,3	561,7

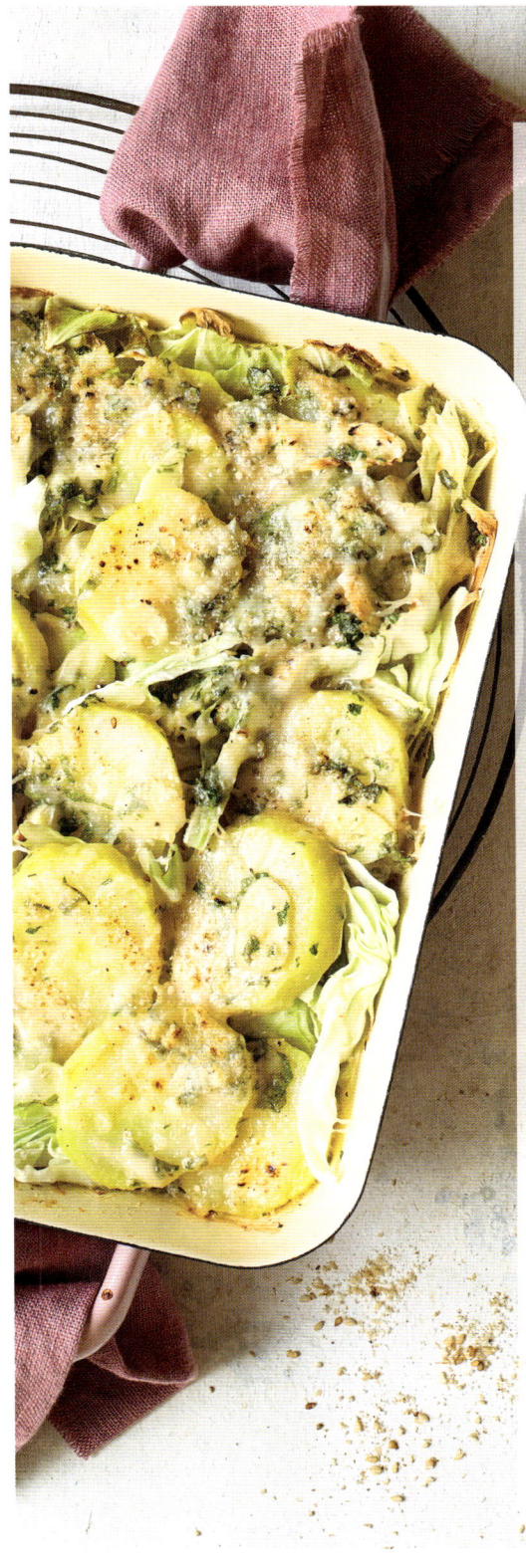

GutBalance-Aspekt: Dieses Gericht punktet durch Fasern, Buttersäure im »Ziger-Stöckli«, doppelt Sesam fürs Glück und die antioxidative Kraft von Kreuzkümmel und Kohl.

Kartoffel-Gratin unter Sesamkruste

GF, LF
3 Portionen ⊘ 50 Min.

500 g Kartoffeln • 1 TL Bio-Gemüsebrühe • 300 g Spitzkohl • Salz • ½ TL Kreuzkümmel • 80 g helles Sesammus (Tahin) • 1 mgr. Zwiebel • 2 Knoblauchzehen • 1 Bund glatte Petersilie • 2 TL Schabziger-Käse, gerieben (alternativ Parmesan) • Pfeffer • Muskatnuss • 2 EL Gomasio (Sesamsalz) • 2 EL Olivenöl

- Kartoffeln mit 1 TL Brühe 20 Min. köcheln lassen. Spitzkohl waschen, halbieren und in 1 cm breite Streifen schneiden. In einem Topf mit Salzwasser 4 Min. blanchieren. Mit einem Schaumlöffel herausnehmen.

- Kartoffeln pellen und in 0,5 cm dicke Scheiben schneiden. Abwechselnd mit dem Spitzkohl in eine Gratinform schichten. Salzen, mit Kreuzkümmel bestreuen. Ofen auf 180 Grad vorheizen.

- Tahin in 250 ml des heißen Kohl-Kochwassers einrühren. Zwiebel, Knoblauch und Petersilie grob hacken und in die Tahin-Brühe geben. Käse unterheben. Mit Salz, Pfeffer und Muskat abschmecken. Die Sauce über die Kartoffel-Kohl-Mischung ziehen, mit Gomasio bestreuen. 30 Min backen. Dann Öl über das Gratin geben.

Nährwerte:
357 kcal • 10 g P • 29 g KH • 17 g F • 17 g Ba

Punkt 5: Ruhe und Schlaf

Wie schon hier und da angeklungen: Guter und ausreichender Schlaf ist ein ganz wesentlicher Faktor für eine gesunde Leber und ein gesundes Darm-Mikrobiom. Unter chronischem Schlafmangel und veränderten Lebensrhythmen, egal, ob sie den Tagesverlauf, die Nacht oder das ganze Jahr betreffen, verändert sich die Zusammensetzung der Mikrobengemeinschaft.

Auch Fernreisen gegen die Zeitzonen und der damit verbundene Jetlag irritieren den Körper. Er reagiert darauf »metabolisch nicht neutral«. Beim Jetlag nach Fernreisen über mehrere Zeitzonen ist beispielsweise die Synthese von Melatonin, dem Schlafhormon, beeinträchtigt. Melatonin hält den Körper warm. Fehlt Melatonin, entsteht im Fettgewebe eher träges weißes als metabolisch aktives braunes Fett. Das begünstigt die Entstehung von Übergewicht. Deshalb: Schlafen Sie gut und schlafen Sie aus, wann immer es geht.

Biologisches und chronologisches Alter

Was und wann sie essen, wirkt sich auf das Schlafpensum und die Schlafqualität aus. Diese wiederum beeinflussen die Regenerationsfähigkeit des Körpers und seinen Alterungsprozess. Haben Sie sich schon einmal auf einer Körperanalysewaage gewogen oder eine BIA-Messung (Seite 86) vornehmen lassen? Bei der Gelegenheit haben Sie es schriftlich bekommen: Das biologische Alter und das chronologische Alter sind nicht identisch. Die intra- und extrazelluläre Wasserverteilung gerät bei vielen Typ-2-Diabetikern, die bei ihren Ess-Entscheidungen jahrzehntelang unbedarft und nachlässig waren, aus dem Lot. Bei ihnen liegt das biologische Alter meist weit über dem chronologischen – da ist das Ende näher als gedacht.

Die gute Nachricht: Dieser Zustand lässt sich umkehren, z. B. durch eine intensive Fastenkur (Seite 79) oder intermittierendes Fasten. Intermittierendes Fasten (auch »Intervallfasten« genannt) bedeutet, dass nicht am Stück gefastet wird, sondern sich Essens- und Fastenzeiten abwechseln. Beim 16:8-Fasten wird z. B. täglich 16 Stunden gefastet und innerhalb von 8 Stunden gegessen. Dies wirkt im Organismus ein bisschen wie Stammzellentherapie.

Die Stimulation zur Produktion von adulten Stammzellen im Körper findet im Schlaf statt. Sie wird durch einen fastenähnlichen Zustand verstärkt. Ausreichend Schlaf und die letzte Mahlzeit 4 Stunden vor der Bettruhe helfen also dabei, die Altersuhr zurückzudrehen. Der Gewinn: Die Telomere an den Enden der Chromosomen verlängern sich wieder – ein zusätzlicher Impuls, der der Alterung entgegenwirkt. Unterstützen kann dabei die kurmäßige Nahrungsergänzung mit Kolostrum-Kapseln und Astragalus-Wurzelextrakt.

Punkt 6: Die Seele pflegen

Dass chronischer Stress der Gesundheit schadet, sei eigentlich nicht erwähnenswert, meinen Sie? Vielleicht doch. Eine akute Stress-Situation, z. B. ein Schreck, ein Streit mit wenig Bedeutung, ein nerviger Stau – das ist nur kurz von Belang, die stressige Situation löst sich meist rasch auf. Chronischer Stress hingegen zehrt an Nerven, Mikroben und den Darmzellen (Seite 36). Elektronenmikroskopische Aufnahmen von

Darmzellen von Ratten zeigen, wie sich unter anhaltendem Stress die Tight Junctions zwischen den Darmzellen komplett auflösen. Geöffnete Schleusen im Darm, das ist gleichbedeutend mit einem Leaky Gut: Dann sind Tür und Tor geöffnet, Giftstoffe (Endotoxine) strömen in Richtung Blutbahn ein, eine metabolische Endotoxinämie entsteht und im Schlepptau hat sie: Diabetes.

Dagegen kann eine entspannte innere Haltung gegenüber stressenden Situationen helfen. Unterstützend sind Yoga, Meditation, Autogenes Training, Progressive Muskelrelaxation als Seelenpflege und entstressende Praktiken optimal, um die anhaltend hohe Grundspannung aus dem Leben zu nehmen. Vielleicht möchten Sie sich eine Gruppe oder einen Kurs in der Nähe suchen. Fitness-Studios haben solche Zusatz-Angebote, oft aber auch der Turnverein um die Ecke.

Punkt 7: Schritte und Stufen

Unsere Klienten sagen oft: »Ich bewege mich viel jeden Tag! Im Haus, auf dem Weg zur Arbeit und in der Firma. Das reicht.« Leider nein. Selbst wenn die Wegstrecke relativ weit ist, reicht das in der Regel leider nicht. Das, was den Darm und den Körper um ihn herum gesund erhält, ist weniger die Routine bzw. die »ungerichtete Bewegung« als vielmehr die »strukturierte Bewegung« mit sportlichem Charakter; möglichst mit Spaß und vielleicht sogar mit Freunden.

Lassen Sie im Alltag trotzdem kein Treppenhaus links liegen und versuchen Sie mithilfe eines Schrittzählers 10 000 Schritte am Tag zu tun – ob gehend, steigend oder rennend. Vielleicht kann Sie das motivieren: Bei Untersuchungen an Top-Athleten zeigte sich, dass Personen mit ausgezeichneter Fitness von Herz und Lungen ein charakteristisches Muster an Darmbakterien aufweisen. Sie beherbergen Arten, die bei Menschen mit sitzender Lebensweise nicht oder kaum nachzuweisen sind. Die Produzenten der vorteilhaften kurzkettigen Fettsäuren sind bei Sportlern besonders zahlreich vertreten.

Aus »Das schaffe ich nie!« wird «Ich packe das!»

Lassen Sie sich eventuell professionell helfen. Wenn Sie das Gefühl haben, durch negative Glaubenssätze, wie »Ich kann das nicht.«, gehemmt zu sein, dann ist ein kurzes Coaching hilfreich, um dieses Negativ-Programm in Kopf und Körper zu löschen. Gehen Sie das Bewegungsprogramm langsam an. Wer objektiv viel Gewicht mit sich herumträgt und in der Beweglichkeit stark eingeschränkt ist, profitiert zu Beginn auch davon, im Park oder im Garten in der Sonne zu sitzen. Auch Inseln der Entspannung im Wechsel mit regelmäßiger Bewegung im Freien ohne sportliche Ambitionen helfen dabei, eine gute Bakteriengesellschaft aufzubauen und zum eigenen Rhythmus zu finden.

Früher oder später gelingt Ihnen die strukturierte, sportliche Bewegung – im Wasser, auf dem Wasser oder an Land. Den Weg dahin könnte eine Vibrationsplatte unterstützen, auf der man z. B. mit leicht gebeugten Knien steht. Durch das Vibrieren werden alle Muskelgruppen trainiert. Oftmals lösen sich damit auch Verklebungen im Bindegewebe. Vibrationsplatten sind im Elektrofachhandel ab 200 Euro erhältlich. Mehr Vitalität und die Lust auf Sonne kommen spätestens mit Ihrer GutBalance-Ernährung.

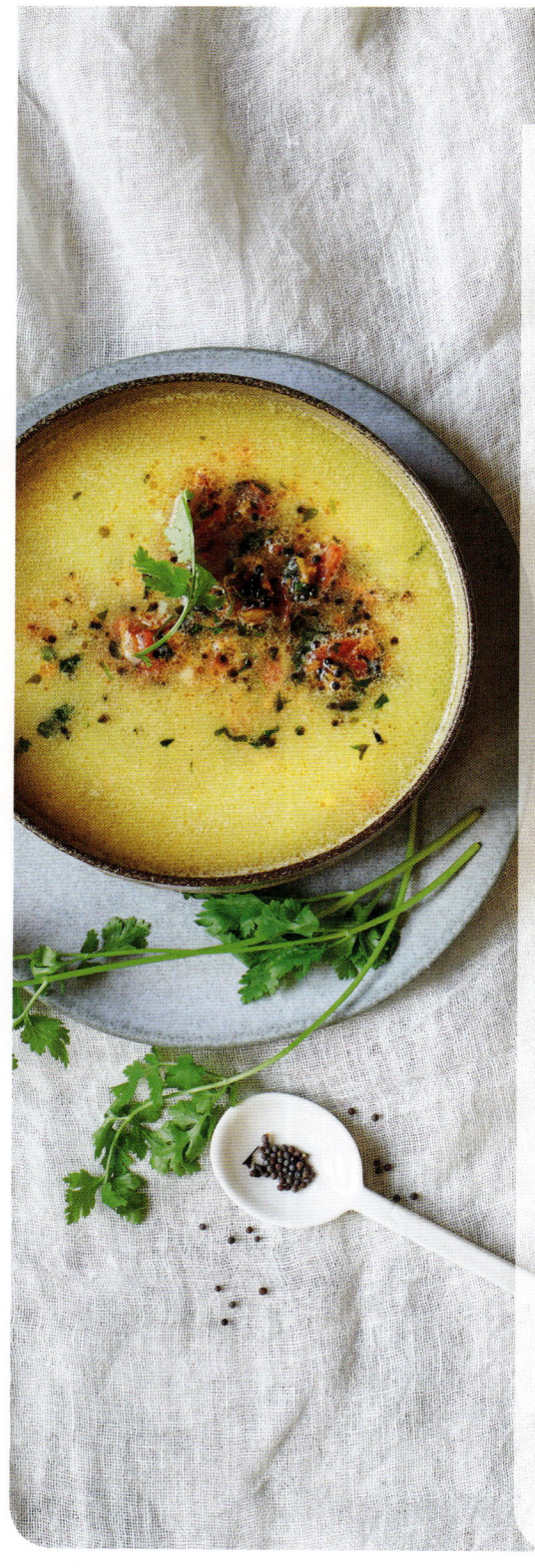

GutBalance-Aspekt: Mung-Dal-Bohnen fördern das Bakterienmiteinander im Darm vortrefflich.

Mung-Dal-Suppe mit Tomaten

GF, LF
4 Portionen ⊘ 50 Min.

250 g Mung-Dal-Bohnen • 3 Lorbeerblätter • 1 TL Ghee • 2 TL Salz • 5 Tomaten • 1 TL frische Korianderblätter • 1 cm Ingwer • 1 TL schwarze Senfkörner • 2 TL Kitchari • 2 TL Zitronensaft

- Die Bohnen verlesen, ungewaschen in einen Topf geben. 4 Min. unter ständigem Rühren rösten. Dann in einem Sieb unter kaltem Wasser abwaschen. In den Topf zurückgeben.

- 2 l Wasser, Lorbeerblätter, ½ TL Ghee und Salz hinzufügen. Aufkochen lassen und abgedeckt bei mittlerer Hitze 30 Min. köcheln lassen, bis der Dal zu zerfallen beginnt. Lorbeerblätter herausnehmen.

- Währenddessen Tomaten überbrühen, abziehen, entkernen, würfeln. Koriander hacken. Ingwer fein reiben. Restliches Ghee in einem Topf erhitzen. Senfkörner hineingeben. Wenn sie nicht mehr »springen«, Kitchari und Ingwer hinzufügen und unter Rühren 20 Sek. mitrösten. Tomatenstücke für wenige Sekunden mit erhitzen. Alles in die Suppe geben. 10 Min. mit geschlossenem Deckel bei niedriger Temperatur kochen.

- Vor dem Servieren Zitronensaft und Koriander einrühren, abschmecken.

Punkt 8: Antientzündlich essen und trinken

Typ-2-Diabetes und so ziemlich alle Symptome, die die Krankheit im Vorfeld ankündigen, gehen mit einer Dysbiose im Darm einher. Diese ist das Ergebnis einer entzündungsfördernden, anhaltend darmmikrobenfeindlichen Ernährungs- und Lebensweise oder von Antibiotika-Behandlung (Seite 30). Wenn sich eine ernste Infektionskrankheit im Körper breitmacht, sind alle Beteiligten zunächst froh über die segensreichen Eigenschaften des bakterientötenden Medikaments. Danach entsteht im Darm aber mitunter eine Abwärtsspirale, die zu Gewichtszunahme und Jahre später zu Insulinresistenz und Diabetes führen kann.

»Stille« Entzündungen und die Folgen

Auch Ihr Diabetes oder Ihre beginnende Insulinresistenz beruht auf der Veränderung der Darmbakteriengesellschaft, die mit Entzündungen entlang des Darmes einhergeht. Diese Entzündung ist kein loderndes Feuer, sondern ein anhaltender Schwelbrand – mit Folgen. Dabei handelt es sich aber nicht um die Art von Entzündung, die sich als Erhöhung des Labor-Parameters CRP (C-reaktives Protein) oder in der Blutsenkungsgeschwindigkeit zeigt, sondern um eine »subklinische« lokale Entzündung im Darm. Der Labormarker Zonulin macht sie im Stuhl sichtbar. Dies ist der Zustand einer »silent inflammation« oder des »silent smoldering«, entstanden durch die Einwirkung von bakteriellen Toxinen bei einer zu durchlässigen Darmschleimhaut, bekannt als »Leaky Gut« (Seite 35). Wenn die Fehlbesiedlung im Darm noch eine Insulinresistenz begünstigt, ist der Diabetes nicht mehr weit.

Die Entzündung stoppen

»Silent inflammation« und Leaky Gut sind keine Schicksalsschläge, die Sie ergeben hinnehmen müssen. Mit den passenden Lebensmitteln legen Sie das Ruder um. Das sind die besten antientzündlichen Nahrungsmittel dafür:

Aus der Gruppe der sekundären Pflanzenstoffe (Phytoamine):
- Polyphenole: in vielen, oft dunklen pflanzlichen Lebensmitteln, auch im Kaffee
- Bitterstoffe: in Spargel, in bitteren Salaten wie Radicchio und in vielen Kräutern
- Scharfstoffe: in Ingwer, Pfeffer und Chili
- Farbstoffe: in Kurkuma und Roter Bete, aber auch in allen anderen farbstarken Kräutern; in Wurzeln, Gewürzen, Obst- und Gemüsearten. Farbstoffe sind häufig Polyphenole – die Superfoods unter den antientzündlich wirksamen Nahrungsmitteln. Beispiele: Flavonoide in Blüten, z. B. in Kapuzinerkresse, Flavanole wie EGCG in grünem Tee, Flavanone wie Hesperidin in der Schale von Zitrusfrüchten, Anthocyane in Rotkohl, Blutorangen und dunklen Beerenfrüchten.
- Schwefelverbindungen: in Zwiebel- und Kohlgewächsen, z. B. Alliin in Knoblauch, Sulforaphan in Brokkoli.

Pflanzliche Lebensmittel mit hohem Gehalt an antientzündlichen Substanzen:
- die Vitamine A, C, E und K sowie Vitaminoide wie Betacarotin: z. B. Grünkohl, Spinat, Kresse, Knollensellerie, Bleichsellerie, Pilze, Maroni, Möhren
- Mineralstoffe (insbesondere Zink und Selen): z. B. Kerne, Pilze, Nüsse, Hafer, Saaten, Kräuter wie Sauerampfer
- mehrfach ungesättigte Omega-3-Fettsäuren: z. B. Nüsse, Saaten, Olivenöl

Polyphenole – was ist das Besondere an dunkelbunten Pflanzen?

Polyphenole sind eine Gruppe von Antioxidanzien. Sie werden als Superfoods gepriesen und sind in vielen teuren Nahrungsergänzungsmitteln, die antioxidativ wirken sollen, enthalten. Andere Bezeichnungen sind OPCs, oligomere Proanthocyanidine (OPACs), Pro-Anthenole oder Anthocyanidine. Wo sind sie drin, und was macht diese Substanzen so besonders?

Polyphenole sind sekundäre Pflanzenstoffe aus der Gruppe der Flavanole. Sie schützen die Pflanze u. a. vor UV-Strahlung, kommen also vor allem in den Randschichten in hoher Konzentration vor. Polyphenole hemmen aufgrund ihrer chemischen Struktur entzündliche Prozesse, indem sie randalierende Radikale kapern und neutralisieren.

Weitere gesundheitsfördernde Effekte beruhen auf der Korrektur der Zusammensetzung der Darmmikroben: Polyphenole fördern den Trialog zwischen bestimmten Darmmikroben, deren Stoffwechselprodukten und unserem Immunsystem. Dieser präbiotische Effekt ist für Akkermansia muciniphila, den Schleimhaut-Schutzkeim, wissenschaftlich belegt. Auch andere Keime reagieren positiv auf Polyphenole.

Beispiele für Polyphenole in unserer Ernährung sind Resveratrol (in roten Trauben, Traubenkernmehl und in Maulbeeren), Quercetin (in Apfelschale, Heidelbeeren, Brombeeren, Schwarzen Johannisbeeren, Sanddorn-Früchten), Rutin (in Buchweizen), Pycnogenol (in der Rinde der Strandkiefer), Hesperidin (in Orangenschale) und die Catechine in Grüntee, Kakao und Kaffee.

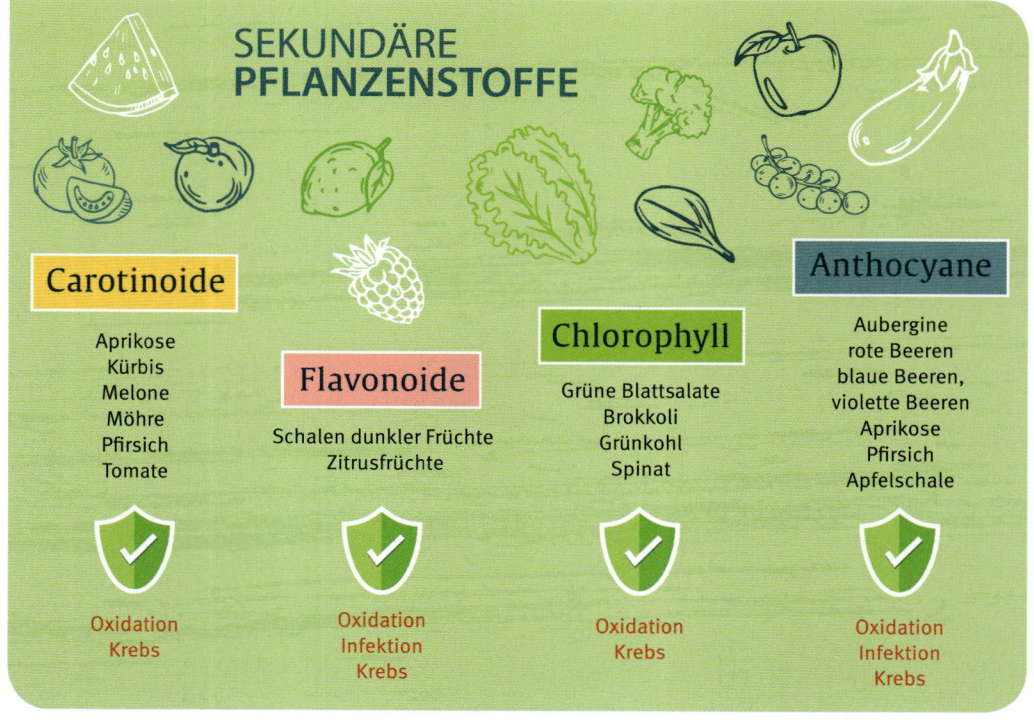

Kaffee ist gut für den Darm? Guter Kaffee in überschaubaren Mengen ist wirklich gut. Die verschnittenen Produkte der Marktführer sind es nicht. Das gilt auch für den Bio-Kaffee der großen Handelsmarken. Es lohnt sich, schonend trommelgerösteten sortenreinen Kaffee in kleinen Kaffeeröstereien zu kaufen. Diese erwerben ihre Bohnen meist von Kooperativen und Kleinbauern, die naturnah arbeiten, sich aber eine Bio-Zertifizierung nicht leisten können.

Auch bei Grüntee kommt es auf die Qualität an, damit das enthaltene Flavanol EGCG seine schützende Wirkung für Zellen, Organe und die guten Darmbakterien entfalten kann. Billiger Beuteltee tut das eher nicht.

Körpereigene Antioxidanzien

Antioxidanzien kommen nicht nur aus der Nahrung. Unsere wundervollen Körper sind selbst in der Lage, hochwertige antientzündliche Substanzen zu synthetisieren – solange wir jung, aktiv und gesund sind. Alpha-Liponsäure, Glutathion und Coenzym Q10 sind solche Verbindungen und Enzyme, die freie Radikale abfangen. Im mittleren Lebensalter sinkt die Synthesekapazität teils rapide ab. Da diese Substanzen in tierischen Lebensmitteln enthalten sind, kann sich der moderate Verzehr von fettem Seefisch und von Muskelfleisch von Tieren aus Freilandhaltung positiv bemerkbar machen. Achten Sie beim Kauf von Fisch, insbesondere von Seefisch auf die Herkunft: Wildfang oder biologische Aquakultur sind ideal, während Fisch aus konventioneller Aquakultur häufig mit Schwermetallen oder Antibiotika belastet ist. Lachsforellen sind übrigens keine Lachse, sondern Regenbogenforellen aus Aquakultur, deren Fleisch mit dem pflanzlichen Farbstoff Astaxanthin rot gefärbt wurde.

Punkt 9: Die Leber und die Entgiftung unterstützen

Die Leber ist die größte Drüse des Körpers und das zentrale Stoffwechselorgan. Unter anderem werden von hier aus Toxine abgebaut und der Aufbau, Abbau und Umbau aller Hauptnährstoffe organisiert. Hier wird entschieden, ob Glukose aus Haushaltszucker direkt in Energie transformiert oder ob der Überschuss in Form von Glykogen gespeichert wird für magere Zeiten, die aber nicht kommen. Wenn die freien Glukosereserven erschöpft sind – das hängt im Wesentlichen davon ab, was man isst und ob man sich unterm Strich hypokalorisch (energiearm) oder hyperkalorisch (mit mehr Energie, als man benötigt) verpflegt –, baut die Leber die Glykogenspeicher zu Glukose ab und setzt sie frei, um eine Unterzuckerung zu vermeiden. An diesem Vorgang sind die Hormone Insulin und Glukagon beteiligt. Wenn durch ein permanent anhaltendes Nahrungsüberangebot die zugrunde liegenden Mechanismen erschöpft sind, entsteht zunächst Insulinresistenz und in der Folge Typ-2-Diabetes.

Hinter Ihrem rechten Rippenbogen liegt sie, die gigantische Entgiftungs- und Synthese-Anlage. Es gibt gute Gründe, sie zu pflegen. »Der Schmerz der Leber ist die Müdigkeit.«, weiß der »Volksmund«. Schmerzen im Bereich der Leber sind selten. Ihre Hilferufe sind lautlos. Gut, wenn diese wahrgenommen werden und als Konsequenz die passende Therapie erfolgt. Denn die Leber ist sehr regenerationsfähig. Sie regeneriert nachts im Tiefschlaf – Voraussetzung dafür ist ein gesundes Schlafpensum. Wenn die Leber-Probleme überschaubar sind, können wir uns innerhalb von wenigen Wochen »gesund essen«.

Achtsamkeitsübung für die Leber

Vielleicht möchten Sie Ihrer Leber eine tägliche minutenkleine Achtsamkeitsroutine zukommen lassen?

- Stemmen Sie hierfür die Hände in die Taille. Die Leber liegt jetzt oberhalb der rechten Hand. Reiben Sie sich nun kurz beide Hände und legen Sie sie nebeneinander auf diese Region.
- Schließen Sie die Augen, lenken Sie kurz alle Aufmerksamkeit dorthin. Hören und fühlen Sie hin. Vielleicht erscheint ein inneres Bild von einem angenehmen Licht, klein und weich wie ein Pompon, das sich hier ausbreitet? Lassen Sie es kraft Ihrer Imagination in dem Organ umherwandern, sanft, freundlich und voller Neugier.
- Vielleicht fühlt sich das anfangs noch seltsam an. Aber nach ein paar Tagen klappt die Kontaktaufnahme und es wird spürbar, wenn die Leber Unterstützung benötigt.

Ob die Leber gesund ist, verrät auch das Labor Ihres Therapeuten. Zu den wichtigsten Blutwerten gehören die Transaminasen GOT (oder AST) und GPT (oder ALT) sowie die Gamma-Glutamyl-Transferase GGT und die alkalische Phosphatase. Die Aussage »Sie haben erhöhte Leberwerte.« bedeutet, dass mindestens ein Wert spezifisch oder unspezifisch auf eine Leberschwäche hinweist. Eventuell ist die Leber bereits verfettet und dadurch in ihrer Leistung eingeschränkt. Neben dem Standard-Labor lassen sich einige Leberfunktionsschwächen auch per Stuhl-Analytik, z. B. mit dem »Hepar-Check« des Instituts für Mikroökologie (Seite 160) nachweisen, da die Blutwerte erst relativ spät »anspringen«.

Zwei Feinde hat die Leber

Kommen wir zu Leber-Feind Nummer eins: Alkohol ist lebertoxisch und abends getrunken besonders schädlich. Wenn schon, dann à la française, zum Mittagessen, und wenig. Nachts braucht Ihr Körper Ruhe, um zu regenerieren.

Feind Nummer zwei ist das Nicht-Beachten chronobiologischer Gesetzmäßigkeiten. Im Abschnitt »Ruhe und Schlaf« (Seite 70) sind wir bereits auf die negativen Auswirkungen eines solchen Verhaltens auf den Stoffwechsel eingegangen. Es gibt aber noch einen direkteren Zusammenhang zwischen unserem Lebensrhythmus und unserer Leber – nämlich die Organ-Uhr.

Nach der Organ-Uhr ist die Leber-Zeit tagsüber von 13 bis 15 Uhr und nachts von 1 bis

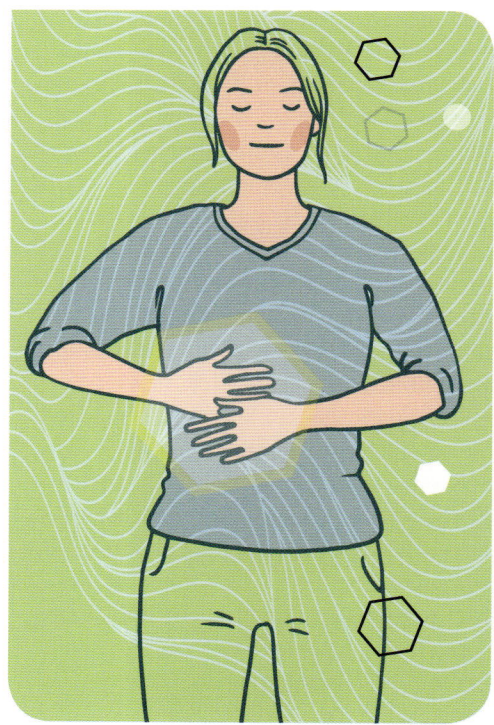

3 Uhr. Wer häufig um diese Zeit erwacht, hat möglicherweise Probleme mit dem Leberstoffwechsel; Patienten auf dem Weg zum Typ-2-Diabetes berichten das häufig. Während der Körper im Tiefschaf ist, läuft während der Leber-Zeit das Entgiftungsprogramm auf Hochtouren. Um diesen Prozess nicht zu stören, sollte der Magen längst leer sein, weshalb die letzte Mahlzeit des Tages leicht sein und nicht später als 4 Stunden vor der Bettruhe verzehrt worden sein sollte.

Was stresst die Leber noch?
- ungünstige Zusammensetzung der Nahrung
- Protein-Überschuss
- tierische Fette
- gehärtete pflanzliche Fette
- Zucker
- chemische Süßstoffe und Zuckeraustauschstoffe
- Agrar-Chemie wie Pestizide und Herbizide
- die meisten chemisch definierten Medikamente

Was unterstützt die Leber?
Wir betrachten das Organ Leber als Funktionseinheit mit der Galle. Eine freundliche Aufmerksamkeit diesen beiden gegenüber kann nicht schaden.

Es gibt viele Möglichkeiten, die Leber zu unterstützen:
- Das ist Leber-Nahrung: bittere und herbe Pflanzen und Kräuter. Radicchio, Chicorée, Endiviensalat, Artischocken. Löwenzahnblätter, enzymreiche Frischsäfte wie Staudenselleriesaft, Gerstengras, die Gewürze Galgant und Beifuß. Im Prinzip auch alle pflanzlichen Lebensmittel, die reich an Antioxidanzien sind.

Auch in der Naturheilkunde finden sich gute Lebermittel. Sie beinhalten oft pflanzliche Bestandteile oder Extrakte aus folgenden Pflanzen: Mariendistel, Schöllkraut, Artischocke, Enzian und Löwenzahn. Den Autorinnen ist die Mariendistel – gerade in Bezug auf Menschen mit einem Diabetes – besonders wichtig.

Es gibt zahlreiche Präparate wie in der Phytotherapie Silicur®, Cefasilymarin®, Hepacyn® und Bix Bitterelixier, in der Spagyrik Hechocur®, in der Komplexmittelhomöopathie metaheptachol® und Hepeel®. Die wichtigsten homöopathischen Einzelmittel sind Chionanthus, Carduus marianus, Taraxacum und Chelidonium.

Nichtalkoholische Fettleber und Typ-2-Diabetes

NASH kommt von naschen. Die Vorstufe einer NASH (nichtalkoholische Steatohepatitis/Fettleberentzündung) ist die nichtalkoholische Fettleber. Die NAFL (nichtalkoholische Fettleber) ist eines der ersten Symptome für einen Typ-2-Diabetes, schon lange bevor der Blutzucker erhöht ist. Umso wichtiger ist es, dass Sie Ihre Leber durch gezielte Maßnahmen wie eine angepasste Ernährung und die Einnahme von pflanzlichen Präparaten bei der Ausleitung von Giftstoffen (Seite 79) unterstützen und vor dem regelrechten »Versumpfen« schützen.

Anleitung Leberwickel

Unsere Lieblings-Methode aus der Leber-Regulationstherapie ist der Wickel. Leberwickel sind feuchtwarme Bandagen um die Leberregion. Der Wickel wirkt am besten in der Leber-Zeit (Seite 76), also nach dem Mittagessen zwischen 13 und 15 Uhr oder zwischen 1 und 3 Uhr. Ein Nacht-Wickel kann zur Schlafenszeit angelegt werden und bis zum Morgen liegen bleiben.

Das wird benötigt:
- 1 Wolldecke
- ggf. Wollsocken
- 1 wirksame Flüssigkeit (z. B. Tee aus Schafgarbe und Tausendgüldenkraut)
- 1 Leibwickel-Set aus Leinen und Baumwolle (alternativ 3 Mull- oder Geschirrtücher)
- 1 Wärmequelle (Wärmflasche, Kirschkernkissen oder Moorpackung)
- ggf. 1 langes flaches Band oder 1 Stoffschlauch, um den Wickel um den Bauch zu fixieren

Anleitung:
- Die Wolldecke auf das Bett oder Sofa legen, ggf. Wollsocken bereitlegen, für ein störungsfreies Umfeld sorgen.
- Tee kochen. Das Mulltuch in den Tee tauchen und anschließend gut auswringen. Ein trockenes Tuch auf die Leberregion legen (zwischen rechter Taille und rechtem Rippenbogen). Das feuchtwarme Tuch darüberlegen. Mit einem weiteren trockenen Tuch abdecken.
- Die Wärmequelle auflegen. Alles locker fixieren. 30 Minuten (oder länger) störungsfrei im Liegen ruhen.

Ausleitung und Entgiftung

Die Leber ist unser größtes Entgiftungsorgan, wir sollten sie deshalb gut behandeln. Detox-Prozesse sind aber nicht auf die Leber beschränkt, sondern betreffen unseren ganzen Körper. Insbesondere für die Ausscheidung von schädlichen Stoffen spielen auch die Nieren (Seite 80) eine große Rolle.

So legt man einen Leberwickel an.

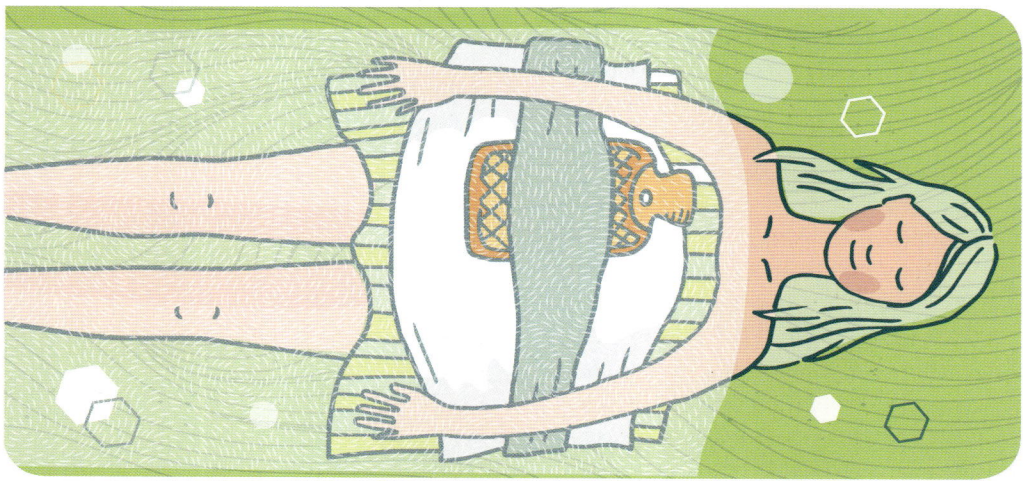

Die Entgiftung von Toxinen und Schadstoffen, die wir aufgenommen haben, erfolgt im Körper in 3 Schritten oder Phasen.

In der 1. Phase wird der Giftstoff dem Körper wie auf einem Silbertablett präsentiert. Im günstigsten, aber seltensten Fall wird er bereits in dieser Phase entgiftet. Er kann aber auch bereits in dieser Phase zu Gewebeschäden führen, wenn er nicht ausgeschieden oder in die 2. Phase überführt wird.

In den meisten Fällen gelangen die Giftstoffe in die 2. Phase. Diese ist die eigentliche und wichtigste Entgiftungsphase in unserem Organismus. Hier müssen die Organe – wie unser Hauptentgiftungsorgan, die Leber – fit und kräftig und die Entgiftungssysteme mit ihren Enzymen stark sein. Sind sie es nicht, werden sie von den Giften aus Phase 1 überrollt. Es kommt zu einer sogenannten »Giftung« des Organismus. Bei einer durch Prädiabetes oder manifesten Diabetes geschwächten Leber und Bauchspeicheldrüse macht es doppelt Sinn, die Entgiftungsorgane und die Entgiftungssysteme der Phase 2 zu stärken.

In der Phase 3 werden die Giftstoffe nicht mehr chemisch umgebaut, sondern mit Transporteiweißen aus den Zellen herausgeholt und über den Stuhl und den Urin ausgeschieden.

Simpel, aber wirkungsvoll: Fasten

Am besten ist es natürlich, den Körper mit möglichst wenigen Giften zu belasten. Eine große Erleichterung verschaffen Sie Ihrem Körper, Ihren Organen, aber auch sich selbst insgesamt mit einer Fastenkur. Intensiv, aber auch am wirkungsvollsten ist eine Fastenkur über 10–14 Tage wie Buchinger-Fasten, F.-X.-Mayr-Kur und ayurvedische Panchakarma-Kuren. Eine niedrigschwellige Alternative ist das Intervallfasten, das man gut in den Alltag integrieren kann.

Erwischen Sie sich oft beim Naschen? Dann raten wir zum Schnellstart. Eine effektive Variante ist das 72-Stunden-Fasten, bei dem Sie sich auf flüssige Nahrung (frische Brühen, Tee, Ingwerwasser) beschränken. In nur 3 Tagen regulieren sich die bei Hunger und Sättigung involvierten hormonellen Kaskaden, die oft zum Snacken zwingen, auf ein relativ gesundes Niveau. Und der Nasch-Zwang ist überwunden.

Wenn aber Umstände vorliegen, die ein Fastenvorhaben nicht zulassen oder der gute Wille scheitert an einer Masse von Medikamenten, deren Dosierung in der extremen Stoffwechsel-Situation des Fastens anzupassen schwierig wäre, dann geht es oft nicht ohne pflanzliche Präparate und Nahrungsergänzungen.

Unterstützung der Phase 2

In Phase 2 der Entgiftung helfen zunächst einmal Leber-Wickel (Seite 78), Ruhephasen und ausreichender nächtlicher Schlaf, um die Leber gut zu durchbluten.

Es gibt aber auch verschiedene Pflanzen und pflanzliche Mittel, die die Leber unterstützen können. Beispielsweise schützen und stärken Präparate aus Mariendistel die Leber, wirken antientzündlich, reduzieren die Belastung mit freien Sauerstoffradikalen, können den Nüchternblutzucker und den HbA1c senken und wirken der Entstehung von diabetischen Spätschäden wie Nerven- und Nierenschäden sowie Herz-Kreislauf-Problemen entgegen.

Pflanzliche Präparate:
- Mariendistel: Legalon®, Silymarin-Loges®, Silymarit®
- Löwenzahn: Taraxacum Urtinktur von Ceres, Löwenzahntee
- Artischocke: Hepacyn® Filmtabletten, Cynarin (Tee)

Komplexmittelhomöopathika und spagyrische Mittel:
- Hepeel® N
- Hechocur®
- Hepar Hevert® Lebertabletten
- Metaheptachol® N

Das wichtigste Entgiftungssystem in dieser Phase, sozusagen unser Notarzt für Phase 2, der uns vor den anflutenden Toxinen aus Phase 1 schützt, ist das Glutathionsystem. Damit es funktionieren kann, benötigt es sogenannte »Cofaktoren« wie Selen, die Vitamine B_2, B_6, B_{12}, Vitamin C und L-Carnitin.

Sie können die Entgiftungssysteme der Phase 2 auch mit Glukosinolaten unterstützen. Diese sekundären Pflanzenstoffe sind in Rucola und in Kohlsorten enthalten. Auch die Polyphenole in Beeren unterstützen diese Phase der Entgiftung.

Auch das ist GutBalance: zweimal im Jahr eine Kur über 4 Wochen mit einem der oben genannten Mittel – Ihrer Leber zuliebe. Zum Beispiel als kleine Schadensbegrenzung nach all den Leckereien zwischen Advent und Weihnachten. Besonders geeignet dafür ist das Frühjahr, z. B. in der Fastenzeit.

Unterstützung der Phase 3
Gesteinspulver und Heilerden binden Schadstoffe und auch freies Cholesterin auf physikalische Weise und bringen es zur Ausscheidung. Jedes Mineral wirkt anders.

Heilerde bindet überschüssiges Cholesterin, Diosmektit (Apotheke) bindet auch die Schadstoffe der LPS-tragenden Darmbakterien und entlastet auf diese Weise die Leber.

Achtung: Alle Mineralpulver müssen mit zeitlichem Abstand zur Mahlzeit und zu Medikamenten eingenommen werden. Andernfalls werden Wirkstoffe und Nährstoffe gebunden anstelle von Toxinen.

Toxine binden und auscheiden:
- Algen: Chlorella, Spirulina, Grüne Spanalge (AFA-Alge)
- Salze: Basenpräparate mit Cholin wie Basosyx-Hepa, Schüsslersalz-Komplex Drüfusan
- Mineralmehle aus vulkanischem Gestein: Zeolith, Klinoptilolith, Diosmektit, Bentonit, z. B. in Symbio Detox Portionsbeutel, Panaceo Basic-Detox Pulver
- Erden: Rügener Kreide, Luvos Heilerde, Marokkanisches Ghassoul oder Kaolin. Auch Huminsäuren und Fulvinsäuren mit sporenbildenden Bodenbakterien aus Torf sind wirksam, enthalten z. B. in Activomin.

Die LPS-tragenden Bakterien binden:
- SYMBIO Detox Pulver
- Zeolith
- Toxaprevent medi pur
- Bentonit

Die Nieren unterstützen

Unterstützen Sie auch die Ausscheidung über die Niere – am besten als Kur 2-mal jährlich. Während der Entgiftungskuren trinken Sie bitte viel: Wir empfehlen 2,5–3 l. Mit folgenden Tees oder auch einer Mischung daraus lassen sich wasserlösliche Toxine gut ausschwemmen: Brennnesseltee, Ackerschachtelhalmtee, Goldrutentee.

Komplexmittel-Homöopathika oder spagyrische Mittel:
- Reneel®
- Nierentropfen Cosmochema®
- Relix®

Den pH-Wert messen

Wenn Sie die Toxine über die Niere und die Harnwege loswerden wollen, dann kaufen Sie in der Apotheke pH-Wert-Teststreifen und messen Sie den pH-Wert in Ihrem Urin. Ihr pH-Wert sollte morgens ruhig niedrig sein (um die 5–5,5), aber tagsüber auf Werte von 7,5–8 steigen. Abends und nachts kann er wieder fallen. Warum ist das wichtig? Alkalische, toxische Substanzen werden im alkalischen Milieu resorbiert und im sauren Milieu ausgeschieden, während saure Toxine im sauren Milieu resorbiert und im alkalischen Milieu ausgeschieden werden. Je nachdem, wie Ihre Werte abweichen – meistens in den sauren Bereich –, sollten Sie basischer essen oder Basentabletten zuführen.

Punkt 10: Die Nahrung ergänzen

Auch wenn die Ernährungs-Fachgesellschaften davon nichts hören wollen, es ist ein zu hehrer Anspruch, tiefe Stoffwechselkrisen nur über die Ernährung lösen zu wollen. Manchmal geht es nicht ohne Nahrungsergänzungen. Diabetes- bzw. Prädiabetes ist so ein »Manchmal«. Je nach Befinden und Befund helfen z. B. Probiotika, Kräuter oder Vitamine. Es gibt auch eine kleine Lösung (Seite 114), falls Sie nur wenig in Arznei- bzw. Nahrungsergänzungsmittel investieren können oder wollen.

Probiotika

Probiotika mit Milchsäurebakterien können dabei helfen, einen kranken und fehlbesiedelten Darm zügig zu restaurieren. Allerdings bleiben die Bakterien nicht für immer, sondern nur etwa 3 Monate länger, als sie eingenommen worden sind. Meist ist mit einer Kur von 2–3 Monaten die Symptomatik aber schon so gut, dass das Präparat abgesetzt werden kann. Auch dann kann es hilfreich sein, bei der umgestellten Ernährungsweise zu bleiben und evtl. Lebensmittel selbst zu fermentieren (Seite 63).

Bewährte Bakterienstämme
Empfehlenswert sind Präparate mit mindestens 10^{10} koloniebildenden Einheiten pro 1 g und Tagesdosis. Die am besten untersuchten, aber patentierten Stämme sind Bifidobacterium lactis (BB-12) und Lactobacillus acidophilus (LA-5).

Es gibt zahlreiche Präparate mit nur einem Keimstamm (Singlestrain-Präparate) und Präparate mit beiden Stämmen (Doublestrain-Präparate) – je nach Indikation und gewünschtem Wirkungsort. So besiedeln und bearbeiten die einen eher den Dünndarm, die anderen den Dickdarm.

Dysbiosen mit einer Endotoxinämie und einer stillen Entzündung können je nach Befund auch mehr Bakterien-Stämme benötigen. Je nach Symptomatik werden auch Multi-Strain-Präparate mit 15 und vereinzelt auch noch mehr Stämmen empfohlen.

Mit einer Verschiebung der Bakterien-Verhältnisse im Darm gehen unzählige Syndrome und Erkrankungen einher, nicht nur Diabetes. Es gibt viele probiotische Stämme, die je nach Beschwerden bzw. Erkrankung zielgerichtet eingesetzt werden können.

Bewährte Bakterienstämme und entsprechende Präparate

Stamm	Double-Strain-Präparate	Multi-Strain-Präparate
Bifidobacterium lactis (BB-12®)	Symbiolact pur Probio-Cult duo	Symbiolact comp. Probio-Cult pur 15
Lactobacillus acidophilus (LA-5®)	Symbiolact pur Probio-Cult duo	Symbiolact comp. Probio-Cult pur 15
Lactobacillus paracasei		Symbiolact comp. Probio-Cult pur 15
Lactococcus lactis		Symbiolact comp. Probio-Cult pur 15

Bei geschwächter immunmodulierender Mikrobiota helfen diese Stämme

Bakterium	Präparate
Enterococcus faecicum	Probio-Cult pur 15
Enterococcus faecalis (DSM 16440)	Pro-Symbioflor, Symbioflor1
Escherichia coli (DSM 17252)	Pro-Symbioflor, Symbioflor2
Escherichia coli Stamm Laves	Colibiogen
Escherichia coli Nissle 1917	Mutaflor

Kanne Brottrunk

Der Kanne Brottrunk ist ein käufliches probiotisches Getränk und die kleine Alternative zum Kombucha (Seite 66). Er besteht aus dem flüssigen Überstand von milchsauer vergorenem Roggenbrot. Dieser enthält in signifikanter Menge verschiedene wichtige Bakterienstämme. Die osteuropäische Alternative zum Selbermachen ist Kwass.

Buttersäure

Beim Thema Darmgesundheit und Diabetes-Prävention dreht sich vieles um den Tausendsassa Buttersäure (Seite 32). Die Substanz schützt vor chronischen Darmerkrankungen, ist pure Energie für die Darmzellen, wirkt an der Darmschleimhaut entzündungshemmend, verbessert die Insulinsensitivität, wirkt stimmungsaufhellend und vieles mehr. Die Menge an Buttersäure lässt sich mit Nahrungsmitteln, die entweder Buttersäure enthalten oder die Produktion von Buttersäure durch Darmbakterien fördern, erhöhen. Die flüchtige Fettsäure ist aber auch in Kapselform erhältlich. Noch ist es für Apotheken oft umständlich, entsprechende Produkte zu beschaffen. Im Internet finden sich aber einige Anbieter, bei denen man Buttersäure als Nahrungsergänzung erhält, z. B. als Sodium Butyrate. Falls Sie damit experimentieren möchten, sollten Sie bedenken, dass es kaum Erfahrungswerte gibt. Ein nicht unerheblicher Nachteil ist der unangenehme Geruch der Kapseln.

Die Wirkung verschiedener Bakterienstämme

Bakterium	Wirkung/Einsatzgebiet
Bifdobacterium breve	hemmt schädliche Darmbakterien
Bifidobacterium longum	unterstützt die Verdauung unterstützt das Immunsystem erhöht die Bildung von sIgA im Dünndarm und schützt dadurch die Darmschleimhaut vor Nahrungsmittel-Antigenen beugt Durchfall nach Antibiotika-Therapie vor begünstigt die Verdauung von Lactose synthetisiert Biotin, das für den Nerven- und Kohlenhydratstoffwechsel sowie für Haut, Haare und Nägel wichtig ist.
Lactobacillus fermentum	natürlicherweise in Muttermilch enthalten schützt den Säugling vor Koliken schützt die stillende Mutter vor Brustschmerzen
Lactobacillus helveticus	bei Neurostress bei Infektanfälligkeit verdrängt pathogene Keime lindernd bei Allergien zum Knochenaufbau hemmt Entzündungsprozesse stärkt die Immunabwehr der Darmschleimhaut kann bei Depressionen helfen
Lactobacillus plantarum	bei Hypertonie viele Funktionen im Verdauungstrakt und Immunsystem hilft, den pH im Darm zu korrigieren bei Blähungen bei chronisch entzündlichen Darmerkrankungen
Lactobacillus reuteri	wirkt selektiv antibiotisch – verdrängt schädliche Darmbakterien Infektionsschutz bei Durchfallerkrankungen durch Rotaviren bei Säuglingskoliken bei Gastritis (Helicobacter-Infektionen) bei Osteoporose
Lactobacillus rhamnosus	wirkt antidiabetisch bei Erdnuss-Allergie bei Neurodermitis bei Kleinkindern bei chronischer Verstopfung bei Kindern
Streptococcus salivarius	stabilisiert die Mikrobiota im Mundraum

Präbiotika

Präbiotika sind in GutBalance Lebensmitteln enthalten, es gibt sie aber auch als Nahrungsergänzungsmittel. Beispielsweise ist resistente Stärke als wasserlösliches Pulver erhältlich (Seite 59). Das Präbiotikum Inulin bzw. Oligofructose kommt z.B. in Chicorée, Zichorienwurzel und Pastinaken vor. Die Substanz ist auch in einigen Prä-/Probiotik-Kombipräparaten enthalten. Laktulose wird aus Laktose gewonnen und ist als Sirup erhältlich. Glucomannan, die Gerüstsubstanz der Konjac-Knolle, gibt es als Pulver und verkapselt. Präbiotische Substanzen gibt es auch als Mix, z.B. mit Arabinoxylan aus Getreide. Verzehren Sie Präbiotika idealerweise gemeinsam mit oder kurz vor einem Probiotikum.

Heilkräuter

In allen Ecken der Erde finden sich Heilkräuter, die traditionell bei Diabetes eingesetzt werden. Diese Heilkräuter sind studienerprobt:

- Bittermelone (Momordica): wird zur Behandlung der Insulinresistenz eingesetzt. Infi Momordica Tropfen, Bittermelone Kps.
- Spaltkörbchen (Schisandra chinensis): wirkt blutzuckerstabilisierend. Schisandra Kps., lose Schisandra Früchte
- Fieberrinde (Colpachi): wirkt gefäßerweiternd, blutzuckersenkend. Sucontral Kps.
- Gelbwurz /Curcuma (Seite 94): wirkt antientzündlich und beugt evtl. einer Insulinresistenz vor. Curcumin-loges Kps., Curcusol Kps.
- Büschel- bzw. Guarbohne (Cyamopsis tetragonolobus) verhindert den postprandialen Blutzuckeranstieg, Zusatzstoff E412 (Guarkernmehl)
- Schwarze Maulbeere (Morus nigra): enthält die blutzuckerregulierende Glutaminsäure sowie DNJ, das im Dünndarm das Enzym Alpha-Glucosidase blockiert und auf diese Weise die Resorption von Zucker aus der Nahrung eindämmt.
- Maulbeerblättertee
- Mariendistel (Silybum marianum): unterstützt den Stoffwechsel der Leber, beugt Entzündungen vor, senkt Nüchtern-Blutzucker und Insulinspiegel, bessert den HbA1c.
- Carduus Urtinktur, Hepatos Dragees

Heilpflanzen mit antientzündlicher, entgiftender und leberstärkender Wirkung

- Enzian (Gentiana): BIX Bitter Elixier, Amara Pascoe
- Korianderkraut (Eryngium foetidum): Koriander-Trunk, Koriander-Tropfen
- Meisterwurz (Peucedanum ostruthium): AMARA Tropfen
- Myrrhe (Commiphora myrrha): Symbio Detox
- Schafgarbe (Achillea millefolium): naturreiner Heilpflanzensaft, getr. Schafgarbe geschnitten
- Schöllkraut (Chelidonium majus): homöopatische Potenz, z.B. D12
- Schwarzkümmel (Nigella sativa): flüssiges Öl oder Kapsel
- Tausendgüldenkraut (Centaurium erythraea): Tee
- Tragant (Astragalus membranaceus): TCM-Präparat Huang Qi, Astralagus Vegi-Caps
- Wegwarte (Cichorium intybus): geschnittenes Kraut
- Weihrauch (Boswellia serrata): Symbio Detox
- Wermut (Artemisia absinthium): Frischpflanzensaft, Bitter Elixier

Orthomolekulare Medizin

Manchmal geht es nicht ohne – jedenfalls geht es schneller, mit orthomolekularen Mitteln die diabetische Stoffwechsellage und die energetische Situation des Körpers insgesamt zu verbessern, die Organe zu schützen und den Vitamin- und Mineralhaushalt auszugleichen.

Vitaminoide:
- Kolostrum: versorgt das Abwehrsystem mit Immunglobulinen und trägt zu einem gesunden Tag-Nacht-Rhythmus bei, z. B. Kolostrum Kps.
- Coenzym Q10/Ubichinon: universelles Antioxidans, kontrolliert die Energiegewinnung (Glykolyse), verbessert die Insulinsekretion, senkt den HbA1c-Wert, z. B. Quinomit Fluid
- S-Adenolyl-Methionin (SAMe): SAMe unterstützt den Stoffwechsel der Leber und den Gallefluss, schützt vor oxidativem Stress und wirkt entzündungshemmend. Eine gute Versorgung steigert die Entgiftungskapazität der Leber und schützt die Mitochondrien, z. B. SAMe Kps.
- Alphaliponsäure (ALA)/Thioctsäure: sagenhaftes Antioxidans; hilfreich bei Kribbeln/Sensibilitätsstörungen bzw. Neuropathie, auch bei Typ-1-Diabetes, fördert die Umsetzung von Glukose zur Energiegewinnung, reguliert den Blutzucker und verbessert die Insulinsensitivität, z. B. Thiogamma® Tbl.

Omega-3-Fettsäuren (Seite 103): intensive antiinflammatorische Wirkung der Fettsäuren DHA (Docosahexaensäure) und EPA (Eicosapentaensäure); sie fördern die Durchblutung, bessern die Insulinresistenz.

Pflanzliche Enzyme: u. a. Bromelain der Ananas, Papain der Papaya, Actinidain der Kiwi, antientzündliche Wirkung, z. B. Innovazym® Tbl.

Mengen- und Spurenelemente:
- Zink: an vielen Schritten des Insulinstoffwechsels beteiligt, senkt die Insulinresistenz, verbessert den HbA1c-Wert
- Magnesium: Ein Mangel begünstigt Insulinresistenz und erhöht das Risiko einer koronaren Herzerkrankung.
- Chrom: Ein Mangel führt zu gestörter Glukosetoleranz und -verwertung. Aber Achtung: Schwermetall.

Vitamine:
- Vitamin D_3: wirkt u. a. blutzuckerstabilisierend. Tipp: lieber täglich einnehmen als 1-mal wöchentlich eine Hochdosiseinnahme.
- B-Vitamine: Alle B-Vitamine sind als Katalysatoren am Energie- und Kohlenhydratstoffwechsel direkt oder indirekt beteiligt.
- Vitamin C: Das antioxidative Vitamin schlechthin. Fängt Radikale ab und schützt die Gefäßwände. Verhindert Diabetesfolgeschäden.

Homöopathie

Es gibt einige seit Langem bewährte homöopathische Mittel, die bei Diabetes unterstützend eingesetzt werden können. Dazu gehören z. B.: Chionanthus virginicus (Schneeflockenstrauch), Haronga (Drachenblutbaum) und Syzygium jambolanum, (Jambolanapflaumenbaum). Entscheidend ist die Symptomatik. Bitten Sie Ihren Therapeuten um eine Einordnung Ihrer Symptome bzw. um Austestung, um zum passenden Mittel zu finden.

Schluss mit Theorie – Zeit für GutBalance

Kaffeesatz und Glaskugel waren gestern – wir lassen im Stuhl lesen. Der liefert objektive Fakten für die effektive Darmsanierung.

Der Königsweg zum balancierten Darm führt über die Stuhlanalytik, die exakt aufzeigt, welche Bakterien-Abteilungen unter- oder überbesiedelt sind, ob das Klima zwischen ihnen aggressiv ist oder kollegial. Aus dem Befund lässt sich ablesen, welche Bakterien-Arten besonderes »Kraftfutter« benötigen und welche Nahrungsmittel unwissentlich schon viel zu lang gegessen – oder vergessen – wurden. Weil sich bereits ein steigendes Diabetes-Risiko in Veränderungen der Mikrobiota zeigt, ist mir persönlich die Stuhl-Analytik wichtiger als das Berechnen des BMI, des Taillen-Hüft-Verhältnisses oder vergleichbarer Formeln, die nicht mehr als einen umstrittenen prognostischen Wert liefern. Stuhl-Analytik ist objektiv und eine Chance für Menschen, die ungern auf eine Waage steigen.

Von diagnostischem Wert und relativ einfach durchzuführen ist auch eine BIA-Messung. Die Bioelektrische Impedanzanalyse ist die große Schwester Ihrer Körperfettwaage. Sie hat den Vorteil, dass sie genau Aufschluss über Ihre Körperzusammensetzung (Körperfett, Wasser, Muskelmasse) gibt.

Fallbeispiele und Befundinterpretationen

Nachfolgend finden Sie zwei KyberMetabolic-Befunde von echten Patientinnen aus Fleisch und Blut. Für eine gezielte und erfolgreiche Darm- und Stoffwechsel-Sanierung ist solch eine Analytik Gold wert. Der Befund lässt sich mit Erfahrung lesen wie ein Buch:

Gibt es Defizite bei der saccharolytischen Mikrobiota, den Ballaststoff-Spaltern? Als Therapie hilft hier GutBalance-Ernährung, sie ist reich an komplexen Kohlenhydraten und resistenter Stärke. Sind zu wenig mukonutritive Keime, die die Darmschleimhaut schützen und ernähren, nachweisbar? Hier hilft nur Darmsanierung von unten. Diese Bakterien siedeln sich freiwillig wieder an, wenn ihre Kollegen wieder da sind. Und

diese benötigen GutBalance-Ernährung und ein bisschen Geduld.

Ist die LPS-tragende Mikrobiota zu hoch? Dieser Befund geht oft mit erniedrigten mukonutritivem Keim-Spektrum einher. Die Therapie besteht in einer gründlichen Darm- und Stoffwechsel-Sanierung, mit Polyphenolen, Toxine bindenden Gesteinsmehlen, Bitterstoffen, Milchsäurebakterien, antientzündlichen Pflanzenextrakten und GutBalance-Ernährung.

Ist der Entzündungsmarker Zonulin zu hoch? Das bedeutet, dass im Darm den Toxinen in Form eines Leaky Gut Tür und Tor geöffnet sind. Die Toxine landen im Gewebe, statt in der Toilette, und verursachen Entzündungsprozesse. Möglicherweise haben sich aufgrund des Leaky Gut bereits Unverträglichkeiten entwickelt. Die Lösung ist eine gründliche Darmsanierung mit Polyphenolen, Toxine bindenden Gesteinsmehlen, Bitterstoffen, Milchsäurebakterien und antientzündlichen Pflanzenextrakten.

Liegt die Produktion kurzkettiger Fettsäuren, insbesondere die von Buttersäure im grünen Bereich? Prima und weiter so, Ihre Ernährung entspricht bereits dem Prinzip von GutBalance. Wenn hier ein Problem vorliegt, etwa falls die Essigsäure-Produktion zu hoch ist, können Sie entsprechende Darmbakterien nach und nach passiv durch komplexe Kohlenhydrate anlocken – mit GutBalance-Ernährung.

Weitere analytische Parameter

pH-Wert: Ist der pH-Wert in der Stuhlprobe zu hoch? Dann sollten Sie die Protektiv-/Säuerungsflora mit Milchsäure- und Bifidobakterien aufbauen, fermentierte Produkte essen und trinken und sich entsprechend GutBalance ernähren.

Colibakterien: Es gibt pathologische, im Übermaß schädliche und physiologische, d. h. »gute« Colibakterien. Ein intaktes Immunsystem zeigt sich i. d. R. in einer Besiedlung des Darms mit dem guten Escherichia coli, kurz E. coli, und mit Enterokokken. Ist diese immunmodulierende Mikrobiota zu schwach? Je nachdem, welche Arten vermindert sind, erfolgt die Therapie mit E. coli und/oder Enterokokken-Präparaten. Eine GutBalance-Ernährung ist empfehlenswert.

Laktobazillen und Bifidobakerien: Ist die Protektivflora niedrig? Dann ist meist auch der Stuhl-pH zu hoch. Als Gegenmaßnahme lässt sich die Protektivflora mit Probiotika/Milchsäurebakterien (Seite 81) aufbauen. Essen und trinken Sie regelmäßig frisch fermentierte Nahrungsmittel und setzen Sie auf eine proteinärmere Kost mit hochwertigen Fetten im Sinne von GutBalance.

Fallbeispiel 1
Weiblich, 35 Jahre, Prädiabetes

❯❯ Die Patientin wog vor Erhebung des Stuhlbefundes 82 kg bei 1,62 cm Körpergröße. Die BIA [Seite 86] ergab eine ungünstige Verteilung des Wassers und einen Grundumsatz von 1482 kcal. Das Taille-Hüft-Verhältnis lag zu Beginn bei 0,97. Der HbA1c wurde nicht ermittelt, die Nüchternglukose betrug 127 mg/dl. Die Patientin legte ein 7-Tage-Ernährungsprotokoll vor, aus dem eine um 30 % hyperkalorische Ernährung errechnet wurde, d. h. drei Viertel ihrer Nahrungsenergie würden ausreichen. Der Schwerpunkt lag auf Brotmahlzeiten, Süßigkeiten, Fertiggerichten und Imbisskost. Sie ist Mutter eines 13 Monate alten Sohnes.

Stuhlbefund: Der Zustand des gesamten Stoffwechsels zeigt sich im errechneten Parameter »Metabolischer Index« als mangelhaft. Kritisch sind die verminderten Zellzahlen der wichtigen Helfer-Bakterien Bifidobacterium adolescentis, Akkermansia muciniphila sowie Faecalibacterium prausnizii, das erhöhte Zonulin und die überproportional vorhandene Essigsäure. Die Schlüsselbakterien der mukonutritiven (Darmschleimhaut ernährenden) Mikrobiota sind kaum mehr vorhanden. Da die Ernährung dieser Patientin nur wenig Ballaststoffe enthält, und auch nicht jene, die zur Ernährung der Darmschleimhaut beitragen, ist der Anteil von Lebensmitteln, die zum Anstieg der Essigsäure beitragen – Fleisch, Fruktose und Haushaltszucker – entsprechend höher. Essigsäure regt die Bildung des Hungerhormons Ghrelin an, weshalb die Patientin ständig hungrig ist. Die Patientin hat ein Leaky-Gut-Syndrom.

Therapie: Die Patientin integriert mit GutBalance komplexe Kohlenhydrate, Fasern und Polyphenole in ihre Ernährung und beschränkt sich auf drei Mahlzeiten im Abstand von 4 Stunden. Sie praktiziert an 5 Tagen pro Woche Intervallfasten nach dem 16:8-Stunden-Modell. Der Tag beginnt mit 1 Glas heißen Zitronenwassers. Einmal täglich trinkt sie im Wechsel oder gemischt 100 ml Muttersaft von Cranberrys, Granatapfelkernen, Aroniabeeren und Holunder. Vor dem Zubettgehen nimmt sie 1 TL Gerstengras-Pulver ein, aufgelöst in warmem Wasser. Sie verbessert ihre Versorgung mit Protektivflora bzw. Milchsäurebakterien, indem sie selbst Kefir fermentiert und davon 100 ml pro Tag trinkt, im Wechsel mit Kanne Brottrunk.

Außerdem entlastet die Patientin 2 Monate lang mit einem Schüßlersalz-Komplex (Drüfusan) und mit Basosyx® classic das Bindegewebe. Abends nimmt sie Basosyx® Hepa und 1 Esslöffel Bix Bitter Elixier ein. Diese Therapie führt sie präventiv halbjährlich als 3-wöchige Kur durch. Nach 3 Monaten lag der Nüchtern-BZ bei 87 mg/dl, das Körpergewicht hat sich bei 73 kg stabilisiert. Sie strebt eine weitere Reduktion an, da die Maßnahmen ihr weder Mühe bereiten noch Verzicht abringen. ❮❮

Schluss mit Theorie – Zeit für GutBalance

Befund einer Patientin mit Prädiabetes (Fallbeispiel 1)

- **Saccharolytische Mikrobiota:** für den Abbau von komplexen Kohlenhydraten/Ballaststoffen
- **Mukonutritive Mikrobiota:** für die Ernährung der Darmschleimhaut mit Buttersäure und ihren Schutz
- **LPS-tragende Mikrobiota:** Abbau von Proteinen; Bildung von Schadstoffen, die Verdauung und Leber beeinträchtigen und »stille« Entzündungen auslösen
- **Permeabilitätsmarker:** zeigt Durchlässigkeit der Darmzellen an, Indikator für Leaky-Gut
- **Fettsäuren:** für die Energieregulation und den Schutz des Darms, ein Ungleichgewicht führt u. a. zu verstärktem Hunger und zur Förderung einer diabetischen Stoffwechsellage

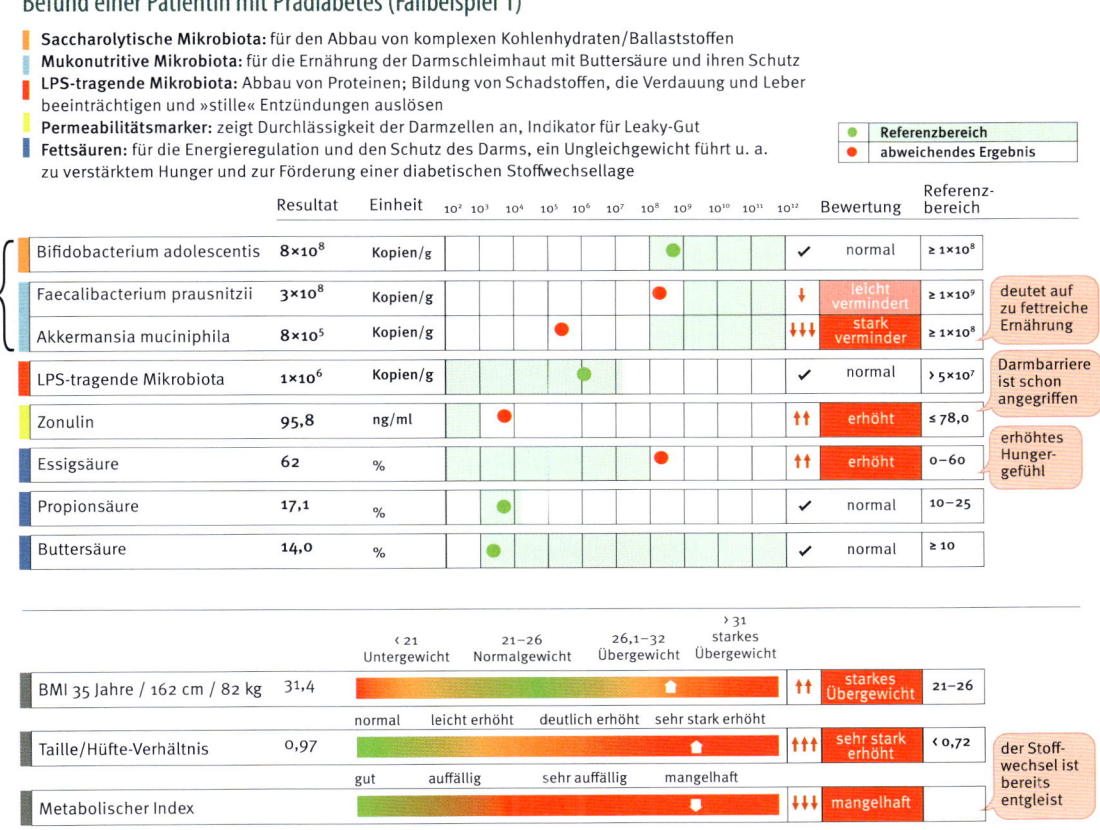

Hintergrund zum KyberMetabolic-Test

Bifidobacterium adolescentis ist der Leitorganismus für die Spaltung von resistenten Stärken. Die Endprodukte seiner Fermentation dienen wiederum anderen Organismen als Grundstoffe zur Bildung von Buttersäure. Insbesondere Faecalibacterium prausnitzii profitiert von diesem »Crossfeeding«. Es ist eines der häufigsten Darmbakterien und gilt als Leitorganismus der Buttersäurebildung (Seite 32).

Verminderte Keimzahlen von Akkermansia muciniphila gehen einher mit hohem Körpergewicht, erhöhtem Körperfettanteil und steigender metabolischer Endotoxinämie. Im Zusammenhang hiermit steht die Erhöhung der Bakterien, die LPS tragen und erhöhte Zonulinwerte. Dies alles sind Marker für ein verstärktes Entzündungsgeschehen, Insulinresistenz und Typ-2-Diabetes.

Fallbeispiel 2
Weiblich, 51 Jahre, Typ-2-Diabetes

» *Die Patientin mit Typ-2-Diabetes, Fettstoffwechselstörung, Bluthochdruck und Verstopfung wog vor Erhebung des Stuhlbefundes 96 kg bei 1,67 cm Körpergröße. Die BIA ergab eine katastrophale Verteilung des Wassers. Die Körperfettmasse betrug 39 %. Der Grundumsatz betrug 1400 kcal. Das Taille-Hüft-Verhältnis betrug 0,93 und der Blutdruck 140/80. Sie nahm Metformin (Antidiabetikum), Pantoprazol (Säureblocker zum Schutz des Magens), Atorvastatin (Lipidsenker). Zur Kompensation der Nebenwirkungen dieser Medikamente nahm sie wahllos Nahrungsergänzungsmittel ein. Unter Metformin betrug der HbA1c 6,3. Ihre Ernährungsgewohnheiten: morgens Haferbrei mit Quark, Früchten und Honig, am Arbeitsplatz honigsüße Formula-Diät-Shakes und belegte Brötchen. Tagsüber keine anderen Getränke als Kaffee mit Milch, abends regelmäßig Lahmacun vom türkischen Imbiss. Snacks bis zur Bettruhe. Kein sportlicher Ausgleich.*

Stuhlbefund (KyberMetabolic): Alle Marker und Zellzahlen sind grenzwertig bis stark abweichend. Das permanente Überangebot an Eiweiß, Fett und Kohlenhydraten bringt erhöhte Essig- und Propionsäure mit sich. Das sorgt für Dauer-Hunger und zunehmende Körperfettmasse. Der Zustand der Patientin entspricht dem einer massiven metabolischen Endotoxinämie. Die gemessenen Werte sind typisch für Entzündungsprozesse im Fettgewebe, Insulinresistenz und Diabetes mellitus.

Therapie: Die Formula-Diät-Shakes und fragwürdigen Nahrungsergänzungen werden abgesetzt. Die Patientin kauft sich einen Slow-Juicer und entsaftet anfangs täglich, nach 3 Monaten nur noch gelegentlich frühmorgens 1 Bund Staudensellerie oder 2 Salatgurken und 1 Bund frischen Koriander. Über einen Zeitraum von 12 Wochen trinkt sie im Laufe des Vormittags 1 Glas heißes Wasser mit 4 Tbl. Basosyx®. Der Rest ist GutBalance. Nach einem Monat fühlt sie sich so gut, dass sie mit Intervallfasten beginnt. Der Takt liegt aktuell bei 14:10 Stunden.

Sie nimmt vier Mahlzeiten ein. Den Haferbrei, über Nacht in Wasser gequollen (als Overnight-oats) oder frisch kurz aufgekocht (als Porridge), verzehrt sie nun am späteren Vormittag bei der Arbeit, mit 1 knapp reifen Banane, polyphenolreichen Früchten und Kakao-Nibs als Toppings. Der Kaffee-Konsum ist auf 3 Tassen pro Tag begrenzt, ihre anderen Getränke sind grüner Tee und Wasser. Die Trinkmenge beträgt 2,5 l pro Tag. Da die Kantine keine passenden Speisen anbietet, behilft sie sich mit am Vortag zubereiteten Suppen, Eintöpfen, Dals [Seite 55] oder Risottos, die sie rasch herunterkühlt und mittags in einem Dampfgarer schonend aufwärmt. Am frühen Abend dünstet sich die Patientin eine bunte Gemüsepfanne mit gerösteten Nüssen oder Sesam und einem Klecks Joghurt oder Kefir, oder sie bereitet sich eine Suppe aus dem kühl gestellten Trester vom morgendlichen Ent-

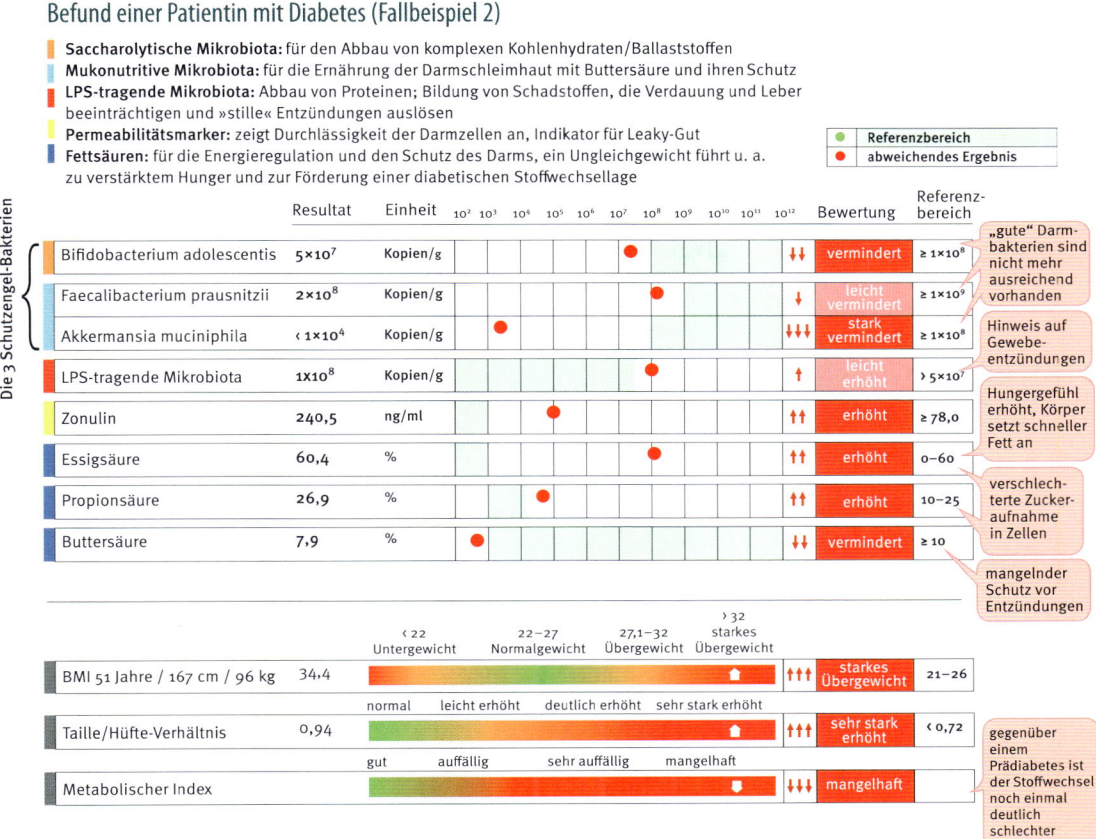

saften zu. Sie verzichtet weitgehend auf vorgefertigte Nahrungsmittel, kauft Brot nur noch gelegentlich und mit Bedacht. Den Verbrauch von Milchprodukten hat sie eingeschränkt; Kefir aus Kuhmilch und Joghurt aus Schafsmilch fermentiert sie selbst.

Die Patientin führt abends täglich den Hund einer Freundin aus, macht währenddessen Atemübungen und hat zu einer gesunden Schlafhygiene gefunden. Der Blutdruck erreicht maximal 130/80 mmHg. Das Gewicht fällt innerhalb der ersten 12 Wochen von 96 auf 82 kg, nach einem halben Jahr beträgt es 80 kg, sie ist zufrieden.

Da das Budget der Patientin beschränkt und die Zellzahl des Bifidobacterium adolescentis nicht gravierend erniedrigt ist, beschränkt sie sich auf 1 Packung Symbio® Detox und 1 Packung Symbio® Intest, um danach auf Flohsamen [Seite 158] umzusteigen, die ein hervorragendes Futter für die ballaststoffspaltenden Darmbakterien sind. Die Verdauung verbessert sich auf diese Weise rasch. Der HbA1c verbessert sich auch ohne Metformin auf 5,3. Pantoprazol wird abgesetzt. Die Einnahme des Statins ändert die Patientin eigenmächtig auf jeden 2. Tag, beabsichtigt aber, das Präparat – in Abhängigkeit vom Ergebnis der nächsten Cholesterin-Kontrollen – mittelfristig abzusetzen.

GutBalance ist einfach

Spargel braucht nicht immer eine Sauce hollandaise, Erbsen brauchen keine Mehlschwitze, Nudeln keine Sahne und Fleisch keinen Bratensatz aus der Tüte. Es schmeckt trotzdem, und wie! Mit feinen Nussölen, mit einem Klecks Joghurt oder mit etwas püriertem Gemüse. Unsere Gerichte sind einfach und überwiegend ruckzuck auf dem Tisch. Setzen Sie auf Frische, auch wenn das bedeutet, dass Sie dafür öfter einkaufen müssen.

Kaufen Sie »ganz« und »grün«

»Ganz« bedeutet: vollwertig und unverarbeitet. Der Preis, den man für industriell vorgefertigte Nahrung bezahlt, ist sehr hoch: Agrar-Chemie hat unsere Böden und die empfindliche Mikroökologie darin weitgehend ruiniert. Lebensmittel im Discounter sind zu billig, um gut zu sein. Das gilt auch für Bio-Produkte, denn diese Gemüse werden in Hallen kultiviert. Der Unterschied zwischen »biologischer« und konventioneller Landwirtschaft sind häufig nur die Art und Menge an eingesetzten Hilfsmitteln. »Biologisch-dynamisch« erzeugte Lebensmittel hingegen sind verlässlich gut. Im Idealfall kauft man die Produkte zunehmend beim Erzeuger des Vertrauens oder im Naturkostladen.

»Grün« bedeutet tatsächlich grün: Mit Brokkoli, Spinat, Fenchel, Mangold und grünen Blattsalaten machen Sie alles richtig, sofern sie verträglich sind (Seite 56). Aber grün schließt auch bunt ein. Hauptsache die Lebensmittel sind frisch und faserhaltig – also präbiotisch. Denn dann verdienen sie ihren Namen, sie fördern wirklich das Leben in uns. Das gilt auch für Obst, aber Gemüse sollte mengenmäßig dominieren. Gehen Sie verschwenderisch mit Kräutern um, wie in der orientalischen Küche. Dort reicht ein Bund Küchenkräuter nicht für eine Woche, sondern für ein Gericht. Insbesondere glatte Petersilie ist dort kein dekoratives Würzkraut, sondern ein Gemüse. Der Vorteil neben der satten Portion sekundärer und vielfach antidiabetisch wirksamer Pflanzenstoffe ist der hohe Gehalt an Magnesium. Dieser ist im grünen Blattfarbstoff Chlorophyll enthalten. Merke: je grüner, desto mehr Magnesium. Und das ist gut fürs Herz und gut fürs Gemüt.

Kühlschrank-Razzia

Bei GutBalance gibt es wie im Krimi die Guten, die Schlechten und die, die sich neutral verhalten. Wollten Sie nicht schon lange eine Razzia in Kühlschrank, Speisekammer und Geheimverstecken durchführen? Jetzt ist ein guter Zeitpunkt. Vieles dort können Sie eventuell verschenken, besser noch: entsorgen.

Das kann weg:
- Fleisch und Wurstwaren aus Schweinefleisch
- Wurstwaren mit sichtbaren oder versteckten Fetten
- Rapsöl, Distelöl
- Tütensuppen und -saucen
- Fertiggerichte
- Kekse, Waffeln und Fruchtgummis
- Wackelpudding, »Desserts« aus dem Kühlregal
- Chips, Flips, Erdnüsse etc.
- Frühstücks-Cerealien mit Zucker oder Fruktosesirup
- Produkte mit gehärteten Fetten
- Produkte mit künstlichem Aroma
- Produkte, die Weizenauszugsmehl enthalten

Schluss mit Theorie – Zeit für GutBalance 93

KLEINER EINKAUFS-RATGEBER

Kaufen sie ab heute gezielt so ein, dass genügend Grundnahrungsmittel vorhanden sind, um die anti-diabetisch wirkenden Darmbakterien mit zu füttern.

Getreide, Mehle und Produkte daraus mit wenig Gluten und niedriger glykämischer Last.

Obstarten, die reich an Polyphenolen und möglichst arm an Fruktose sind: z. B. Himbeeren, Johannisbeeren (v.a. schwarze), Heidelbeeren.

Getrocknete Hülsenfrüchte oder Hülsenfrüchte im Glas (z. B. Kichererbsen).

Milchprodukte mit wenig Laktose oder pflanzliche Milchalternativen.

Natürliche Fette und Öle ohne umgeesterte oder gehärtete Fettsäuren (Transfette).

Nüsse, Saaten, Samen in großer Vielfalt.

Gelegentlich eine Bio-Avocado.

Starter-Kulturen/SCOBYs zur Herstellung von selbst fermentierten Getränken.

Reichlich grünes und buntes Gemüse.

Bundweise frische Kräuter. Am besten im Garten oder auf der Fensterbank selber ziehen.

Für den Wurst-Hunger: gelegentlich Corned beef ohne Aspik, Bresaola, Pastrami oder Rindersaftschinken.

Lachssteaks aus Wildfang im TK-Vorrat.

Für den Käse-Hunger: Handkäse/Harzer Rolle, Ziegen-Frischkäse, Ziegen-Gouda und Schafs-Feta.

Für die Brot-Zeit: Kein Brot außerhalb des vorgegebenen Taktes (Seite 96)! Verträglichkeit vorausgesetzt Dinkelbrot beim Biobäcker oder in kleinen Bäckereien kaufen, die selbst backen. Brot geschnitten einfrieren, scheibenweise im Toaster auftauen.

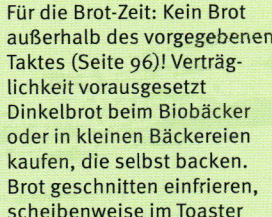
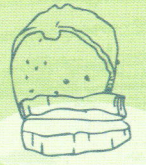
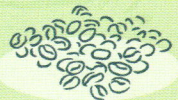

Für den Kaffee-Durst: Kaufen Sie richtig guten Bio-Kaffee, u. a., um der Belastung durch im Darm antibiotisch wirksame Pestizide zu entgehen.

Obstarten für den Standard-Vorrat

Dunkle Beerenfrüchte (Heidelbeeren, Brombeeren, Aronia-Beeren, Schwarze Johannisbeeren, Holunder, Maulbeeren) sollten Sie immer vorrätig haben – in der Saison immer ein Schälchen im Kühlschrank, außerhalb der Saison als Trockenfrüchte, ungesüßter Muttersaft oder tiefgekühlt.

Bananen haben immer Saison. Exemplare mit leicht grünen Stellen schmecken zwar etwas mehlig und weniger aromatisch, enthalten aber im Vergleich zu vollreifen Früchten weniger Fruktose und mehr resistente Stärke (Seite 59), die unentbehrlich ist, um wichtige Darmbakterien anzufüttern. Achtung: Bananenchips sind ungünstig, weil sie in der Regel mit Fruktose gesüßt sind.

Weitere Früchte und Obstarten mit niedrigem Fruktosegehalt und günstigem Verhältnis von Fruktose zu Glucose: Ananas, Aprikose, Clementine, Grapefruit, Mandarine, Nektarine, Orange, Papaya, Pfirsich, Pflaumen, Rhabarber, Satsuma, Wassermelone, Zwetschge.

Küchenkräuter und Gewürze

Gewürze und Kräuter machen aus einer Speise eine Arznei. Sie können dabei helfen, eine metabolische Endotoxinämie oder diabetische Stoffwechsellage zum Besseren zu ändern.

Die Basics: Ingwer, Chili, Fenchel und Thymian wirken intensiv antioxidativ bzw. entzündungshemmend.

Diese Gewürze wirken antidiabetisch:

Bockshornkleesamen: Fester Bestandteil vieler Curry-Mischungen, aber auch einzeln erhältlich. Enthält mehrere antidiabetisch wirksame Substanzen und das wertvolle komplexe Kohlenhydrat Glucomannan.

Gelbwurz (Curcuma): Unterstützt die Funktion der Beta-Zellen der Bauchspeicheldrüse. Beugt Insulinresistenz vor.

Zimt: Wirkt blutzuckersenkend. Die enthaltenen Polyphenole binden an Insulin-Rezeptoren der Körperzellen und verbessern so die Insulinsensitivität.

Kardamom: Hilft, den HbA1c und Blutfette (Triglyceride) zu senken, bessert den Harndrang.

Inspizieren: Lebensmittel mit E-Nummern

Lesen Sie das Kleingedruckte auf den Etiketten, um problematischen Zusatzstoffen aus dem Weg zu gehen, beispielsweise aus den Bereichen:

- Lebensmittelfarbstoffe
- Konservierungsstoffe
- Antioxidanzien und Säureregulatoren
- Süßungsmittel
- Emulgatoren
- Stabilisatoren, Verdickungsmittel und Geliermittel
- Rieselhilfen, Säureregulatoren
- Geschmacksverstärker

Nicht alle Zusatzstoffe sind problematisch. Beispielsweise gehören einige Verdickungsmittel wie Guarkernmehl und Xanthan (E410–E417) zu GutBalance, da sie Nahrung für vorteilhafte Darmbakterien sind. Auch Ascorbinsäure (Vitamin C, E300) und Tocopherol (Vitamin E, E307) werten eine Speise auf.

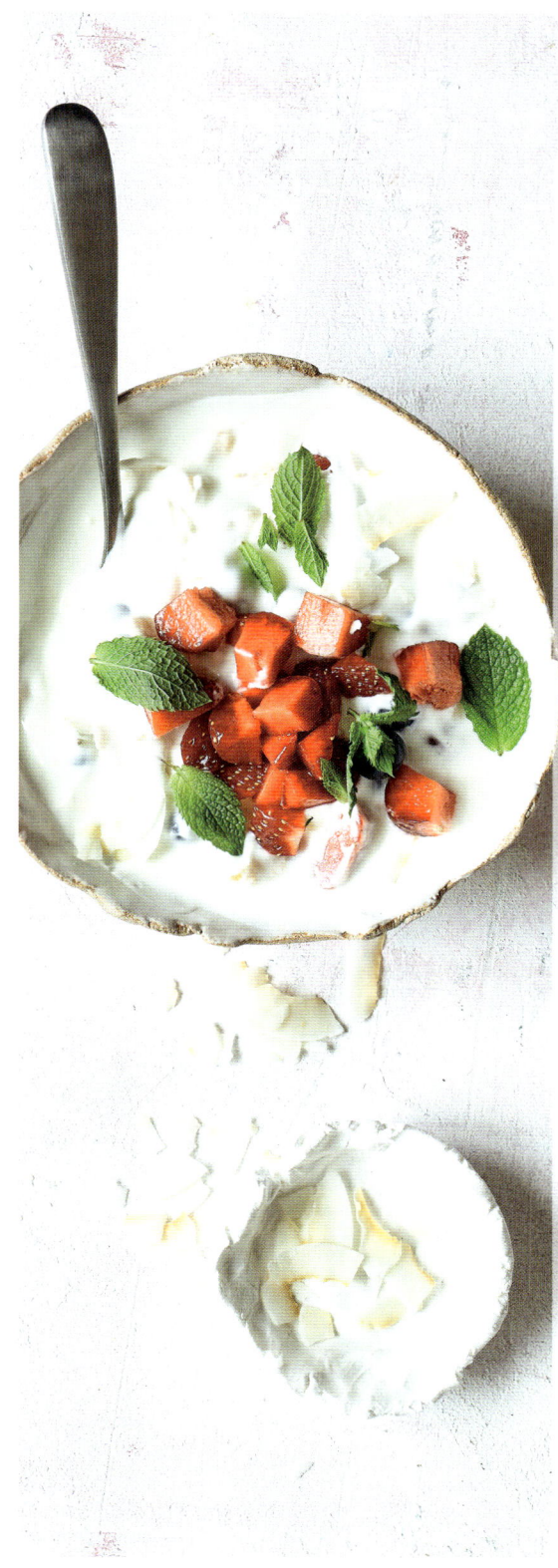

GutBalance-Aspekt: Die Polyphenole der Beeren helfen, ungünstige Darmbakterien zu vertreiben. Die Vitamine spenden Vitalität und die Lactobacillus-bulgaricus-Kulturen im Joghurt säuern das Milieu im Darm an.

Feines Beerenfrühstück

aGF
1 Portion
⏱ 5 Min.

4 Erdbeeren • 75 g Himbeeren • 100 g Blaubeeren • 75 g Brombeeren • 75 g Schwarze Johannisbeeren • 200 g bulgarischer Joghurt, 2 % Fett • 15 g Cornflakes, ungesüßt (aGF glutenfreie Cornflakes) • 1 EL Kokoschips • 1 Zweig frische Minze

● Erdbeeren vierteln und zurückhalten. Himbeeren verlesen, restliche Beeren kurz waschen.

● Joghurt in eine kleine Schüssel geben. Behutsam mit den dunklen Beeren, den Cornflakes und Kokoschips vermengen. Mit Erdbeerstücken und Minze-Blättchen garnieren.

Variante: Alle Zutaten mit 2–3 Eiswürfeln in einen Blender geben und zu einer sämigen Creme mixen. Eisgekühlt genießen.

Nährwerte:
285 kcal • 14 g P • 47 g KH • 5 g F • 12 g Ba

Ernährungs-Navi

Hier bekommen Sie eine Übersicht über die für GutBalance geeigneten Lebensmittel, über die Speisen, die akzeptabel sind, und die Sachen, die den Namen Lebensmittel eigentlich nicht verdient haben.

Backwaren

meiden	ab und zu (max. 2-mal pro Woche)	mehr davon
ganz frisches Brot/Brötchen, Auszugsmehl, industriell gefertigtes Brot, Blätterteig, Plunderstückchen, frittierte Backwaren wie Donuts und Berliner	Produkte mit Weizen, Dinkel, Emmer, Urkorn. Schnitzer-Brot. Mit Hefe gebackenes Brot und Brötchen, zuckerreduzierte glutenfrei gebackene Kuchen wie Rüeblikuchen, spanischer Mandelkuchen, Nussecken (Seite 156)	Dunkle Brotsorten aus Hafer und Gerste, mehrere Stunden alt. Knäckebrot. Sauerteigbrot aus Roggen und Gerste (soweit verträglich)

Nährmittel

meiden	ab und zu (max. 2-mal pro Woche)	mehr davon
gesüßte Frühstückscerealien	–	Müsli aus kurz in etwas Wasser gedämpftem oder aufgekochtem Hafer (Porridge). Müsli aus Nüssen, Hirse, Teff, Amaranth, Quinoa, Saaten und Früchten. Ungezuckerte Cornflakes.

Süßwaren

meiden	ab und zu (max. 2-mal pro Woche)	mehr davon
Zucker, zuckerreiches Gebäck, Kekse mit Zucker und gehärtetem Palmfett, mit Maissirup oder Fruktosesirup gesüßte Süßwaren, auch Riegel, synthetische Süßstoffe wie Aspartam, Cyclamat, Saccharin, Acesulfam, Sucralose	dunkle Schokolade mit >70 % Kakao. Natürliche Zuckeraustauschstoffe wie Sorbit und Xylit (Birkenzucker). Bitte verwechseln Sie Zuckeraustauschstoffe nicht mit chemischen Süßstoffen (die sind raus).	Gelegentlich ein Riegel dunkle Schokolade. Mit Apfelsüße, Stevia, Reissirup, Kokosblütenzucker (niedriger glykämischer Index, viele Mineralien), Erythrit oder Agavendicksaft gesüßte Produkte.

Gewürze

meiden	ab und zu (max. 2-mal pro Woche)	mehr davon
raffiniertes Kochsalz, Gewürzmischungen mit Glutamat		Steinsalz, Meersalz. Frische Kräuter. Bockshornkleesamen, Chili, Fenchel, Ingwer, Kardamom, Koriander, Kurkuma, Schwarzkümmel

süße Brotbeläge

meiden	ab und zu (max. 2-mal pro Woche)	mehr davon
Schoko-/Nuss-Nugat-Creme, konventioneller Zuckerrübensirup	hausgemachte Marmeladen und Fruchtpürees Verhältnis Frucht : Zucker 2:1, Bio-Zuckerrübensirup	Nuss-Nugat-Creme mit > 45 % Nussanteil, Marmeladen mit einem Verhältnis Frucht : Zucker 3:1, regionaler Honig, Birnenkraut

Fette und Öle

meiden	ab und zu (max. 2-mal pro Woche)	mehr davon
Margarine, auch »Omega«-beworbene. Rapsöl, Distelöl, Transfette, gehärtete Palmfett-Blocks	Sonnenblumenöl	warme Küche: Ghee, Kokosöl, Olivenöl. Kalte Küche: Butter, Olivenöl, Kürbiskernöl, Leinöl/Leindotteröl

Obst

meiden	ab und zu (max. 2-mal pro Woche)	mehr davon
gesüßte Konserven	fruktosereiche Obstsorten wie Weintraube, Birne, Süßkirsche, Melone, unverdünnte Fruchtsäfte	frisches Obst nach Verträglichkeit: Ananas, Papaya, Granatapfelkerne, knapp reife Bananen, Beerenobst, Datteln, Äpfel, Guaven, Pflaumen, Rhabarber, Orangen, Kiwis, Zitronen

Gemüse

meiden	ab und zu (max. 2-mal pro Woche)	mehr davon
–	Konserven aus Glas/Dose Zurückhaltung bei Nachtschattengewächsen (Auberginen, Tomaten, Paprika und Okraschoten, sie begünstigen Entzündungsprozesse)	Täglich eine Portion Blattsalate (gerade die bitteren wie Chicoree, Radicchio) und eine Portion frisches Gemüse als Rohkost oder gekocht. Alle Hülsenfrüchte (Ausnahmen: Soja, Erdnuss), auch als Ersatz für Fleischmahlzeiten, z. B. Dicke Bohnen, Erbsen, Mungbohnen, Urdbohnen, weiße Bohnen, Linsen, Kichererbsen. Alle Wurzelgemüse (Möhren, Pastinaken, Rote Bete), alle grünen Gemüse, alle Kohlarten, soweit verträglich. Alle roh milchsauer eingelegten Gemüse.

Pilze und Algen

meiden	ab und zu (max. 2-mal pro Woche)	mehr davon
–	–	Alle genießbaren Pilze. Zuchtchampignons, Steinpilze, Reishi, Shiitake, Austernseitling können Fleischmahlzeiten komplett ersetzen. Nori- und Wakame-Algen, z. B. in Sushi.

Beilagen

meiden	ab und zu (max. 2-mal pro Woche)	mehr davon
Pommes frites, Kroketten	Frische Salzkartoffeln, Knödel, Couscous, Bulgur. Erkalteter Reis wiedererwärmt, knapp gegarte Nudeln aus Hartweizengrieß.	Kartoffeln nach dem Kochen abkühlen lassen, z. B. als kalte Pellkartoffeln, als Kartoffelsalat oder fettarme Bratkartoffeln zubereiten. Kartoffel-Alternativen: Tapioka, Süßkartoffel, Maniok, Topinambur. Polenta. Pasta-Alternativen aus roten Linsen, Konjac-Knolle oder Kichererbsen Tempeh.

salzige Snacks

meiden	ab und zu (max. 2-mal pro Woche)	mehr davon
Chips, Erdnüsse, Erdnuss-Flips, Tacos, Blätterteig-Stangen, Salzstangen – alle salzigen Snacks mit ungünstiger Nährstoffrelation, auch »Light«-Produkte	Gemüse-Chips, gesalzene Cashewkerne	In kleinen Mengen: Cashewkerne (ungesalzen), Paranüsse. Gemüse-Sticks ggf. mit Joghurt-Dip oder Tahin (Sesammus).

tierische Erzeugnisse

meiden	ab und zu (max. 2-mal pro Woche)	mehr davon
Schweinefleisch, Fleisch aus konventioneller Tiermast, entsprechende Fleisch- und Wurstwaren, paniertes Fleisch, panierter Fisch	Fleisch und Fleischprodukte aus Rind, Kalb, Lamm, Wild (auch Wildschwein), Ente	Fleisch in kleinen Portionen, eher gedünstet/geschmort als kurz gebraten fettarme Wurstwaren aus biologischer Erzeugung, z. B. Rindertatar, Bresaola (getrockneter Rinderschinken), Rindersaftschinken. Geflügel aus kontrollierter Herkunft wenig Eier (aus biologischer Haltung) frischer Fisch: Seefisch wie Hering, Dorsch, Makrele, Wildlachs; Fisch aus Binnengewässern.

Milchprodukte

meiden	ab und zu (max. 2-mal pro Woche)	mehr davon
vollfette Käsesorten, Milch als Getränk, gesüßte Joghurts	Harzer Rolle/Handkäse, kleine Mengen Frischkäse oder halbfetter Käse aus Kuhmilch, bulgarischer Naturjoghurt	bei Verträglichkeit: Frischkäse, kleine Portionen halbfett- oder Schnittkäse aus Ziegen- oder Schafsmilch, z. B. Ziegenfrischkäse, Ziegengouda, Feta.

Saucen

meiden	ab und zu (max. 2-mal pro Woche)	mehr davon
Mayonnaise, Ketchup, Tütensaucen, fertige Salatdressings	Ein Klecks Naturjoghurt kann gelegentlich die Soße zur Mahlzeit ersetzen (in der indischen Küche üblich).	Sojasauce (Shoyu, Tamari), chin. Fischsauce, Senf. Salatdressing aus Essig oder Zitronensaft und Öl.

Convenience

meiden	ab und zu (max. 2-mal pro Woche)	mehr davon
Fertiggerichte, Tütensuppen, heiße Theke, Imbissbude	–	–

Getränke

meiden	ab und zu (max. 2-mal pro Woche)	mehr davon
mit Haushaltszucker oder Fruktosesirup gesüßte Getränke, Instant-Getränkepulver, Fruchtnektare, Fruchtsaftgetränke, Eistee, Malzkaffee, Light-Produkte, Spirituosen	Alkohol: 0,2 l Wein oder 0,33 l Bier an einem Tag am Wochenende	Stilles Wasser, Kräutertee, grüner Tee, Kaffee schwarz, verdünnte Fruchtsäfte (wenig). Fermentierte Produkte wie Kanne Brottrunk oder hausgemachter Kefir / Wasserkefir, Kombucha

Positiv-Top-10

Die Lebensmittelauswahl bleibt auch für Menschen mit Typ-2-Diabetes oder Prädiabetes groß. Wichtig ist es, bei Obst und Gemüse frischen Produkten den Vorzug zu geben, Lebensmittel mit hoher Nährstoffdichte auszuwählen und sich bei Kohlenhydratquellen an der Blutzuckerwirksamkeit zu orientieren (der glykämische Index sollte unter 50 liegen). Bei der Auswahl helfen entsprechende Tabellen.

»Superfoods« für Diabetiker:
- stilles Wasser, Kräutertee, grüner Tee
- stärkearme Gemüsesorten: alle Arten von Kohl, Spargel, Artischocken, alle Rüben (auch Rote Bete)
- Molkereiprodukte: fettarme Frischmilch, pasteurisierter ungesüßter Joghurt, Kefir
- alle Gemüse: Zum Beispiel sind Tomaten zwar ungünstige Nachtschattengewächse, aber gegarte Früchte enthalten den »Radikalfänger« Lycopin, der u. a. vor Makuladegeneration schützt.
- alle Beerenfrüchte: enthalten Vitamin C, Antioxidanzien (viele Polyphenole) und entzündungshemmende Substanzen
- Orangen essen reduziert das Diabetesrisiko! Vorsicht: Orangensaft trinken erhöht es!
- Die besten Quellen für die herzgesunden Omega-3-Fettsäuren sind Wildlachs, Hering, Sardine, Makrele, Dorsch.
- Leinöl, Walnussöl, Walnüsse, Cashews, Sesam und Mohn sind gute pflanzliche Quellen für einige Omega-3-Fettsäuren und liefern obendrein wichtige Mineralien und Folsäure.
- Hülsenfrüchte: Mungbohnen, Kidneybohnen, Urdbohnen, Adzukibohnen, rote Linsen, gelbe, grüne, schwarze – die Vielfalt unter den Hülsenfrüchten ist riesig. Einweichwasser wegschütten!
- Vollkorngetreide: Nur im ganzen Korn sind alle löslichen und unlöslichen Ballaststoffe enthalten, aber nicht jeder verträgt sie: langsam ausprobieren. Produkte aus Vollkornmehl haben einen niedrigen bis mittleren glykämischen Index.

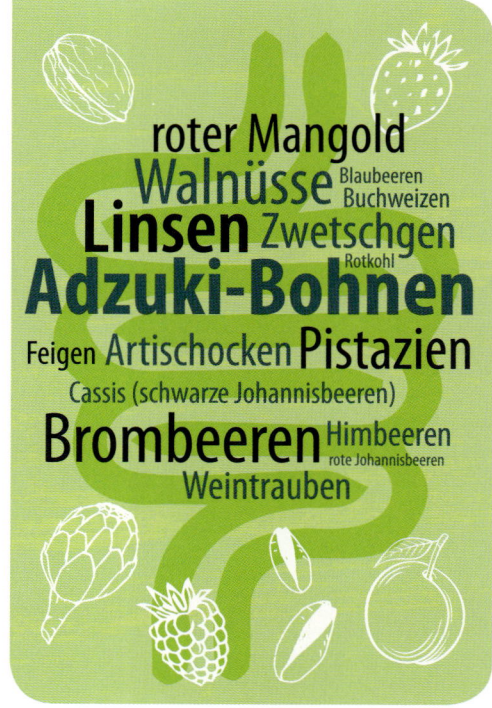

▲ Lebensmittel mit einem hohen Polyphenolgehalt: Hätten Sie's gedacht? Die Adzuki-Bohne ist ein Polyphenol-Wunder!

Keine Scheu vor Hilfsmitteln Wenn die Nahrung den Bedarf nicht deckt, dann hilft nur eins: Ergänzung (Seite 81). Die Versorgung mit einigen Mikronährstoffen ist gerade für Personen mit Diabetes oder Diabetes-Risiko kritisch.

Proteine, Fette, Kohlenhydrate: wovon wie viel?

Bei Menschen mit Prädiabetes und mit Typ-2-Diabetes dreht sich genauso wie bei insulinpflichtigen Diabetikern viel, aber keineswegs alles, um Kohlenhydrate. Deren Einfluss auf den Blutzucker ist unumstritten, doch auch die Art der verzehrten Fette und das Aminosäuremuster der aufgenommenen Proteine sind wichtig

Fachgesellschaften empfehlen für die Makronährstoffe folgende prozentuale Anteile an der Energie, die wir uns zuführen: P 10–20 %, F 35 %, KH 45–60 %. Für Menschen mit Prädiabetes ist diese Nahrungszusammensetzung aber nicht geeignet!

GutBalance-Kost verbessert die Stoffwechsellage, weil sie sich anders zusammensetzt:

P 23 %, F 30 %, KH 47 %

Das Verhältnis der Makronährstoffe ist aber nicht alles – auch die prä-, pro- und symbiotische Qualität der Kost ist entscheidend!

Das ist geeignet:
- Kohlenhydrate mit niedriger glykämischer Last (Backwaren z. B. aus glutenfreiem Buchweizenmehl, Hirse, Teff- oder Kastanienmehl)
- viel pflanzliches Protein aus Lebensmitteln, die auch präbiotische Ballaststoffe enthalten, wie Kichererbsen und Hafer
- unraffinierte Fette mit PEOs (Seite 158), z. B. aus Nüssen, Avocado und Saaten

Die optimale Relation der drei Makronährstoffe zueinander lässt sich nicht immer einhalten. Abweichungen sind möglich, solange die Qualität der Nahrung, der Mahlzeiten-Takt und die Menge insgesamt stimmen. Was sind zukünftig Ihre Kohlenhydrat-Quellen? Graubrot, Zucker und Torte oder sauerteiggeführtes Gerstenbrot, Fruchtpüree und Haferflocken? Ist der Ballaststoffgehalt der Kost im Kohlenhydrat-Anteil enthalten oder herausgerechnet? Woher kommt der Fettanteil in Ihrer Nahrung? Aus Nuss-Nugat-Creme, Margarine und Grillfackel oder aus Avocado, Walnüssen und Lachsfilet? Sind Ihre Proteinquellen Fleischwurst und Butterkäse oder Fisch und Hülsenfrüchte?

Gute Proteinquellen

Proteine bestehen aus Aminosäuren. Die meisten davon kann der menschliche Organismus selbst aufbauen, aber einige sind essenziell, d. h., die Nahrung muss sie liefern. Für Diabetiker oder Personen mit Diabetes-Risiko sind diese fünf besonders wichtig: Die verzweigtkettigen Aminosäuren Leucin, Isoleucin und Valin sowie die aromatischen Aminosäuren Phenylalanin und Tryptophan.

Die aromatischen Aminosäuren münden z. B. in die Produktion von Neurotransmittern. Diese steuern unter anderem Blutdruck und Stimmungslage, das ist abends wichtig. Die verzweigtkettigen Aminosäuren dienen beispielsweise der Wundheilung und dem Muskelzuwachs, also aufbauenden Prozessen, die übrigens auch der Wirkung von Insulin unterliegen. Sie gehören tagsüber vermehrt auf den Speiseplan. Im Stoffwechsel konkurrieren verzweigtkettige und aromatische Aminosäuren miteinander. Kursieren mehr verzweigte in der Blutbahn, fördert das unter Umständen den Muskelaufbau, raubt aber den Schlaf. Mit einem ausgewogenen Verhältnis der Aminosäuren hingegen finden Blutdruck und Nervenkostüm ihr Gleichgewicht.

Verzweigtkettige Aminosäuren zum Frühstück oder Mittagessen
- Rindfleisch, Geflügel, Hühnerei, Lachs, Schalentiere, Forelle
- alle Hülsenfrüchte (einschl. Soja und Kichererbsen), Mais, Reis, Hirse, Pilze, Nüsse, Weizenkleie, Haferflocken, Saaten (Kürbiskerne, Leinsamen, Mohn), Getreidebratlinge

aromatische Aminosäuren zur Abendmahlzeit:
- Wild, Rind, Kalb, Lamm, Geflügel, Seefisch, Parmesan, Mozzarella, Cheddar
- pflanzliche Quellen: Nüsse, Kerne und Saaten, insbesondere Kürbiskerne und Cashewkerne, »Studentenfutter«, »Professorenfutter«, Kakao, Zartbitterschokolade, vegetarische Pasteten

Beachten Sie bei der Auswahl: Die Vielfalt macht's. Durch Fleisch und Wurstwaren werden Darmbakterien der Fäulnisflora angefüttert. Dabei entsteht Ammoniak, das den pH im Darm erhöht und die antidiabetischen Darmbakterien verdrängt. Bevorzugen Sie deshalb pflanzliche Quellen.

Wie viel Protein braucht ein Mensch?
Erwachsene mit moderater körperlicher Belastung benötigen etwa 0,8 g Protein pro Kilogramm Körpergewicht pro Tag, damit alle Körperfunktionen reibungslos funktionieren. Dauerhaft sind mehr als 1,2 g Protein pro Kilo Körpergewicht und Tag nicht empfehlenswert. Eine Ausnahme sind Personen mit intensiver körperlicher Tätigkeit wie Schwerarbeiter, Bodybuilder und Profisportler.

Eine 80 kg schwere Person benötigt also 64 Gramm Protein pro Tag, ein Mehrangebot bringt keinerlei gesundheitliche Vorteile, es sei denn, einzelne Aminosäuren werden zu therapeutischen Zwecken supplementiert.

64 Gramm Protein sind zum Beispiel hierin enthalten: 1 kleines Steak, 1 kleiner Joghurt, eine Handvoll Käsewürfelchen mit einer Scheibe Brot. Das ist als kompletter Tageskostplan weder realistisch noch gut. Die GutBalance-Alternative könnte etwa so aussehen: gedämpfte Mehrkornflocken mit Mandelmilch und 1 Banane, gemischte Blattsalate mit Räucherlachs und gegrillten Süßkartoffelscheiben, zwischendurch 1 Kiwi.

Die richtigen Fette

Fett ist für viele ein leidiges Thema und meist falsch bewertet. Low Fat und No Fat und Light – das geht gar nicht! Aber auch ein hoher Fettanteil, wie er bei Low-Carb-, Atkins- und bei ketogener Diät gepriesen wird, ist nicht per se zu empfehlen. Tatsächlich kann Fett ein gänzlich unproblematischer Makronährstoff sein, um den man sich nicht gezielt kümmern muss – sofern Quelle, Qualität und Art und Menge der flankierend verzehrten Kohlenhydrate stimmen.

Klar ist, zu viel falsches Fett in der Nahrung begünstigt sowohl die Entwicklung einer Fettleber als auch die eines Typ-2-Diabetes. Doch es gibt gute Fette, auf die keinesfalls verzichtet werden darf und die für GutBalance nicht limitiert sind. Sie unterstützen den Zellstoffwechsel, sind für viele Körperfunktionen zwingend erforderlich und verbessern den Cholesterinspiegel bzw. die Blutfette.

Gute Fette
Selten wahrgenommen oder unterschätzt sind MCT-Fette wie Capryl- und Caprinsäure. MCT-Fettsäuren (auch: mittelkettige Fettsäuren) haben eine Kettenlänge von 6–12 Kohlenstoffatomen. Sie müssen anders als »normale Fette« nicht erst enzymatisch in

freie Fettsäuren aufgespalten und über den Lymphweg transportiert werden, sondern gelangen über die Blutbahn direkt in die Leber. Sie sind sehr leicht verdaulich, müssen aber bei Personen, deren Verdauungssystem MCT-Fette nicht gewöhnt ist, behutsam portioniert werden. Caprylsäure (z. B. in Kokosöl und Butter) liefert Sofort-Energie für den Gehirnstoffwechsel und ist ein willkommener Baustein im Zellstoffwechsel des Darms.

Gute Fette sind primär die »essenziellen« Fettsäuren. Sie finden sich vor allem in natürlichen Lebensmitteln, die viele einfach und mehrfach ungesättigte laaaaange Fettsäuren enthalten. Essenziell bedeutet, dass der Mensch auf Zufuhr dieser Substanzen durch die Nahrung angewiesen ist, z. B. in Form von kalt gepressten pflanzlichen Ölen (Walnuss-, Oliven-, Lein- und Kürbiskernöl). Über Avocado, Nüsse und Saaten sowie Hafer wird der Organismus mit PEOs (Seite 158) versorgt. Fetter Seefisch (Dorsch, Makrele, Lachs) und Krillöl liefern wichtige Omega-3-Fettsäuren.

Wichtig: Das Verhältnis der einfach und mehrfach ungesättigten Fettsäuren in der Ernährung gerät bei jeder Kost, die tierischen Lebensmitteln oder Getreide den Vorzug gibt, in Schieflage. Allerdings sind auch mehrfach ungesättigte Fettsäuren nicht uneingeschränkt zu empfehlen.

Omega 3 oder Omega 6 – welche Fette sind wichtiger?
Omega-3- und Omega-6-Fettsäuren sind beide mehrfach ungesättigt. Eine Kost, die Wurst, Fleisch und Käse enthält, ist so gut wie immer Omega-6-lastig. Das ist ungünstig. Zwar haben beide, Omega-3- und Omega-6-Fettsäuren, regulatorische Aufgaben im Körper. Aber, was die Regulation von Prozessen in Organen betrifft, die empfindlich auf Entzündungen reagieren (Blutgefäße, Haut, Gehirn und Leber), ist Omega 3 von größerer Bedeutung.

Damit im Stoffwechsel die Omega-6-Fettsäuren die Omega-3-Fettsäuren nicht blockieren, ist das Verhältnis der beiden zueinander entscheidend. 2:1 bis 5:1 wäre nach wissenschaftlichen Erkenntnissen ideal. Das ist aber bei gängiger Mischkost allein durch die Ernährung nicht realisierbar. Wenn der Anteil von Omega-6-Fettsäuren deutlich höher liegt (50:1 ist keine Seltenheit), dann steigt das Risiko für Herzerkrankungen, Bluthochdruck, Diabetes, Schuppenflechte, Rheuma und neurologische Erkrankungen.

Muss es unbedingt Fisch sein?
Es gibt gute Gründe dafür, auf mehr entzündungshemmende Omega-3-Lieferanten zu setzen. Aber es muss nicht immer Lachs, Makrele oder Dorsch sein. Sie haben nur deshalb viele Omega-3-Fettsäuren, weil sie Algen fressen. Algen selbst sind also ebenfalls gute Quellen. Weitere sind Thunfisch, Hering, Sardine, Nüsse sowie Öle aus Lein, Hanf, Walnüssen, Kürbiskernen und Mohn.

Vorsicht: Diese guten Fettsäuren sind aufgrund ihrer Doppelbindungen empfindlicher. Deshalb: Beachten Sie das meist kurze Haltbarkeitsdatum, vermeiden Sie, die Öle zu erhitzen, und geben Sie den Fetten Polyphenole an die Seite. Zum Salat können das Kresse und Keimlinge sein, zum gedünsteten Seefisch Zitrone, zum herzhaften Fleischgericht Pistazien, Sesam oder eine Kohlart.

Der Bedarf an den beiden Omega-3-Fettsäuren EPA (Eicosapentaensäure) und DHA (Docosahexaensäure) wird bei Diabetikern auf mindestens 1 000 mg pro Tag geschätzt. Diese Menge ist allein über pflanzliche Kost nicht zu decken. Hier empfiehlt sich deshalb die Ergänzung von Omega-3-Fettsäuren mit Präparaten, deren DHA und EPA aus Algen, Lachs oder Dorsch gewonnen werden.

Schlechte Fette
Schlechte Fette sind all die, die das Verhältnis Omega 6 zu Omega 3 mehr in Richtung Omega 6 verschieben, und all die, die Entzündungen im Körper schwelen lassen. Sie begünstigen die Entwicklung der Insulinresistenz. Hierzu gehört die Arachidonsäure, die in Schweineschmalz, Schweinefleisch und Produkten daraus enthalten ist. Wildschwein gilt als unproblematisch. Besonders schlechte Fette sind Transfette, die bei Härtung oder Erhitzung entstehen, z. B. in gehärtetem Pflanzenfett, in Nuss-Nugat-Creme und in Frittierfett.

Kohlenhydrate ≠ Brot

Insulinresistenz entsteht unter anderem durch die Ansammlung von überschüssigen Fettsäuren in Geweben, die eigentlich nicht als Fettspeicher angelegt sind: Leber und Muskulatur. Das stresst diese Zellen, schwächt deren Mitochondrien (Zellkraftwerke) und begünstigt langfristig eine mitochondriale Dysfunktion – der Boden, auf dem chronische Entzündungsprozesse gedeihen. Diabetikern werden häufig kohlenhydratarme Diäten, wie die No-Carb- oder Low-Carb-Strategie, empfohlen. Finger weg davon! Entscheidend ist die Qualität der Kohlenhydrate, alles spricht für »Slow Carb« – komplexe Kohlenhydrate, die langsam resorbiert werden.

Unverträglichkeiten gegenüber Getreide
Es klingt vielleicht hart, aber für Ihre GutBalance kommen die Zuckersüßen, die Hefeteilchen, das frische Hefebrot, industriell gefertigtes Brot und Brot aus sehr glutenreichen Mehlen auf den Raus-damit-Index (Seite 96).

Selbst Dinkelbrot ist nicht so gut wie sein Ruf, denn es ist ein Glutenspitzenreiter. Sie dachten, Dinkelbrot sei wesentlich besser als Weizenbrot? In gewisser Weise ja, denn erstens ist Dinkel ein robustes Getreide, das weder Dünger noch Pflanzenschutzmittel bedarf. Zweitens wird Dinkel im Gegensatz zum Weizen in seiner genetisch weitgehend ursprünglichen Form angebaut. Drittens liefert Dinkel deutlich mehr Mineralien, B-Vitamine und essenzielle Aminosäuren als Weizen. Viertens: Gluten ist kein Einheits-Molekül. Jedes Getreide enthält sortentypisches Gluten. Gluten in Dinkel ist anders zusammengesetzt und verursacht weniger Unverträglichkeitsreaktionen als Gluten in Weizen. Dinkelbrot aus kleinen handwerklich arbeitenden Bäckereien verdient Ihr Vertrauen, wenn Gluten kein Problem für Sie ist, und auch dann, wenn zwar Weizen problematisch ist, aber nicht aufgrund des Glutens. Dann liegt vermutlich eine NCGWS (non-celiac gluten / wheat sensitivity) vor, bei der sich die Unverträglichkeit tatsächlich auf das Getreide Weizen beschränkt.

Auch FODMAPS (Fermentierbare Oligo-, Di- und Monosaccharide und Polyole) verursachen häufig Beschwerden. Das sind Zuckerarten, die natürlicherweise in einigen pflanzlichen Lebensmitteln vorkommen, aber auch in industriellen, schnell aufgegangenen Teigen entstehen. FODMAPS sind Ketten aus bis zu 14 Zuckermolekülen. Empfindliche Personen haben eine veränderte Mikrobiota im Dünndarm, deren Bakterien diese Kohlenhydrate nicht komplett abbauen können. Sie gelangen schließlich in den

Dickdarm und führen dort zu Verdauungsbeschwerden.

GutBalance-Empfehlungen

Insgesamt ist es für die GutBalance vorteilhaft, sich auf eine Brotmahlzeit am Tag zu beschränken und dabei Brot aus kleinen Bio-Bäckereien den Vorzug zu geben. Es muss kein Vollkornbrot sein, wenn aber doch, dann besser aus fein vermahlenem oder angekeimtem Korn. Lassen Sie solches Brot gerne vor dem Verzehr einen Tag liegen, oder frieren Sie es geschnitten ein, um es bei Bedarf im Toaster aufzutauen.

Für GutBalance muss auf Speisen, die mit Kristallzucker und Fruktose gesüßt sind, weitgehend verzichtet werden. Warum, das erklärt sich von selbst: Sie sind stark blutzuckerwirksam, belasten Bauchspeicheldrüse und Leber, landen als Triglyceride direkt auf der Hüfte und, schlimmer noch, im viszeralen Fett (Eingeweidefett).

Glykämischer Index und glykämische Last

Es gibt zwei Maßzahlen dafür, ob und wie eine kohlenhydrathaltige Speise den Blutzucker ansteigen lässt:

Der glykämische Index GI und die glykämische Last GL. Der glykämische Index ist das Maß für den Blutzuckeranstieg nach Verzehr von 50 Gramm der Kohlenhydrate eines Lebensmittels. Die glykämische Last GL ist der GI in Bezug zur tatsächlich verzehrten Portion.

GutBalance enthält überwiegend Lebensmittel ohne oder mit niedriger glykämischer Last – also echte Slow Carbs.

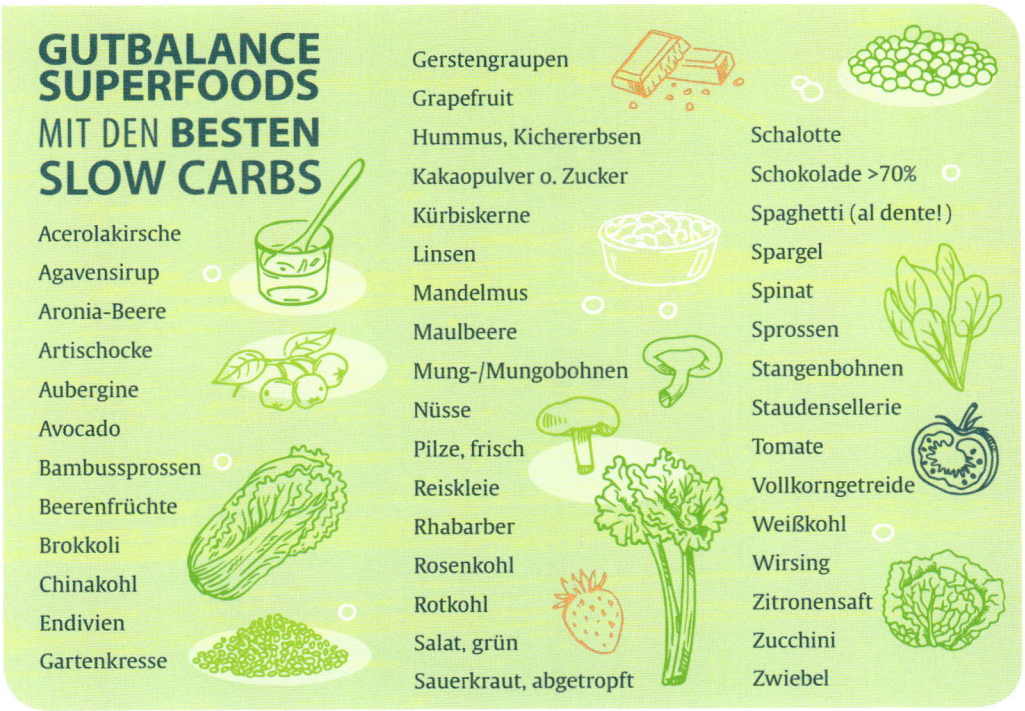

GUTBALANCE SUPERFOODS MIT DEN BESTEN SLOW CARBS

- Acerolakirsche
- Agavensirup
- Aronia-Beere
- Artischocke
- Aubergine
- Avocado
- Bambussprossen
- Beerenfrüchte
- Brokkoli
- Chinakohl
- Endivien
- Gartenkresse
- Gerstengraupen
- Grapefruit
- Hummus, Kichererbsen
- Kakaopulver o. Zucker
- Kürbiskerne
- Linsen
- Mandelmus
- Maulbeere
- Mung-/Mungobohnen
- Nüsse
- Pilze, frisch
- Reiskleie
- Rhabarber
- Rosenkohl
- Rotkohl
- Salat, grün
- Sauerkraut, abgetropft
- Schalotte
- Schokolade >70%
- Spaghetti (al dente!)
- Spargel
- Spinat
- Sprossen
- Stangenbohnen
- Staudensellerie
- Tomate
- Vollkorngetreide
- Weißkohl
- Wirsing
- Zitronensaft
- Zucchini
- Zwiebel

Mein perfekter Tag

GutBalance-Aspekte: Die Fasern in Erdmandeln und Fladen füttern als Präbiotika die Mikrobiota, die Polyphenole der Beeren sind Symbiotika, die die Bakterien für einen aktiveren Stoffwechsel benötigen.

Schneller Himbeer-Wrap

GF
1 Portion
5 Min.

1 Mais- oder Reis-Tortilla • 2 TL Himbeer-Marmelade, 3:1 • 100 g Magerquark • 10 ml pflanzlicher Milchersatz, z. B. Haferdrink • 100 g Himbeeren • 10 g gemahlene Mandeln (alternativ Walnüsse) • 10 g Erdmandelflocken

● Tortilla mit Marmelade bestreichen. Quark mit der Pflanzenmilch glatt rühren, über der Marmelade verteilen. Himbeeren darauflegen, mit Mandeln und Erdmandeln bestreuen.

● Tortilla straff aufrollen. Um das untere Ende Butterbrotpapier schlagen oder den Wrap quer in Streifen schneiden und als runde »Schranken-Häppchen« (weil rot-weiße Spiralen) genießen.

Nährwerte:
380 kcal • 18 g P • 52 g KH • 10 g F • 9 g Ba

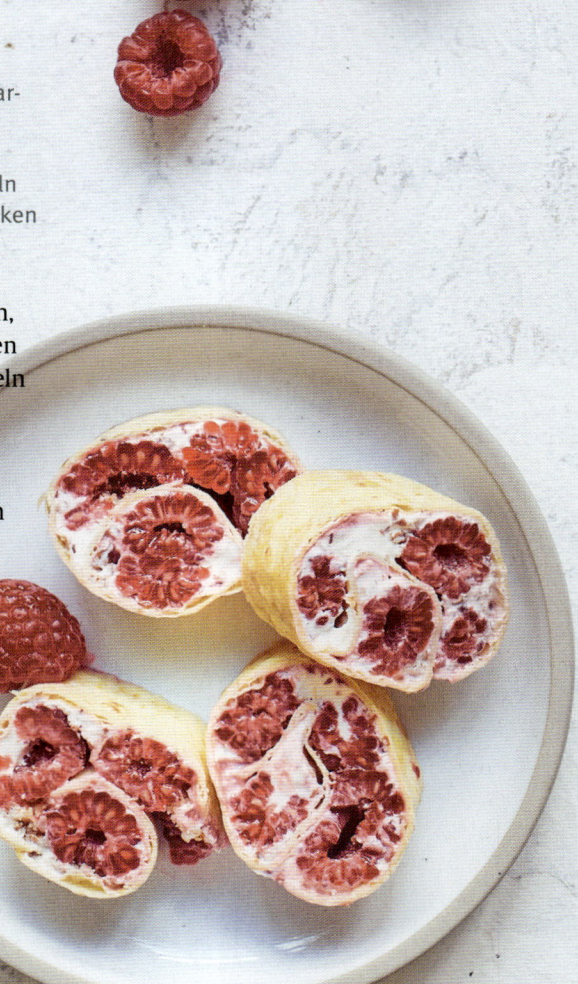

GutBalance-Aspekt: Die Eiweiß-Fett-Kohlenhydrat-Verteilung ist ausgewogen, Fasern und Polyphenole machen den Darm fit.

Ofenkartoffel mit Salat und Cheddar

GF
1 Portion
⊘ 50 Min.

1 gr. Kartoffel • 50 g Cheddar-Käse, halbfett, gerieben • 70 g gemischte Blattsalate • 1 kl. rote Zwiebel • 50 g Naturjoghurt, 1,5 % Fett • 1 TL Limettensaft • 1 EL Kräuter, TK • 1 EL Olivenöl

● Ofen auf 180 Grad vorheizen. Kartoffel waschen, Oberseite kreuzweise einschneiden. Blech mit Backpapier auslegen, Kartoffel mittig aufsetzen, je nach Dicke, etwa 45 Min. backen.

● 10 Min. vor Ende der Backzeit den Reibekäse bereitstellen. Salat ggf. waschen und trocken schleudern. Die Zwiebel vierteln und in feine Streifen schneiden. Salat mit Zwiebelstreifen vermengen und auf einem Teller anrichten.

● Aus Joghurt, Limettensaft, TK-Kräutern und Olivenöl ein Dressing bzw. einen Dip bereiten.

● Wenn die Kartoffel gar ist (Stäbchenprobe), aus dem Ofen nehmen, halbieren und beide Hälften auf den Teller geben. ⅔ des Dressings an die Kartoffeln geben, den Rest über dem Salat verteilen. Kartoffeln mit Reibekäse bestreuen.

Nährwerte:
560 kcal • 25 g P • 45 g KH • 7 g Ba

GutBalance-Aspekt: Wassermelone liefert viele Mineralien und Vitamine, Apfelessig wirkt probiotisch.

Wassermelone mit Feta

GF
2 Portionen
⊘ 5 Min.

1 kl. Wassermelone (ca. 800 g) • 200 g Feta (Schafskäse), natur • 1 Zweig frische Minze • 1 EL Apfelessig • 1 EL Olivenöl

● Fruchtfleisch der Wassermelone herauslösen und würfeln. Fetakäse würfeln. Beides in eine Schüssel geben. Minze waschen, Minzeblättchen abzupfen.

● Minze, Essig und Öl vorsichtig unter den Salat heben. Kühl genießen.

Variante: Für alle, die abends noch nicht auf KH verzichten können: 2 Scheiben glutenfreies Knäcke (Wasa) ohne Belag dazu essen.

Nährwerte:
250 kcal • 7 g P • 17 g KH • 16 g F • 1 g Ba

Komponenten

GutBalance bedeutet nicht, Kalorien zu zählen, sondern mit dem Wissen, in welchen Speisen die günstigen komplexen Kohlenhydrate, Polyphenole und Fettsäuren enthalten sind, die Nahrung darmfreundlich zusammenzustellen. Hierbei kann Ihnen z. B. unser Ernährungs-Navi (Seite 96) helfen.

Es muss nicht immer ausgefallen sein

Auch ein unspektakuläres Gemüse wie Brokkoli ist ein wahres GutBalance-Superfood. Brokkoli ist sehr kalorienarm und enthält viele Nährstoffe. Ebenfalls ein Pluspunkt: Ein paar geröstete Mandelblätter und einige Tropfen gutes Olivenöl oder Kürbiskernöl reichen als Begleiter völlig aus. GutBalance-Aspekt: Brokkoli enthält besonders viel Sulforaphan, ein Senföl, das den Magen vor Helicobacter-Infektionen schützt und die Bauchspeicheldrüse vor Schlimmerem. Es gibt also viele gute Gründe, Brokkoli öfters mal zu berücksichtigen, auch wenn ein Rezept vielleicht gar keinen Kohl vorsieht.

Gesunde Alternativen suchen

Auch wenn der Döner-Kebap mit Gemüse gesünder daherkommt als ein Hamburger vom Schnellrestaurant, GutBalance ist das nicht, wie man an den Nährwerten sehen kann: 770 kcal, 54 g P, 62 g KH, 56 g F, 6 g Ba. Eine darmgesunde Alternative hierfür ist Falafel (Seite 126) mit einem gemischten Salat.

Konventionelle Spaghetti sind eine Gluten-Fracht ohnegleichen und begünstigen mit gemischtem Hack Entzündungsreaktionen im Darm. Besser sind unsere darmgesunden Mais-Spaghetti mit Wokgemüse (Seite 147) oder Glucomannan-Spaghetti (aus der Konjac-Knolle) und eine vegetarische Bolognese-Sauce oder einfach eine Napoli-Sauce. Diese Variante ist nicht sehr kohlenhydratlastig und liefert gute Substrate für die Darmbakterien.

Auf den ersten Blick könnte man glauben, gegen Schnitzel, Pommes und Salat sei doch nichts zu sagen. Leider doch: Schweinefleisch, Panade, Frittierfett und Fertigremoulade torpedieren alle GutBalance-Bemühungen. Auch mit einem kleinen Schnitzel (150 g) bringt »SchniPoSa« 840 kcal bei 38 g Fett in die Bilanz ein. Unsere Alternative hierfür: köstliche Entenbrust im Sesammantel (Seite 139).

Kein Hexenwerk: einen Tageskostplan erstellen

Vielleicht kennen Sie Ihren Grundumsatz (GU) von einer BIA-Messung oder einer Körperanalyse-Waage. Falls nicht, können Sie bei einem Arzt, einem Ernährungsberater oder in einem Fitness-Studio die Messung durchführen lassen. Die Unterschiede im Kalorienbedarf sind je nach GU enorm. Um sich bei der Erstellung eines Tageskostplans nicht zu verkalkulieren, ist es deshalb ratsam, den persönlichen GU zu kennen.

Erstellen Sie sich mit den Rezepten im Buch oder vergleichbaren recherchierten Rezepten mit Nährwertangaben einen Plan, bei dem die Energieverteilung folgendermaßen ist:

- 20–25 % Protein
- 30 % Fett
- 45–50 % Kohlenhydrate
- mind. 30 g Ballaststoffanteil

So können Sie auch die Zusammensetzung Ihrer Mikrobiota erheblich verbessern.

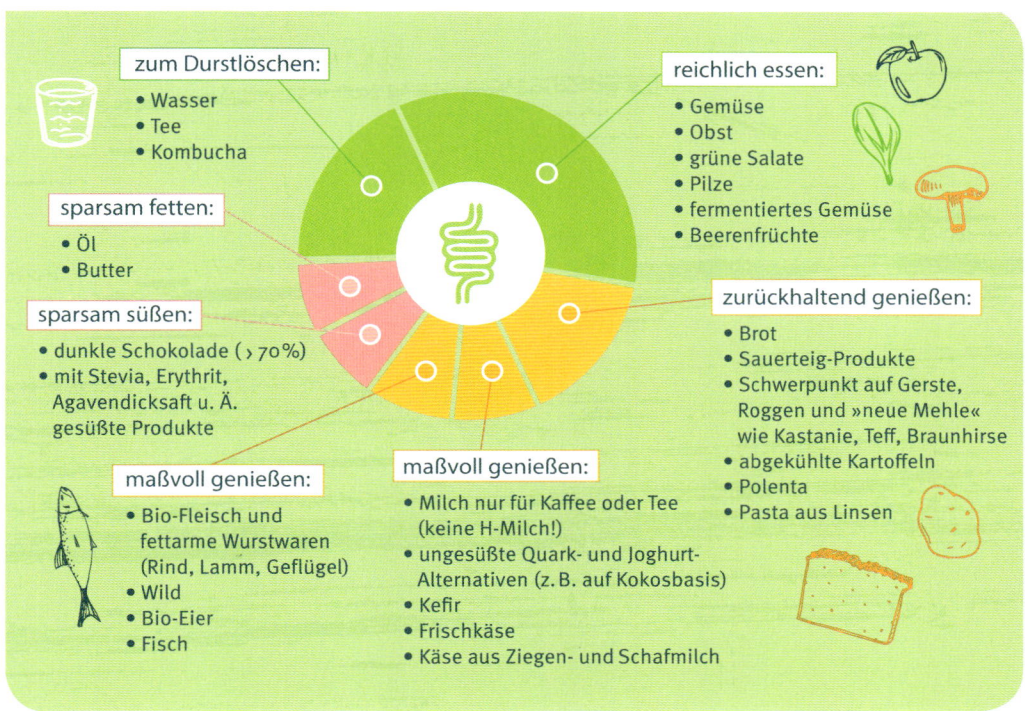

Abnehmen oder das Gewicht halten

Möchten Sie abnehmen? Dann erstellen Sie sich einen Plan, der etwa 200 kcal unter Ihrem Grundumsatz (GU) liegt. Wenn Sie Ihr Gewicht halten wollen, dann orientieren Sie sich am Grundumsatz und multiplizieren Sie diesen mit dem PAL-Faktor (Seite 158) entsprechend Ihrer körperlichen Aktivität. Entscheidend ist nicht die Bilanz pro Mahlzeit, sondern die Bilanz am Ende des Tages. Die Zusammensetzung der frühen Mahlzeit kann durchaus sehr kohlenhydratbetont sein, das Mittagessen eher proteinlastig, das abendliche Mahl eher fettreich.

Im Folgenden finden Sie zwei Tageskostpläne, die Ihnen beispielhaft zeigen, aus welchen Bausteinen Ihre GutBalance-Ernährung bestehen kann. Machen Sie sich auch mit Nährwert-Tabellen vertraut, damit Sie ein Gefühl dafür bekommen, was wie viel Energie liefert. So verkalkulieren Sie sich nicht bei der Pi-mal-Daumen-Berechnung Ihres Tageskostplans.

Tageskostplan Beispiel 1

Der Tageskostplan mit 1367 kcal ist ideal für eine Person mit einem GU von ca. 1500 kcal, die nicht nur die Stoffwechsellage und die Zusammensetzung der Mikrobiota erheblich verbessern, sondern auch sachte Gewicht verlieren möchte, oder für eine Person mit einem GU von 1370 kcal, die ihr Gewicht halten möchte. Die Ballaststoffanteil (zweitletzte Zeile rechts) und die Energieverteilung (letzte Zeile) zeigen, dass die Zusammensetzung dem Ideal von 25% P : 30% F : 45% KH mit 23 : 32 : 45 schon sehr nahe ist.

Die Darmbakterien stärken

Tageskostplan ca. 1 350 kcal

Mahlzeit	Menge	kcal	Protein in g	Kohlenhy-drate in g	Fett in g	Ballast-stoffe in g
Frühstück						
Birchermüsli mit Nüssen, Reisdrink	500 g	406	12	62	11	6
Heidelbeeren	125 g	48	1	9	1	6
Naturjoghurt	200 g	126	12	12	3	–
Kaffee mit Milch, 1,5 % Fett oder Sojadrink mit Calcium	500 ml	63	2	2	5	–
Summe Mahlzeit		643	27	85	20	12
zwischendurch						
Tee, ungesüßt oder mit Erythrit gesüßt	250 ml	–	–	–	–	–
Mineralwasser, still	250 ml	–	–	–	–	–
Summe		–	–	–	–	–
Mittagessen						
Hähnchenbrust, indisch (Seite 139)	538 g	418	40	37	11	4
Apfelschorle	200 ml	66	–	16	–	–
Mineralwasser, still	200 ml	–	–	–	–	–
Summe Mahlzeit		484	40	53	11	4
zwischendurch						
Mineralwasser, still	250 ml	–	–	–	–	–
Summe		–	–	–	–	–
Abendessen						
Bunter Salatteller, Dressing: Zitrone + Olivenöl	150 g	131	2	5	11	3
Falafel (Seite 126), Stück	20	109	5	8	6	3
Tee, ungesüßt	500 ml	–	–	–	–	–
Summe Mahlzeit		240	7	13	17	6
Gesamt		1 367	74	151	48	23
Energieverteilung			23 %	45 %	32 %	

Tageskostplan Beispiel 2

Der Tageskostplan mit 1525 kcal ist ideal für jemanden, der abnehmen möchte mit einem GU von 1700 kcal oder für eine Person mit einem GU von 1500 kcal, die lediglich die Stoffwechsellage und das Gleichgewicht im Darm verbessern und dabei das Gewicht halten möchte. Das Verhältnis der Makronährstoffe ist perfekt, der Ballaststoffgehalt ebenfalls.

Mahlzeit	Menge	kcal	Protein in g	Fett in g	Kohlenhydrate in g	Ballaststoffe in g
Frühstück						
Birchermüsli mit Nüssen, Reisdrink	500 g	406	12	11	62	6
Heidelbeeren	125 g	48	1	1	9	6
Naturjoghurt	200 g	126	12	3	12	–
Summe Mahlzeit		643	27	20	85	12
zwischendurch						
Tee, ungesüßt oder mit Erythrit gesüßt	250 ml	–	–	–	–	–
Mineralwasser, still	250 ml	–	–	–	–	–
Summe		–	–	–	–	–
Mittagessen						
Hähnchenbrust, indisch (Seite 139)	538 g	418	40	11	37	4
Apfelschorle	200 ml	66	–	–	16	–
Mineralwasser, still	250 ml	–	–	–	–	–
Summe Mahlzeit		484	40	11	53	–
zwischendurch						
Mineralwasser, still	250 ml	–	–	–	–	–
Summe		–	–	–	–	–
Abendessen						
Warmer Kichererbsen-Salat (Seite 120)	260 g	398	23	19	31	13
Tee, ungesüßt	500 ml	–	–	–	–	–
Summe Mahlzeit		398	23	19	31	13
Gesamt		1 525	90	50	169	30
Energieverteilung			24 %	30 %	45 %	

Einfache Mahlzeiten

Das folgende Repertoire an Müslis, Smoothies, Brotzeit-Varianten und Salaten kann Ihnen gerade anfangs dabei helfen, Ihren eigenen Tageskostplan zu erstellen. Im Rezeptteil (Seite 118) finden Sie darüber hinaus zahlreiche Gerichte, die Ihre Gut-Balance perfekt unterstützen.

Müsli und Smoothies

Müsli/Smoothie	Menge	kcal	Protein in g	Fett in g	Kohlenhydrate in g	Ballaststoffe in g
Birchermüsli: 80 g Haferflocken mit Reisdrink und 15 g Nüssen	140 g	387	10	13,5	61	6,3
Beeren-Crossies: 40 g Blaubeeren, 40 g Himbeeren, 30 g Erdbeeren, 150 g Sojadessert/-quark, 20 g gehackte Nüsse (Mix) und 15 g Cornflakes	300 g	177	5,3	7,2	9,3	2,8
Porridge / Overnight-oats, in Wasser gedämpft/gequollen	200 g	96	3	2	18	2
150 g Hüttenkäse auf Nektarinenragout (das gewürfelte Fruchtfleisch von 2 Nektarinen), Zitronensaft	250 g	203	19,5	6,75	3,6	2
Detox-Smoothie: 150 g Naturjoghurt, 1 TL Kakaopulver, 1 Msp. Zimtpulver, 2 EL Himbeeren, frische Minze	180 g	129	6,7	6,6	10,7	1,9
Protein-Smoothie: 60 g Haferflocken, 30 g Quark, 50 ml Buttermilch, 1 Kiwi, 1 Banane, 2 EL Himbeeren, frische Minze	320 ml	341	12,7	3,9	53,9	8,6
Smoothie aus je 35 g Ananas, Mango, Orange und Wasser	250 ml	54	0,4	0,1	4,4	1,4

Brotzeit

Mehr als 2 Scheiben Brot oder 1 Brötchen machen es schwierig, die GutBalance zu halten. Besser ist es, sich auf eine Brotmahlzeit pro Tag zu beschränken und ab und zu glutenfreies Brot zu backen oder zu kaufen. (Die folgenden Brote enthalten Weizen und andere glutenhaltige Getreidearten.)

Belegte Brote und Brötchen

Brotzeit-Variante	Menge in g	kcal	Protein in g	Fett in g	Kohlenhy-drate in g	Ballast-stoffe in g
1 Scheibe Vollkornbrot, dünn mit Butter bestrichen	45	167	2,9	11,3	15,5	2
2 Scheiben Butterbrot	85	258	4,7	13,3	34,4	4,6
1 Scheibe Roggenvollkornbrot mit Butter und Blaubeerkonfitüre	65	209	4,6	8,8	18,6	2,4
1 Scheibe Roggenbrot, mit Hüttenkäse und Schnittlauchröllchen	80	134	8,1	2,2	22	1,5
1 Roggenbrötchen mit 40 g Frischkäse, 40 g Putenbrust, 40 g Tomate, 10 g Kresse	180	202	21	1,8	25,7	4
1 Roggenbrötchen mit Butter und Marmelade	65	209	4,6	8,8	18,9	2,4

Salate

Salat	Menge in g	kcal in g	Protein in g	Fett in g	Kohlenhy-drate in g	Ballast-stoffe in g
Bunter Salatteller: 70 g gemischte Blattsalate mit je 20 g Tomate und Gurke, Dressing aus Olivenöl und Zitronensaft	150	200	0,1	20	1,3	1,6
Endivien-Salat an Currycreme (Seite 119)	285	250	6	18	6	3
Bunter Feldsalat: 70 g Feldsalat, 2 Kirschtomaten, 20 g Sprossen, Dressing: 1 TL Olivenöl, 2 EL Naturjoghurt, 1 TL Zitronensaft, 1 TL Agavendicksaft, Salz	190	247	3	22	7	2
Bunter Kartoffelsalat: 200 g gekochte Pellkartoffeln, abgekühlt, geschält; 30 g rote Express-Linsen, roh; 1 kleine Zwiebel; 125 ml Hühnerbrühe; 20 ml Essig; 30 g Schnittlauchröllchen, 5 Radieschen; Dressing: 10 ml Sonnenblumenöl, Chili, Pfeffer, Salz, Wasser	600	373	13	11	50	8
Lachs-Gurke-Fenchel-Salat an Avocadopüree: 75 g Räucherlachs, 50 g Avocado, 100 g Gurke, ¼ Zitrone, 50 g Gemüsefenchel, Dressing: Olivenöl, Chili, Pfeffer, Salz, Sojasauce Shoyu	395	650	23	58	7	4

Die kleine Lösung

Wenn Sie nach GutBalance leben möchten, aber wenig Budget für Arznei- oder Nahrungsergänzungsmittel zur Verfügung haben, erfahren Sie hier den direkten Weg raus aus der Stoffwechsel-Abwärtsspirale.

Wichtig ist, dass Sie:

- naturbelassene GutBalance-Lebensmittel, insbesondere pflanzliche Frischkost zu den Hauptdarstellern auf Ihrem Teller machen
- Ihre Essenszeiten innerhalb des Tages nach und nach auf 8 Stunden begrenzen, beispielsweise von 10 bis 18 Uhr, oder für die bis zum Abend Berufstätigen von 12 bis 20 Uhr
- 4 Stunden Abstand zwischen zwei Mahlzeiten einhalten
- die Entgiftungsleistung der Leber mit pflanzlichen Amara, also Salat und Kräutern mit leicht bitterem Geschmack, unterstützen
- Lebensmittel den Vorzug geben, die den Anteil der Buttersäure im Darm erhöhen. Das sind Butter und Parmesan, Radicchio und Radieschen, Artischocken und Mais, Möhren und Aprikosen, halbreife Bananen, Haferflocken, Erbsen, Orangen mit weißem Häutchen, Topinambur, Chicorée bzw. Zichorienwurzel, alle Zwiebelgewächse und: Kombucha!
- ... also auch fermentierte Lebensmittel essen bzw. trinken
- entzündungshemmende Beerenfrüchte essen und trinken
- den Verzehr von Schweinefleisch und Wurst daraus unterlassen
- jeden Morgen mit einem großen Glas heißem Wasser mit dem Saft einer halben Zitrone (wirkt basisch) beginnen
- jeden Tag mit einem Glas warmem Wasser mit einem Löffel pulverisiertem Gerstengras beschließen
- tagsüber Licht tanken
- ausreichend Schlaf finden

Bereits damit verbessern Sie die Stoffwechselleistung enorm. Das Ansiedeln der guten Darmbakterien geschieht ohnehin passiv: durch die Auswahl der Speisen, aber auch durch das Weglassen minderwertiger Lebensmittel. Mettbrötchen und TK-Pizzen sind raus. Bequem und schnell hin oder her, derlei Speisen hätten Sie gesundheitlich immerhin fast ruiniert.

Vielleicht können Sie einen festen Betrag pro Monat für Helferlein aufbringen, die Sie im Wechsel einnehmen, wenn eine Packung aufgebraucht ist.

Die wichtigsten sind:

Algen-Presslinge: Spirulina oder Chlorella, 12 Stück pro Tag. Sie liefern wertvolle Mikronährstoffe und binden die Schadstoffe, die zur Ausscheidung freigesetzt werden.

Erden: Gesteinspulver und Heilerden binden Schadstoffe und auch freies Cholesterin auf physikalische Weise und bringen es zur Ausscheidung. Jedes Mineral wirkt anders. Heilerde beispielsweise bindet eher überschüssiges Cholesterin, Diosmektit bindet auch die Schadstoffe der LPS-tragenden Darmbakterien und entlastet auf diese Weise die Leber (Seite 80).

Milchsäurebakterien: Laktobazillen und Bifidobakterien produzieren für unseren Organismus wichtige Substrate. Insbesondere die H_2O_2-Bilder unter den Laktobazillen korrigieren nebenbei den pH-Wert im Darm so, dass es für problematische Darmbakterien ungemütlich wird. Achten Sie beim Kauf auf Koloniezahl und Art (Seite 81) der enthaltenen Mikroben.

Lebermittel: Pflanzliche Pulver und Extrakte (Seite 81), die den Leberstoffwechsel aktivieren, sind bitter, aber sie fördern die Entgiftungsleistung enorm. Bitte nicht mit Underberg oder Jägermeister verwechseln.

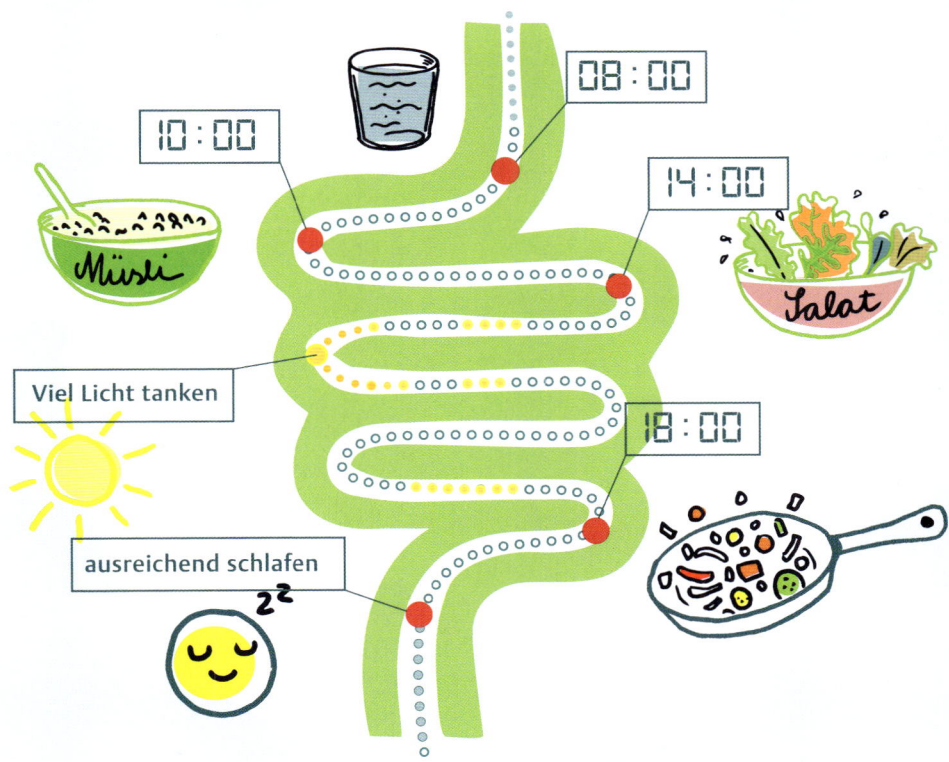

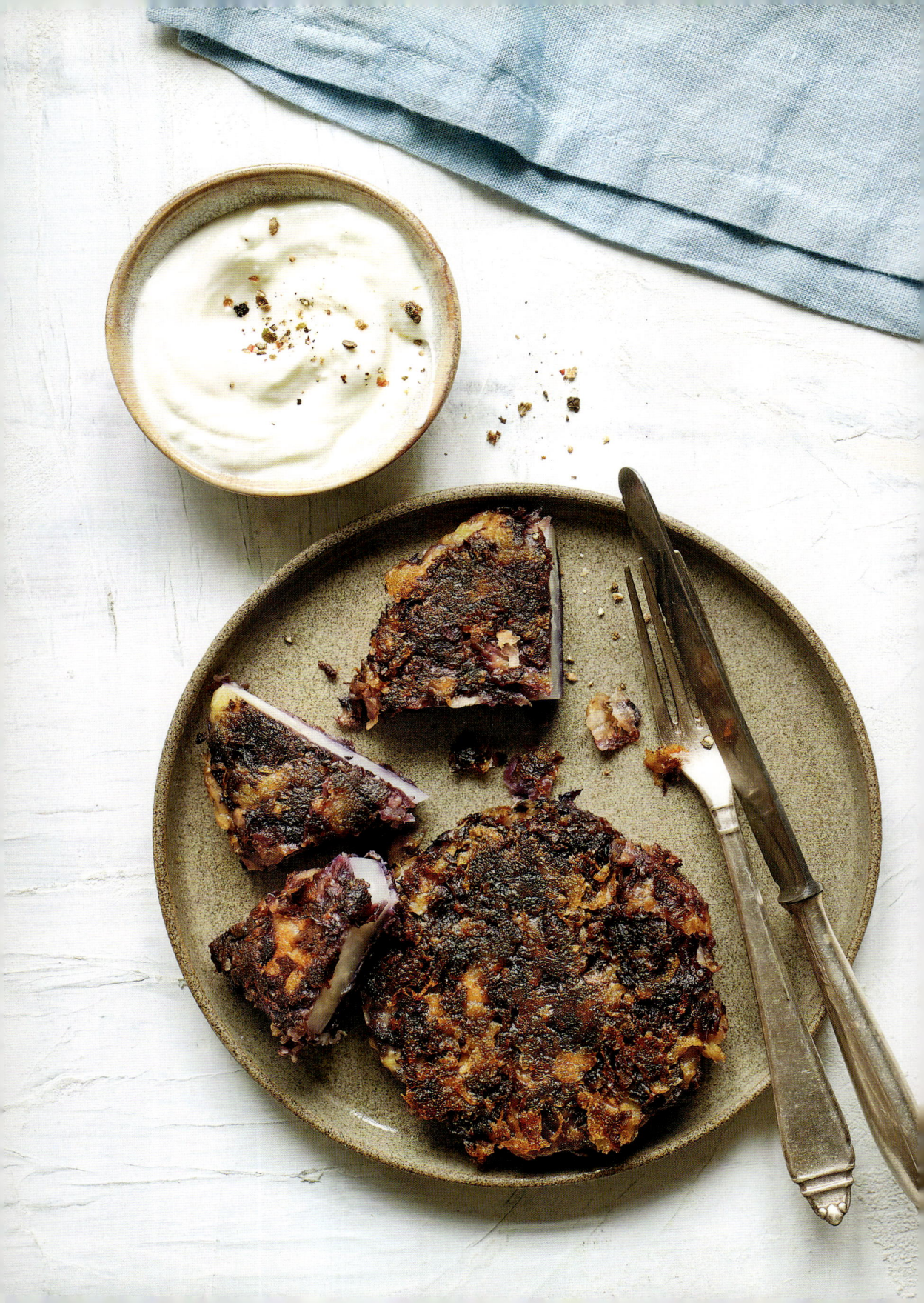

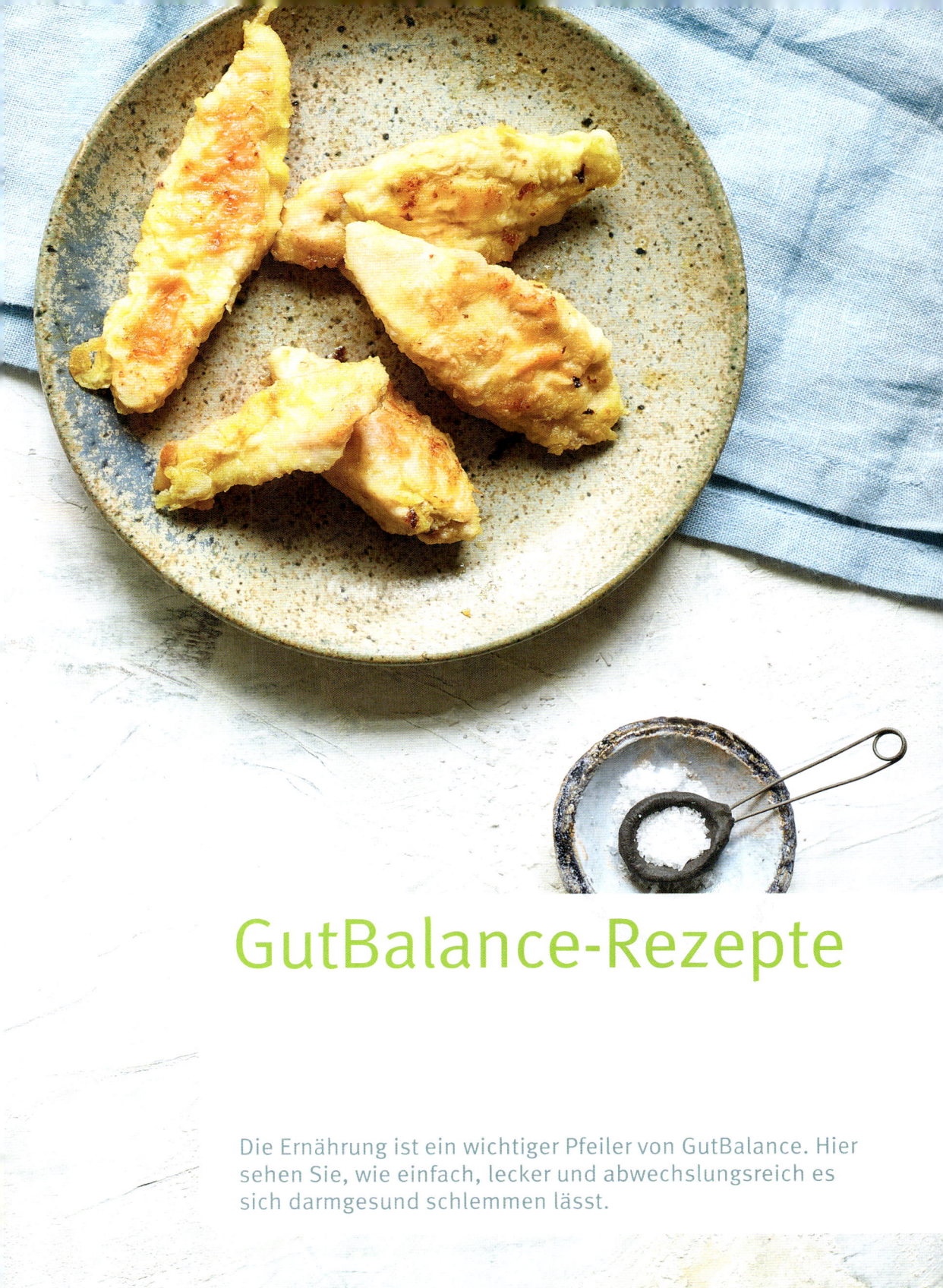

GutBalance-Rezepte

Die Ernährung ist ein wichtiger Pfeiler von GutBalance. Hier sehen Sie, wie einfach, lecker und abwechslungsreich es sich darmgesund schlemmen lässt.

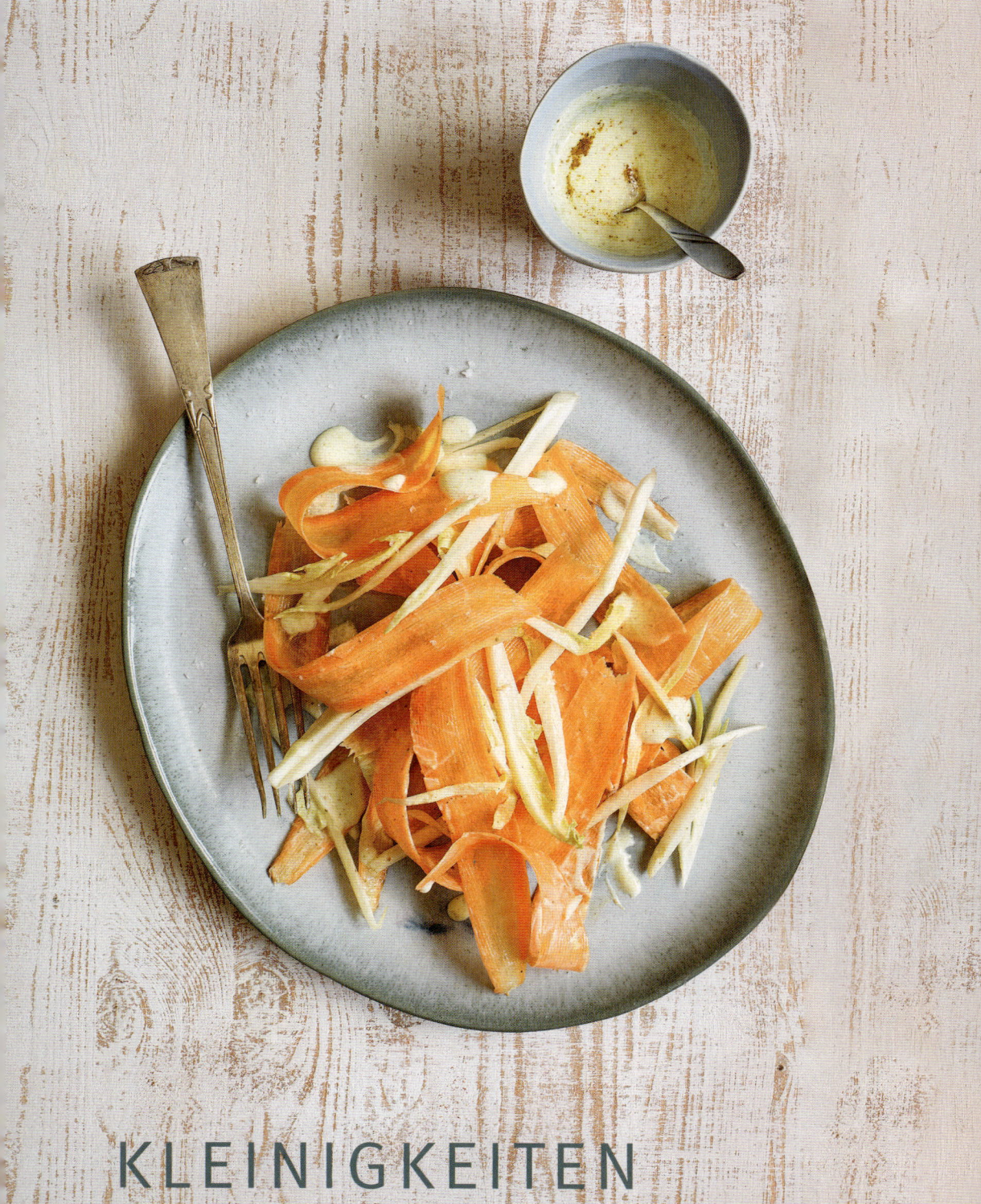

KLEINIGKEITEN

Endivien-Salat an Currycreme

» GutBalance-Aspekt: Endivie gehört zu den Zichoriengewächsen und bringt wie Chicorée eine Menge darmgesundes Inulin mit – ein Ballaststoff, den die Bifidobakterien im Darm als Substrat benötigen. Auch die Möhre punktet mit günstigen Ballaststoffen.

GF
1 Portion ⊙ 10 Min.

1 kl. Möhre • 80 g Endivien-Salat • 1 TL Olivenöl • 2 EL Naturjoghurt • 1 TL Zitronensaft • Currypulver • Salz

● Möhre raspeln. Salatblätter vom groben Schmutz befreien. Bündeln und in feine Streifen schneiden. Waschen, trocken schleudern.

● Öl, Joghurt, Zitronensaft und Gewürze vermengen, unter die Möhrenraspel und Endivienstreifen heben.

Nährwerte:
250 kcal • 6 g P • 8 g KH • 18 g F • 3 g Ba

Abkürzungen im Rezeptteil:

- GF: glutenfrei
- aGF: glutenfreie Alternative möglich
- LF: laktosefrei
- aLF: laktosefreie Alternative möglich
- P: Protein (Eiweiß)
- F: Fette
- KH: Kohlenhydrate
- Ba: Ballaststoffe
- kcal: Kalorien
- Nährwerte = Nährwerte pro Portion

Warmer Kichererbsen-Salat

❯❯ GutBalance-Aspekt: Dieser Salat ist eine »Liebeserklärung an den Darm«. Kichererbsen und Linsen sind Superfoods für die Ökologie im Darm. Leber und Darm lieben Mungbohnen, und Sie bestimmt auch bald. Die Aubergine punktet mit Polyphenolen, die ungünstige Darmbakterien vertreiben.

GF
4 Portionen ⊙ 8 h Einweichen + 20 Min. Vorbereitung + 10 Min. Kochen

- 50 g Beluga-Linsen (alternativ Mungbohnen, geschält und halbiert – Mung Dal Dhuli)
- 400 g Kichererbsen, Glas
- 1 kl. Aubergine
- 100 g Babyspinat, frisch
- 200 g Cocktailtomaten, frisch
- 1 Avocado
- 200 g Feta aus Schafs-/Ziegenmilch
- 1 Orange
- Pfeffer
- Salz

● Linsen bzw. Mungbohnen über Nacht in Wasser einweichen, am nächsten Tag abgießen, abspülen und nach Packungsanweisung kochen.

● Die Kichererbsen über einem Sieb abtropfen lassen. Die Aubergine waschen, in grobe Würfel schneiden und salzen. Die Würfel 15 Min. ruhen lassen.

● Währenddessen den Spinat waschen und vorsichtig trocken schleudern. Die Tomaten waschen und halbieren. Avocado schälen, entkernen und in Streifen schneiden. Den Feta in grobe Würfel schneiden. Die Orange schälen und grob würfeln, den Saft auffangen.

● Auberginenwürfel mit Küchenpapier abtupfen. In einer heißen Pfanne ohne Zugabe von Öl 5 Min. rösten. Dabei mehrmals wenden.

● Kichererbsen, Linsen, Orangenstücke und -saft, Spinat, Tomaten, Feta und Auberginenstücke vermengen und auf vier Tellern verteilen. Mit Avocadospalten wie Salat anrichten. Pfeffern, salzen.

Nährwerte:
400 kcal • 23 g P • 31 g KH • 19 g F • 13 g Ba

Kleinigkeiten 121

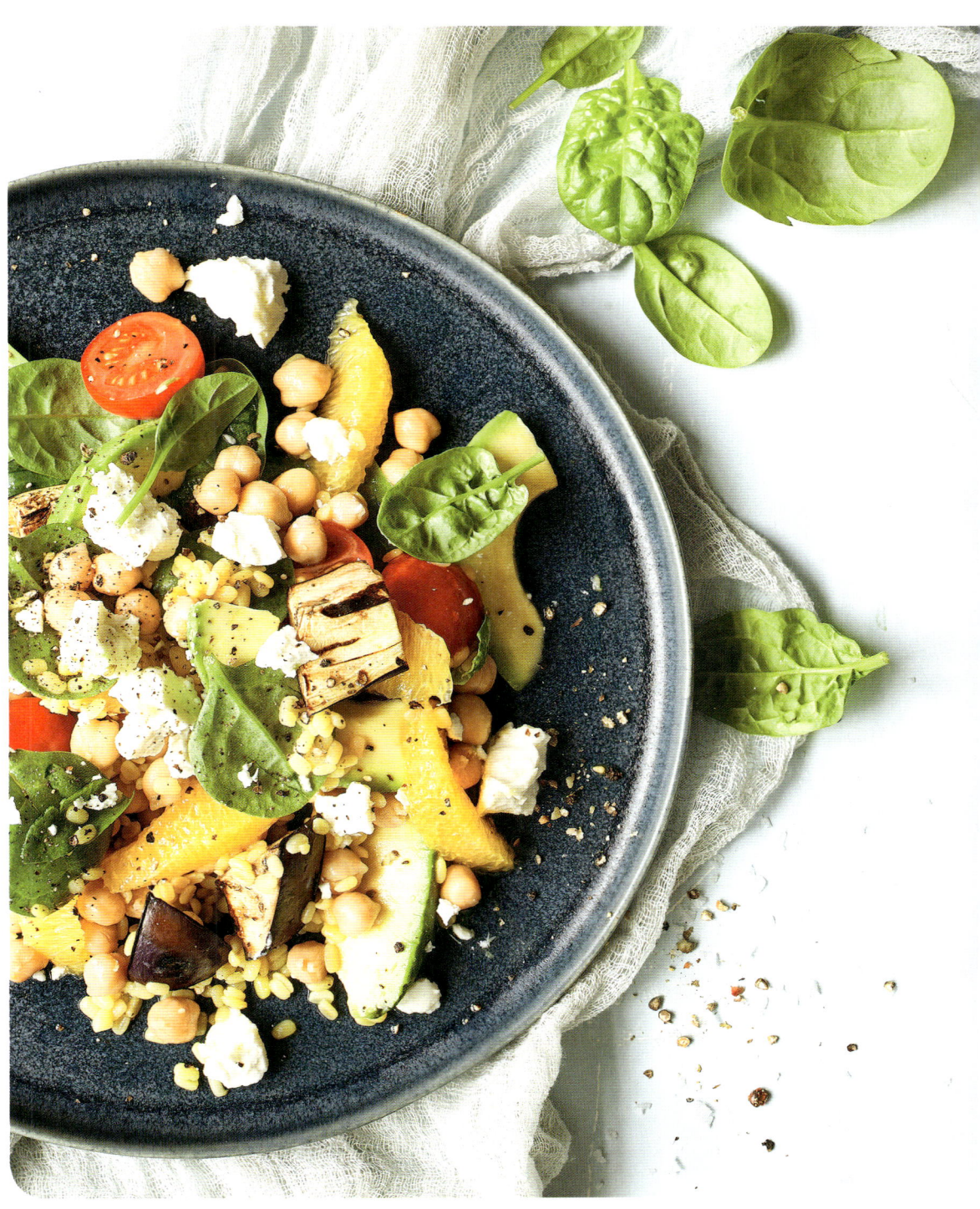

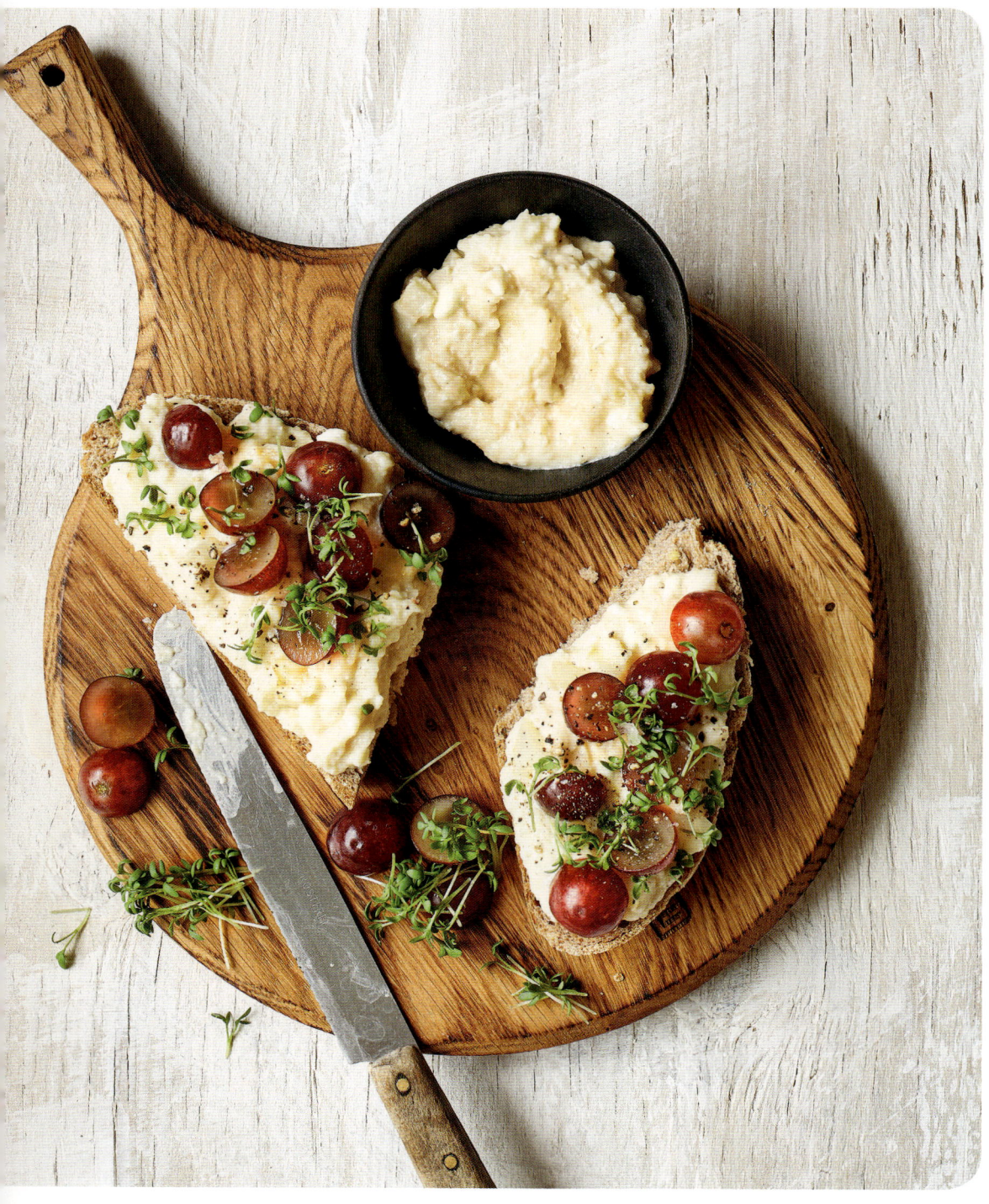

Sellerie-Creme

» GutBalance-Aspekt: Das Flavonoid Apigenin im Sellerie schützt die Darmschleimhaut. Ein Drittel der Knolle besteht aus Fasern für die ballaststoffspaltenden Darmbakterien. Kresse und Zwiebeln liefern wichtige Schwefelverbindungen.

GF, aLF
Für 3 üppige Portionen ⊘ 10 Min. + 15 Min. Garzeit + 15 Min. Wartezeit

- 400 g Knollensellerie
- 40 g Zwiebel
- 20 g Butter (aLF: Olivenöl)
- Salz
- weißer Pfeffer aus der Mühle
- 200 ml Apfelsaft
- 75 g Feta aus Schafsmilch
- 50 g saure Sahne (aLF: Soja-Dessert, ungesüßt)
- 1 TL Dijon-Senf
- 1 TL Zitronensaft
- 100 g kernlose Trauben
- 1 Brotscheibe
- 25 g Kresse (1 Schälchen)

● Sellerie und Zwiebeln schälen und fein würfeln. In Butter andünsten. Salzen, pfeffern. Mit dem Apfelsaft ablöschen und bei geschlossenem Deckel 7 Min. garen. 1 EL entnehmen, den Rest mit dem Stabmixer pürieren und in einer kleinen Schüssel 15 Min. abkühlen lassen.

● Inzwischen den Feta zerbröseln, in einer zweiten Schüssel mit saurer Sahne, Senf und Zitronensaft glatt rühren.

● Die Käsemasse in das Püree einarbeiten, mit Salz und Pfeffer abschmecken. Die zurückbehaltene Menge der Gemüsewürfelchen unterheben.

● Trauben vierteln. Eine Brotscheibe mit der Masse bestreichen, mit Kresse dicht bestreuen und mit den Trauben belegen. Reste im Kühlschrank lagern oder vernaschen.

Tipp Mit mitgedünsteten Apfel-Würfelchen bekommt die Creme Chutney-Charakter und eignet sich als Topping, z. B. für Reisgerichte.

Kidney-Dip

» GutBalance-Aspekt: Kidneybohnen sind präbiotisch, die sekundären Pflanzenstoffe der Petersilie liebt die Leber. Ein einfacher und schneller Brotaufstrich oder ein Dip, der jede Party bereichert.

GF, LF
4 Portionen
⏱ 20 Min. (oder 8 h Einweichzeit + 60 Min. Kochzeit)

400 g Kidneybohnen, getrocknet (wahlweise 400 g aus Dose oder Glas) • 2 Knoblauchzehen • 2 EL Limettensaft • 2 EL Olivenöl • 2 EL Wasser • 1 TL Paprikapulver, edelsüß • 1 Bund Petersilie, frisch • Salz • Cayennepfeffer

● Getrocknete Kidneybohnen in Wasser über Nacht einweichen. Am nächsten Tag abgießen und unter fließendem Wasser abspülen, abtropfen lassen. Nach Packungsanleitung kochen. Alternativ die Bohnen aus Glas oder Dose abgießen, abtropfen lassen.

● Alle Zutaten in einen Mixer geben und auf höchster Stufe oder pulsierend ½ Min. mixen. Bei Bedarf den Mixer mehrmals stoppen und den Dip von den Seiten herunterschieben. Mixen, bis die Masse eine cremige Konsistenz hat.

Nährwerte:
240 kcal • 9 g P • 27 g KH • 11 g F • 11 g Ba

Bresaola-Säckchen to go

» GutBalance-Aspekt: Rucola bringt gesunde Schwefelverbindungen mit, die Pinienkerne hochwertige Fettsäuren und Sitosterol. Bei Verzicht auf Brot ist so ein Päckchen ein gesunder Snack für den gesamten Darm.

GF, LF
8 Portionen ⏱ 15 Min.

50 g Pinienkerne • 50 g Rucola, frisch • 40 g Parmesan • weißer Pfeffer aus der Mühle • 2 TL Apfelessig • 250 g Bresaola oder Bündnerfleisch (alternativ 8 dünne Scheiben getrockneter Rindersaftschinken) • einige Halme frischer Schnittlauch

● Pinienkerne ohne Fett in einer Pfanne anrösten. Abkühlen lassen und grob hacken. Rucola fein schneiden, Parmesan hobeln, mit Kernen und Rucola vermengen, pfeffern. Essig unterheben.

● Bresaola-Scheiben auslegen, die Masse mittig aufsetzen, Ränder seitlich hochziehen. Schnittlauchhalme kurz blanchieren, abschrecken. Schinken mit den Halmen zu Säckchen zubinden.

Nährwerte:
105 kcal • 13 g P • 1 g KH • 5 g F • 5 g Ba

Kleinigkeiten 125

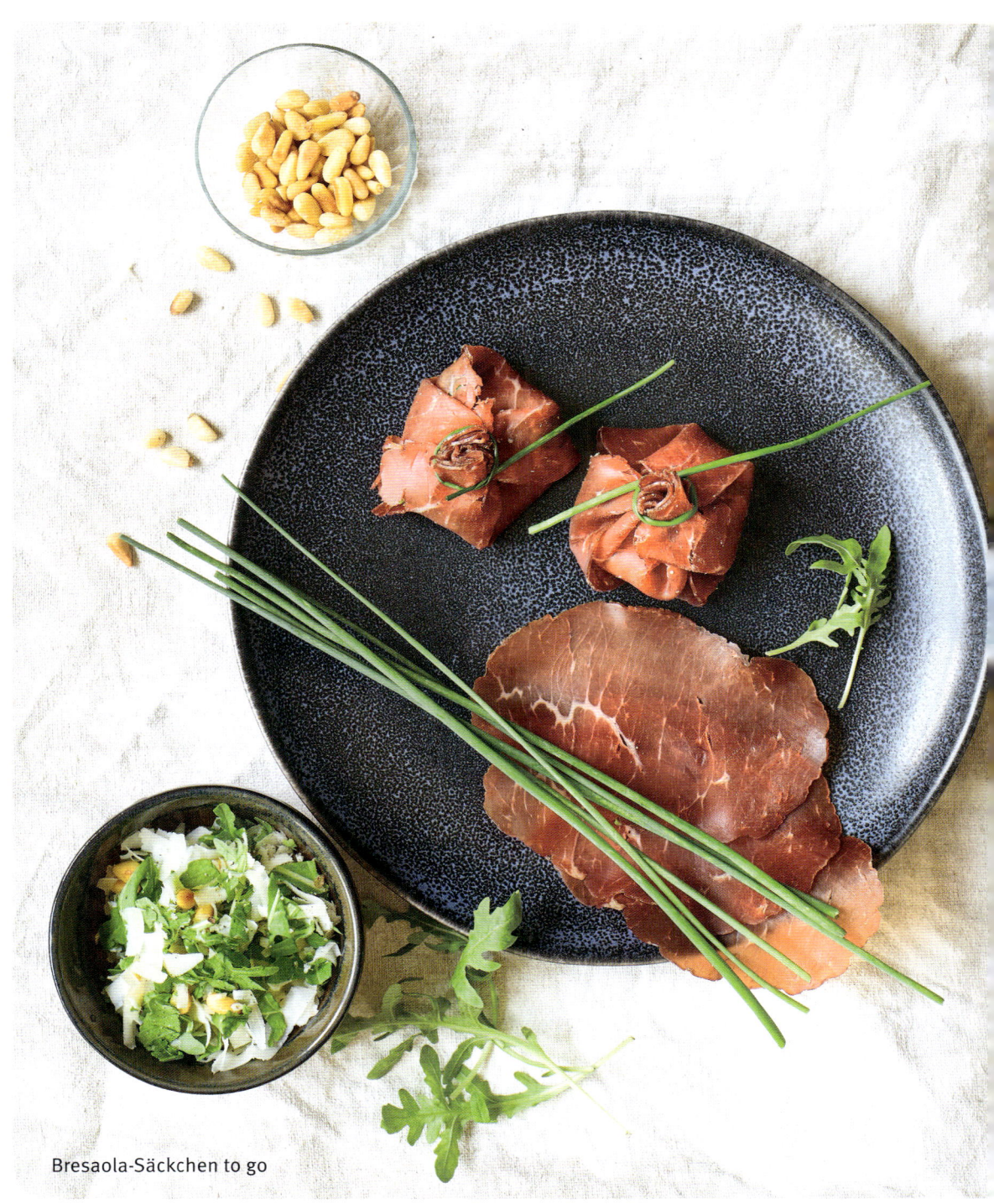

Bresaola-Säckchen to go

Falafel

» GutBalance-Aspekt: Die orientalischen Kugeln enthalten als Hauptbestandteil die darmgesunde Kichererbse, statt Schrot und Mehl, und antidiabetisch wirksame Gewürze. Wenn es schneller gehen soll, darf es auch die Bio-Falafel-Fertigmischung sein.

GF, LF
4 Portionen ⊘ 25 Min. + 15 Min. Kochzeit

150 g Kichererbsen (getrocknet) • 1 Zwiebel • 1 Knoblauchzehe • 1 Bund Petersilie oder Koriander • 50 g Reismehl • 1 TL Salz • 1 TL Kreuzkümmel • 1 TL geriebener Ingwer • Chiliflocken • 2 TL Ghee

• Kichererbsen im Blitzhacker oder Mixer zu Mehl vermahlen. Zwiebel und Knoblauchzehe schälen und würfeln. Kräuter fein hacken oder ebenfalls im Blitzhacker zerkleinern.

• Alle Zutaten (bis auf das Ghee) vermengen. Mit 240 ml kochendem Wasser übergießen, durchrühren, 20 Min. quellen lassen. Falls der Teig noch nicht formbar ist, etwas Wasser nachgießen und einrühren.

• Mit nassen Händen aus der Masse 12 Kugeln formen. Ghee in einer Pfanne erhitzen. Die Falafel von allen Seiten anbraten, ggf. leicht flach drücken.

Nährwerte:
335 kcal • 13 g P • 32 g KH • 18 g F • 8 g Ba

Fernsehabend-Snack

» GutBalance funktioniert am besten mit 16:8-Intervallfasten. Das heißt, wer z. B. um 10 Uhr frühstückt, hat nach 18 Uhr und für den Fernsehabend nichts mehr »frei«. Gelegentliche Ausreißer wird es vielleicht geben, dafür gibt es präbiotische Möglichkeiten.

GF, LF
1 Portion ⊘ 25 Min.

75g Kichererbsen (Glas) • etwas Olivenöl • Kitchari

• Kichererbsen abtropfen lassen. Dann 15 Min. im Backofen bei 200 Grad garen.

• Anschließend in wenig Olivenöl und Kitchari wälzen.

Nährwerte:
120 kcal • 5 g P • 15 g KH • 5 g F • 5 g Ba

Tipp: In orientalischen Feinkostgeschäften sind preiswerte Mischungen aus ohne Fett gerösteten und teils gepufften Hülsenfrüchten erhältlich.

Kleinigkeiten 127

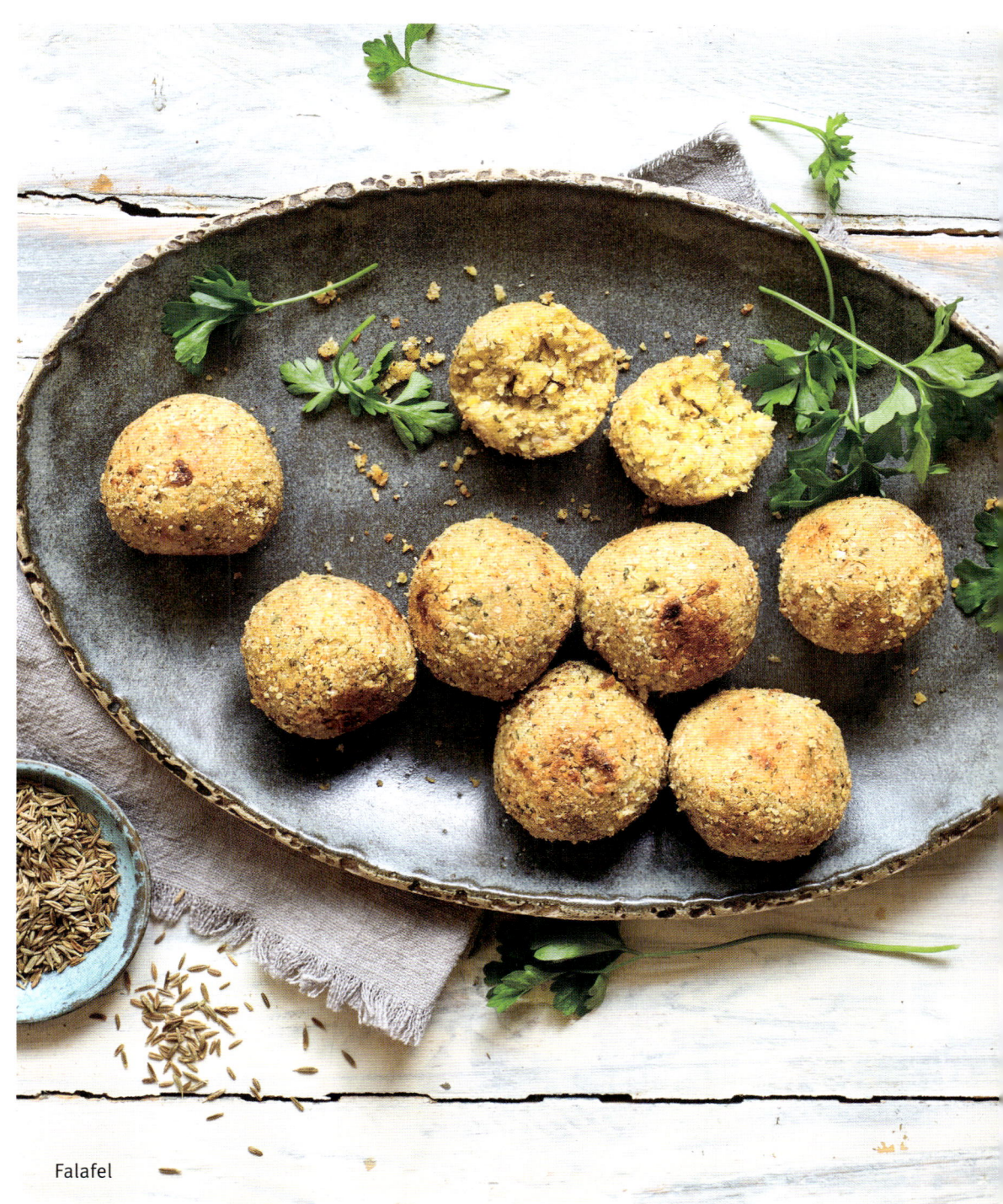

Falafel

HAUPTGERICHTE

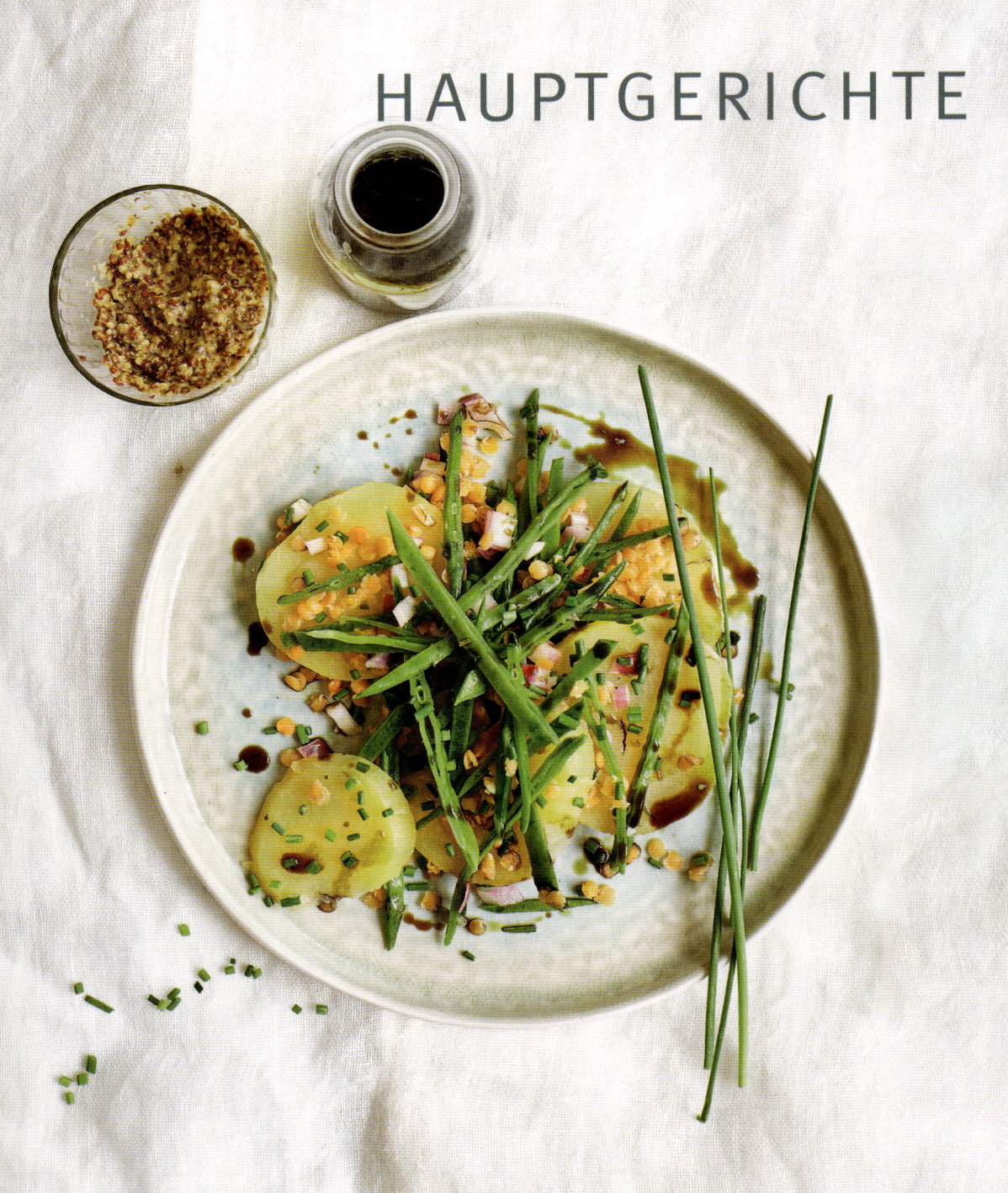

Schneller warmer Kartoffelsalat

>> GutBalance-Aspekt: Linsen und abgekühlte Kartoffeln sind eine Traum-Kombination für die Entwicklung der Darmbakterien.

GF, LF
1 Portion ⊘ 30 Min. + 40 Min. Kochzeit

200 g Kartoffeln, festkochend • 2 EL rote Express-Linsen • 1 Zwiebel • 100 ml Bio-Gemüsebrühe • 1 TL Senf • 1 Bund Schnittlauch • 30 g Zuckerschoten • 3 EL Apfelessig • 4 EL Olivenöl • 1 EL Kürbiskernöl • Pfeffer, frisch gemahlen

- Kartoffeln 35–40 Min. kochen, warm pellen. In der Zwischenzeit Linsen in kaltem Wasser waschen, bis es klar bleibt. Dann in einem Topf mit kaltem Wasser zum Kochen bringen. 10 Min. ohne Deckel köcheln lassen, abseihen.

- Zwiebel fein würfeln. Brühe aufkochen, Zwiebel und Senf hinzufügen, 2 Min. ziehen lassen, vom Herd nehmen.

- Schnittlauch zu Röllchen schneiden. Zuckerschoten in feine Streifen schneiden. Lauwarme Kartoffeln in 3 mm dicke Scheiben schneiden. Essig zur Brühe geben. Erst Schnittlauch und Schoten, dann Kartoffeln und Linsen unterheben. 30 Min. ziehen lassen. Öle untermengen, pfeffern, ggf. nachwürzen und lauwarm servieren.

Nährwerte:
440 kcal • 9 g P • 35 g KH • 22 g F • 4 g Ba

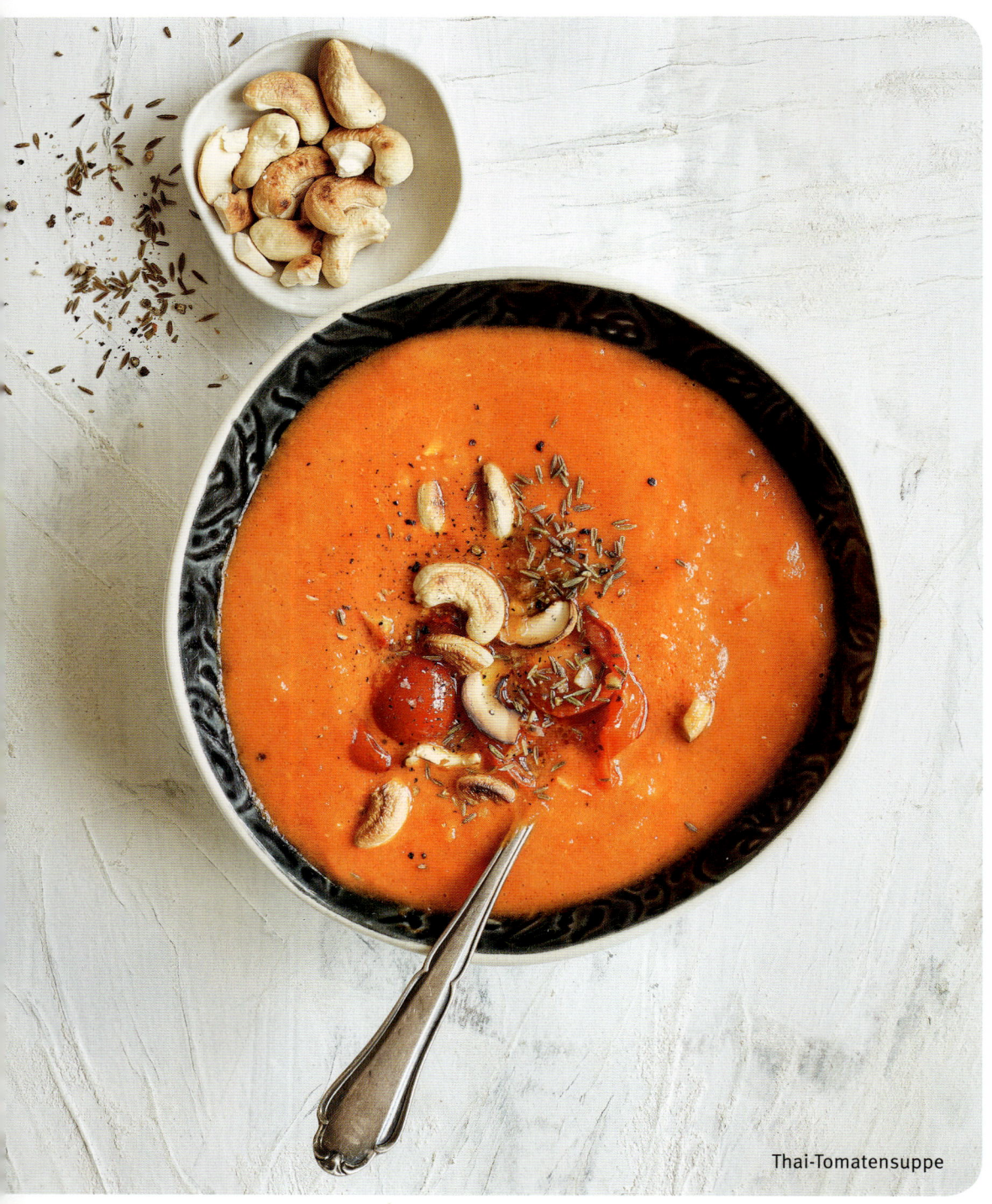

Thai-Tomatensuppe

Hauptgerichte

Thai-Tomatensuppe

» GutBalance-Aspekt: Lycopin, das Antioxidans in Tomaten, ist nur im gegarten Zustand bioverfügbar. Ingwer und die Gewürze der roten Currypaste wirken antidiabetisch.

GF, LF
2 Portionen ⊘ 15 Min.

100 g Cocktailtomaten • 2 Knoblauchzehen • ½ cm Ingwer • 1 TL Sesamöl • 1 TL rote Currypaste (Thai-Curry) • 3 EL Tomatenmark • ggf. 1 Spritzer Fischsauce • 1 Dose geschälte Tomaten • 300 ml Kokosmilch, ungesüßt • 1 EL Cashewkerne • Salz • Pfeffer • Kreuzkümmel

● Die frischen Tomaten halbieren. Knoblauch und Ingwer schälen und fein hacken.

● Sesamöl in einem Topf erhitzen. Die Tomatenhälften hinzugeben und kurz anbraten. Knoblauch, Ingwer, Currypaste und Tomatenmark hinzufügen und unter Rühren 2 Min. scharf anbraten. 1 EL der Masse entnehmen. Mit Fischsauce und Dosentomaten ablöschen. Kokosmilch angießen, aufkochen lassen.

● Cashewkerne grob hacken und in einer Pfanne ohne Öl 2 Min. anrösten. Die Suppe im Topf pürieren. Entnommene Tomatenmasse zurück in die Suppe geben. Mit Salz, Pfeffer und Kreuzkümmel würzen und mit den Cashewkernen bestreut servieren.

Nährwerte:
305 kcal • 6 g P • 12 g KH • 27 g F • 3 g Ba

Kürbis-Cremesuppe

» GutBalance-Aspekt: Das Kürbisfleisch und die Maroni sind präbiotisch, die Gewürze wirken antidiabetisch.

GF, aLF
2 Portionen ⊘ 15 Min. + 30 Min. Kochzeit

80 g Kartoffeln • 1 Zwiebel, gewürfelt • 250 g Kürbis, Butternut • ½ Bund Petersilie • 75 g Maroni, gekocht, vakuumiert • 1 TL Ghee • ½ l Gemüsebrühe • 100 g saure Sahne (aLF: Soja crème) • Salz • Pfeffer • Schale von ½ Zitrone • ½ EL Reissirup • Muskat

● Kartoffeln und Zwiebel in grobe Würfel schneiden. Kürbis schälen, entkernen, in grobe Würfel schneiden. Petersilie fein hacken. Maronen grob zerkleinern.

● Topf erhitzen, die Hälfte des Ghees darin heiß werden lassen. Zwiebel anschwitzen. Kartoffeln und Kürbis zugeben, kurz mitbraten. Mit der Brühe ablöschen. Aufkochen und 25 Min. bei reduzierter Hitze köcheln lassen.

● Suppe im Topf pürieren. Das restliche Ghee in die Pfanne geben und die Maronenstücke darin anrösten.

● Die saure Sahne und ¾ der Petersilie in die Suppe geben. Mit Salz, Pfeffer, Zitronenschale, Reissirup und Muskat abschmecken. Auf zwei Tellern verteilen, Maronenstücke und Petersilie darübergeben.

Nährwerte:
170 kcal • 3 g P • 9 g KH • 4 g F • 3 g Ba

Lachs-Omelett mit Brokkoli

» GutBalance-Aspekt: Brokkoli hilft dem Körper bei der Entgiftung in Phase 2 (Seite 79), die Frühlingszwiebeln liefern zusätzliche Schwefelverbindungen, der Lachs Omega-3-Fettsäuren, das Olivenöl Polyphenole.

GF, LF
1 Portion ⊘ 15 Min.

200 g Brokkoli, frisch, in Röschen • Salz • 30 g Olivenöl • 2 Frühlingszwiebeln • 100 g Räucherlachs • 1 Ei • Muskat • Pfeffer

- Brokkoli-Röschen in wenig leicht gesalzenem Wasser in einem kleinen Topf 5 Min. dünsten. Abtropfen lassen.

- Pfanne erhitzen, mit Olivenöl auspinseln. Frühlingszwiebeln in Ringe schneiden. Einen Teil zurückbehalten, die restlichen Ringe in der Pfanne glasig dünsten.

- Räucherlachs zerpflücken und mit dem Brokkoli in die Pfanne geben.

- Ei in einer Schüssel aufschlagen, verquirlen und würzen. Die Rühreimasse mit in die Pfanne geben. Deckel aufsetzen, Hitze reduzieren, stocken lassen. Wenden und Rückseite braten. Im Ganzen auf einen Teller gleiten lassen. Mit den restlichen Zwiebelröllchen garnieren.

Nährwerte:
380 kcal • 25 g P • 4 g KH • 30 g F • 5 g Ba

Reis-Superbowl to go

» GutBalance-Aspekt: Mais, Sesam, Hanfsamen und Naturreis sind präbiotische Feinkost für die Darmbakterien. Die Avocado bringt gute Fettsäuren mit. Die Reismenge lässt sich auch vervierfachen für eine ganze Arbeitswoche schneller Reis-Superbowl-Variationen.

GF, LF
1 Portion ⊘ 45 Min. + ggf. 1 Nacht

50 g Naturreis • 1 Karotte • 50 g Mais (Glas/Dose) • ½ Avocado • 25 g Rucola, junge Blätter • 2 EL Olivenöl • 2 EL Zitronensaft • 1 TL Ahornsirup • 1 EL Oliven • 1 TL Sesam • 1 Schraubglas (ca. 500 ml) mit weitem Hals

- Reis nach Packungsanleitung kochen.

- Karotte abbürsten, raspeln oder in feine Streifen hobeln. Mais in einem Sieb abspülen, abtropfen lassen. Avocado schälen, Fruchtfleisch in feine Spalten schneiden.

- Rucola waschen und trocken schütteln. Olivenöl, Zitronensaft und Ahornsirup zu einem Dressing vermischen.

- Naturreis mit Rucola, Karotte, Mais, Avocado, Oliven und dem Dressing vermengen. In das Schraubglas füllen, mit Sesam bestreuen.

- Bis zum nächsten Tag im Kühlschrank lagern.

Nährwerte:
765 kcal • 9 g P • 47 g KH • 56 g F • 8 g Ba

Hauptgerichte 133

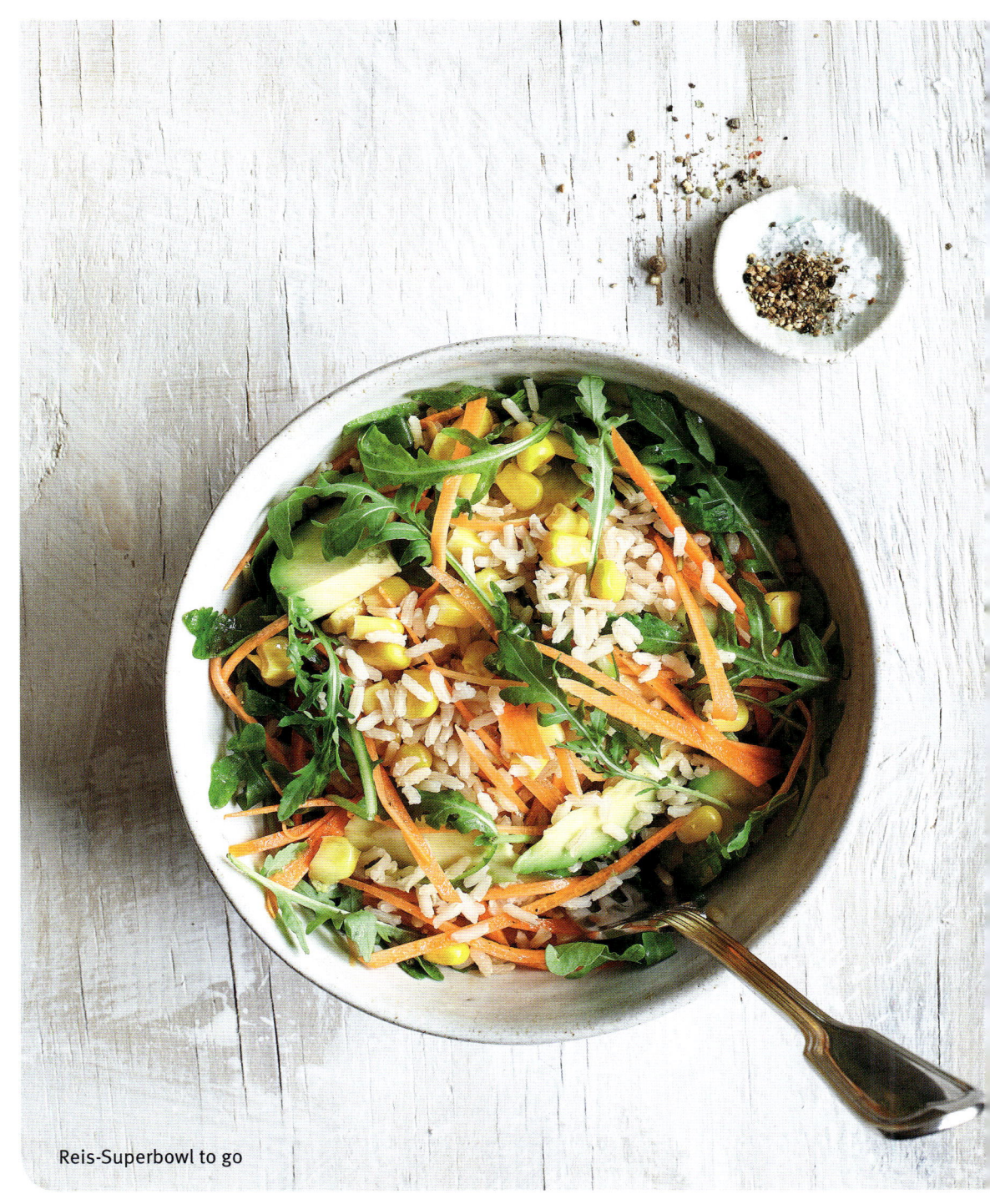

Reis-Superbowl to go

Roter Reis mit Süßkartoffel-Curry

» GutBalance-Aspekt: Der rote Reis ist besonders kaliumreich, hilft bei regelmäßigem Verzehr, den Cholesterinspiegel zu senken, und begünstigt die Ansiedlung neuer gesundheitsfördernder Darmbakterien. Süßkartoffeln fördern eine gesunde Darmschleimhaut. Die Gewürze wirken antidiabetisch.

GF, LF
2 Portionen ⏱ 10 Min. + 30 Min. Garzeit

- 125 g roter Reis (Naturkostladen)
- 4 EL Naturjoghurt
- 1 Chilischote
- 1 Knoblauchzehe
- 1 cm Ingwer, frisch
- 1 Zweig frische Minze
- 200 g Süßkartoffeln
- 1 Zwiebel, rot
- 1 TL Koriandersamen, gemahlen
- 1 TL Kreuzkümmel (Cumin), ganz
- 1 TL Zimtpulver
- 1 EL Fenchelsamen
- alternativ für die 4 Gewürze
- 1 EL Ras-el-Hanout (Seite 158)
- 1 EL Ghee (wahlweise Kokosöl)
- 1 Tasse Kokosmilch
- 1 Tasse Wasser
- Salz
- 2 EL Walnüsse

● Den roten Reis nach Anleitung kochen. Joghurt aus der Kühlung nehmen.

● Während der Reis kocht, die Chilischote entkernen. Chili, Knoblauch, Ingwer und den Stiel der Minze fein hacken.

● Süßkartoffeln schälen und in 2 × 2 cm große Würfel schneiden.

● Zwiebel achteln, Gewürze mörsern.

● Ghee in einer Pfanne mit hohem Rand erhitzen, Gewürze einige Sekunden anrösten. Ingwer, Knoblauch, Minze, Zwiebelspalten und Chili zugeben, 1 Min. scharf anbraten. Süßkartoffeln und Kokosmilch zugeben, kurz anschmoren. 1 Tasse Wasser zugeben. Im geschlossenen Topf 20 Min. köcheln lassen. Am Ende der Garzeit salzen.

● In der Zwischenzeit die Nüsse grob hacken. Reis und Süßkartoffelcurry nebeneinander mit 2 EL Joghurt auf dem Teller anrichten, mit Minzeblättchen und Nüssen überziehen.

Nährwerte:
600 kcal • 15 g P • 105 g KH • 15 g F • 8 g Ba

Kohlrabi-Knusperschnitten

» GutBalance-Aspekt: hervorragendes Verhältnis der Makronährstoffe zueinander. Der Blutzucker steigt nur sacht. Kohlrabi enthält wertvolle Schwefelverbindungen, die feine Möhren-Kartoffel-Hülle ist eine darmgesunde Panade.

LF, aGF
2 Portionen ⊙ 10 Min. + 20 Min. Garzeit

- 1 Knolle Kohlrabi
- Salz
- 1 Kartoffel
- 2 Möhren (z. B. violette »Purple Haze«)
- 1 Ei
- Pfeffer
- 20 g Mehl (aGF: glutenfreies Mehl, z. B. von Hammermühle)
- Olivenöl zum Braten

● Kohlrabi schälen und in 1 cm dicke Scheiben schneiden. Wasser in einem Topf mittlerer Größe aufkochen, salzen. Scheiben hineinlegen und 6 Min. kochen. Abtropfen lassen und mit Küchenpapier trocknen.

● Währenddessen die Kartoffel schälen und die Möhren waschen. Beides fein reiben. Kartoffelfasern leicht ausdrücken. Beides vermengen, die Masse auf eine Untertasse geben. Ei verquirlen, kräftig mit Salz und Pfeffer würzen und in ein Schälchen geben. Mehl in ein weiteres Schälchen geben.

● Abgetrocknete Kohlrabi-Scheiben erst in Mehl wenden, dann in Ei, abschließend in den Fasern. In einer Pfanne in wenig heißem Öl beidseitig je 2 Min. ausbacken.

Das passt dazu: Gebratene Hähnchenbruststreifen (im restlichen Ei und Mehl gewendet); Reis, ggf. vom Vortag. Als Sauce 1 EL milder Ajvar aus dem Glas oder 1 EL Schafsmilchjoghurt.

Nährwerte:
270 kcal • 6 g P • 13 g KH • 13 g F • 4 g Ba

Gratinierte Avocado

» GutBalance-Aspekt: Dieses schnelle Gericht liefert neben komplexen Kohlenhydraten beste Fettsäuren, die auch der Regeneration der Darmschleimhaut dienen.

GF, LF
2 Portionen ⊙ 10 Min. + 10 Min. Kochzeit + 8 Min. Backzeit

- 1 reife Avocado
- 2 EL Zitronensaft
- 1 Frühlingszwiebel
- 1 Knoblauchzehe
- 1 EL Ghee
- 2 Tomaten
- 1 EL Sojasauce
- 1 EL geschälte Mandeln
- 2 EL Sojasahne
- ½ TL Salz
- 1 Prise Cayennepfeffer
- 1 EL Feta (Schafskäse)
- 2 EL glutenfreie Semmelbrösel (alternativ Maisgrieß)
- 1 EL Emmentaler Käse, gerieben
- 1 EL Schnittlauchröllchen

● Avocado halbieren, das Fleisch vorsichtig aus den Schalen lösen und würfeln. Mit Zitronensaft beträufeln, beiseitestellen, die Schalen ebenfalls beiseitestellen. Das Helle der Zwiebel in Röllchen schneiden, Knoblauch hacken. Im heißen Ghee glasig werden lassen. Tomaten schälen (ggf. vorher blanchieren) und würfeln, mit der Sojasauce zu den Zwiebeln geben, 10 Min. dünsten.

● Grill vorheizen. Mandeln hacken. Sojasahne unter die Tomatenwürfel heben, mit Salz und Cayennepfeffer würzen. Feta in Würfel schneiden. Mit Mandeln, Semmelbröseln und Avocado vermengen. In die Avocadoschalen füllen, mit Reibekäse bestreuen. 8 Min. grillen. Vor dem Servieren mit Schnittlauch bestreuen.

Nährwerte:
295 kcal, 9 g P, 10 g KH, 23 g F, 14 g Ba

Wirsing-Pie

>> GutBalance-Aspekt: Wirsing ist wie Zaubertrank für die saccharolytische Mikrobiota. Er hilft dabei, unerwünschte Keime loszuwerden. Vorsicht, sehr gehaltvolle Speise: Sparen Sie, wenn möglich, an der Sojasahne.

GF
2 Portionen ⊙ 20 Min. + 40 Min. Backzeit

- ½ Kopf Wirsing (ca. 500 g)
- 2 kleine Schalotten
- 1 Knoblauchzehe
- 50 g Pinienkerne
- 1 EL Kokosöl
- 1 EL glutenfreies Mehl
- 200 ml Gemüsebrühe glutenfrei
- 200 ml Soja-Cuisine
- 1 Limette
- Pfeffer
- Salz
- 1 TL Pflaumenmus
- 400 g Pellkartoffeln vom Vortag
- 30 g Parmesankäse
- 150 ml Haferdrink
- 1 TL Butter
- Muskatnuss

● Backofen auf 200 Grad vorheizen. Wirsing vierteln, den Strunk schräg herausschneiden. Viertel in 1 cm breite Streifen schneiden. Pfanne erhitzen. Schalotten würfeln, Knoblauch hacken. Pinienkerne anrösten, entnehmen.

● Schalotten und Knoblauch kurz in Kokosöl andünsten. Wirsing zugeben, mit Mehl bestäuben, kurz anschwitzen. Mit Brühe ablöschen, Soja Cuisine und Pflaumenmus einrühren. Von der Limette 1 TL Zesten abnehmen, hacken, zum Wirsing geben. Limette auspressen, den Saft zum Wirsing geben. ¾ der Pinienkerne untermischen. Pfeffern, salzen. Alles in eine gefettete Auflaufform geben. 20 Min backen.

● Die Kartoffeln pellen, mit Haferdrink erwärmen und behutsam stampfen. Parmesan und ½ TL Butter unterrühren, mit Muskatnuss würzen. Auf dem Wirsing verteilen, mit der verbliebenen Butter und den Pinienkernen bestreuen. Erneut 20 Min. backen.

Nährwerte:
625 kcal, 15 g P, 21 g KH, 45 g F, 11 g Ba

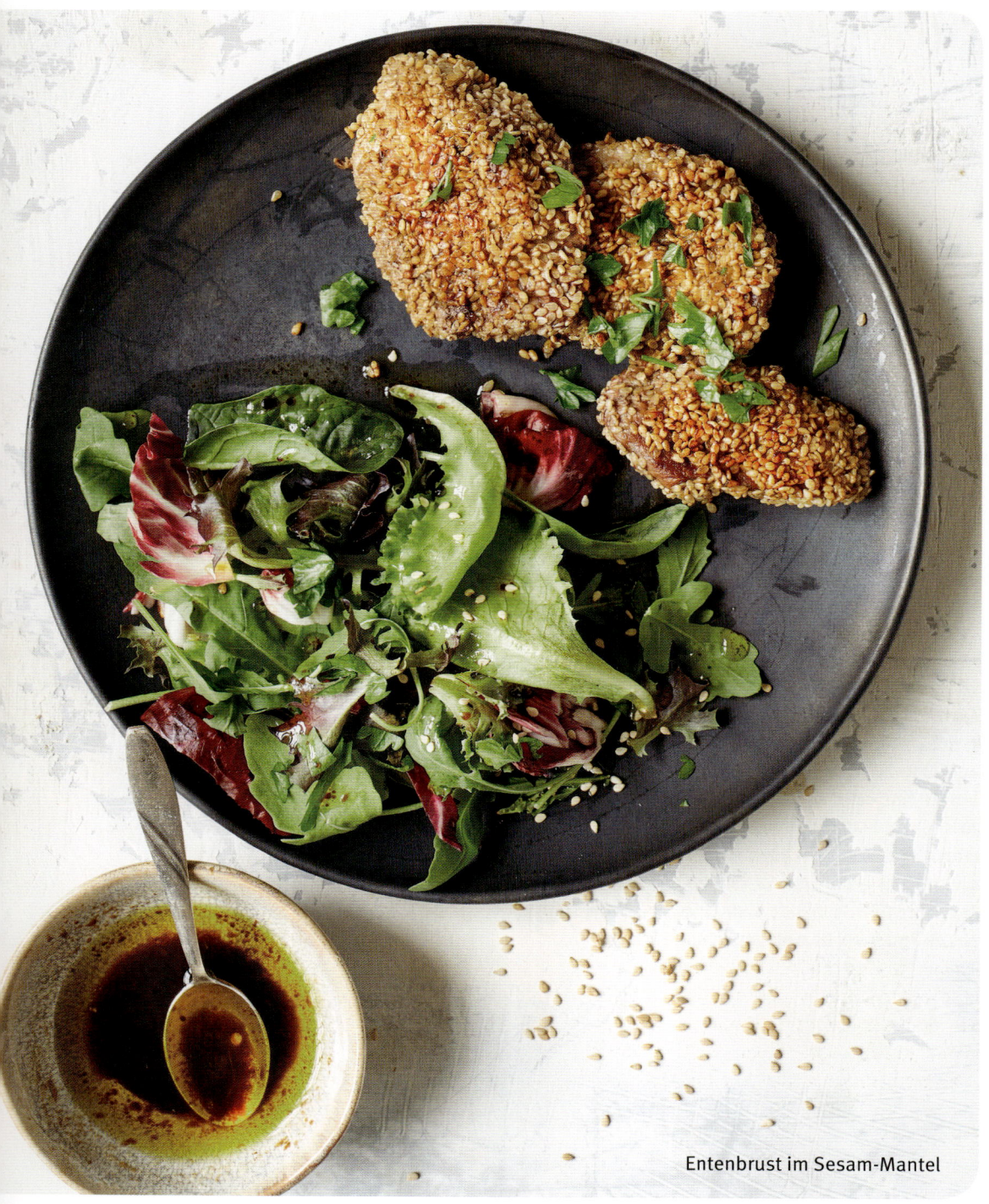

Entenbrust im Sesam-Mantel

Hähnchenbrust indisch

» GutBalance-Aspekt: mit Hülsenfrüchten, Reis und antidiabetischen Gewürzen perfekt für die Darmbakterien.

GF, aLF
1 Portion
⏲ 8 h Einweichzeit + 10 Min. Vorbereitung + 40 Min. Kochzeit

40 g rote Linsen • 40 g Kichererbsen • 25 g Basmati-Reis • 1 TL Kitchari • Salz • 1 TL Ghee zum Braten • 1 TL Sojasauce • 80 g Hähnchenbrustfilet • 1 EL gehackte Kräuter, z. B. Kerbel • 25 g Joghurt, 1,5 % Fett (aLF: neutrales Soja-Dessert oder Hummus)

● Linsen und Kichererbsen über Nacht getrennt einweichen. Am nächsten Tag abgießen, abspülen, abtropfen lassen. Die Kichererbsen im geschlossenen Topf in dreifacher Menge Wasser ohne Salz zum Kochen bringen. Im halboffenen Topf auf kleiner Flamme 30 Min. köcheln lassen.

● Reis, Linsen und die Hälfte des Kitchari zu den Kichererbsen zugeben, mitkochen lassen. Nach 5 Min. salzen. Weitere 15 Min. kochen, ggf. etwas Wasser nachgießen. Währenddessen Pfanne mit Ghee erhitzen. Sojasauce mit dem restlichen Kitchari vermengen, das Fleisch damit einpinseln, von beiden Seiten ca. 5 Min. braten. Reis-Kichererbsen-Linsen-Mischung ausquellen lassen, Kräuter unterheben. Mit dem Fleisch anrichten, dazu ein Klecks Joghurt.

Nährwerte:
420 kcal • 40 g P • 34 g KH • 11 g F • 4 g Ba

Entenbrust im Sesam-Mantel

» GutBalance-Aspekt: Entenbrust liefert hochwertiges Protein, der Sesam wertvolle Fettsäuren und Lignane (die aufgrund ihrer hormonmodulierenden Wirkung Kreislauf, Prostata und Ovarien schützen und die Schlafqualität verbessern). Das Ghee liefert Buttersäure für eine gesunde Darmschleimhaut.

GF, LF
4 Portionen ⏲ 10 Min. + 5 Min. Kochzeit

400 g Entenbrust ohne Haut • Salz • 2 EL Sesam • 1 TL Ghee • Pfeffer • ½ Bund frische Petersilie (alternativ TK)

● Entenbrust in 1 cm dicke Scheiben aufschneiden. Salzen und in Sesam wenden.

● Pfanne erhitzen, Ghee hinzufügen. Fleisch im heißen Ghee von beiden Seiten 4 Min. scharf anbraten, pfeffern.

● Petersilie grob hacken, in den letzten Sekunden der Garzeit zufügen.

Das passt dazu: 1 EL Naturjoghurt, auch mal aus Schafs- oder Ziegenmilch, ein bunter Blattsalat und/oder eine Gemüsepfanne.

Nährwerte:
190 kcal • 22 g P • 0 g KH • 11 g F • 0 g Ba

Mediterrane Gemüsepfanne

>> GutBalance-Aspekt: Schon wieder Kichererbsen?! Ja! Die Kichererbse begleitet Sie als hervorragende Speise gegen die diabetische Stoffwechsellage auch noch länger.

GF, LF
4 Portionen ⊘ 10 Min. + 30 Min. Kochzeit

- 1 Aubergine
- Salz
- 1 Zwiebel
- 2 Knoblauchzehen
- 1 Bund glatte Petersilie
- 1 Zweig Rosmarin

- 1 Zucchini, mittelgroß
- 2 EL Olivenöl
- 1 TL Kreuzkümmel (Cumin)
- 180 g geschälte Tomaten (Pelati, Dose)
- 400 g Kichererbsen, Glas

- Pfeffer
- Meersalz
- 4 Eier, sehr frisch
- 1 EL Essig

● Aubergine längs halbieren und in 1 cm dicke Scheiben schneiden, gut salzen. Einige Minuten Wasser ziehen lassen. Zwiebel und Knoblauch würfeln. Petersilie mit Stiel grob hacken, vom Rosmarinzweig die Blättchen abzupfen. Zucchini in 5 mm dicke Scheiben schneiden.

● 1 TL Öl in einer Pfanne erhitzen, Zwiebeln und Knoblauch darin glasig dünsten. Entnehmen. Zucchinischeiben mit Petersilie und Kreuzkümmel hinzufügen, unter Schütteln der Pfanne 3–4 Min. anbraten. Dann entnehmen.

● Auberginenstücke mit Küchenkrepp abtupfen. Restliches Öl in die heiße Pfanne geben, Auberginen und Rosmarin zugeben, unter gelegentlichem Schütteln der Pfanne 6 Min. rundum anbraten. Zucchini und Zwiebel in die Pfanne geben. Pelati leicht zerdrücken, mit Saft hinzufügen. Kichererbsen abtropfen lassen, abspülen, dazugeben. Pfeffern, salzen. In der abgedeckten Pfanne 5 Min. köcheln lassen.

● Gegen Ende der Garzeit die 4 Eier einzeln in Espressotassen aufschlagen. In einem mittelgroßen Topf 1 l Wasser ohne Salz knapp unter den Siedepunkt erhitzen, Essig dazugeben, Eier einzeln hineingleiten lassen (evtl. mit 2 Löffeln zusammenhalten), 2–3 Min. pochieren. Mit dem Schaumlöffel herausheben und unter kaltem Wasser abschrecken.

● Ei auf dem Teller am Gemüse arrangieren. Keine weitere Beilage einsetzen, auch kein Brot!

Nährwerte:
1210 kcal • 64 g P • 100 g KH • 58 g F • 35 g Ba

Achtung!
Dieses Gericht ist gehaltvoll und verlangt anschließend nach mind. 4 Std. Ess-Pause! Für Rheumatiker: ohne Ei und mit Kürbis anstelle von Auberginen und Tomaten zubereiten.

Shakshuka

» GutBalance-Aspekt: Besonders darmgesund wird unsere Variante durch jede Menge frische Kräuter. Die Shakshuka ist die israelische Schwester der mediterranen Gemüsepfanne. Eier, Zwiebeln und Tomatenmark sind die Grundzutaten, alles Weitere ist kreativer Spielraum.

GF, LF
3 Portionen ⊙ 15 Min. + 25 Min. Kochzeit

- 1 Zwiebel
- 1 Knoblauchzehe
- 3 Frühlingszwiebeln
- 2 EL Olivenöl
- Kreuzkümmel
- 3 EL Tomatenmark
- 1 rote Paprikaschote
- 1 kl. Bund glatte Petersilie
- 1 kl. Bund Koriander
- 1 Zweig Rosmarin
- 180 g Kirschtomaten, geschält, ggf. Dose
- Paprikapulver, edelsüß
- Cayennepfeffer
- Salz
- Pfeffer
- 1 Prise Zucker
- 3 Eier

● Zwiebel und Knoblauch schälen und fein hacken, Frühlingszwiebeln in Röllchen schneiden, etwas vom Grün beiseitelegen.

● Das Olivenöl in einer Pfanne erhitzen und darin Zwiebeln, Frühlingszwiebeln, Knoblauch und Kreuzkümmel anbraten. Tomatenmark kurz mitrösten.

● Rote Paprika waschen, entkernen, klein würfeln. Mit in die Pfanne geben. Die Kräuter waschen und fein hacken. Die gehackten Stiele mit in die Pfanne geben.

● Tomaten hinzufügen. Mit Paprikapulver, Cayennepfeffer, Salz, Pfeffer und Zucker würzen. Etwa 15 Min. köcheln lassen – die Tomaten sollten nicht zerfallen.

● Mit der Rundung eines Saucenlöffels drei Mulden in das Gemüse drücken. Eier in einer Tasse verquirlen und in die Mulden gießen. Mit einer Gabel auflockern und 4 Min. stocken lassen. Mit der restlichen Petersilie, Koriander und Frühlingszwiebelgrün bestreuen. Im Topf servieren.

Das passt dazu: 1 Scheibe Dinkelbrot, ein Klecks Hummus.

Nährwerte:
175 kcal • 8 g P • 6 g KH • 11 g F • 4 g Ba

Waldpilzragout auf Linsen

» GutBalance-Aspekt: Pilze gehören zu den bedeutendsten Quellen für immunmodulierende Beta-Glucane und weitere Polysaccharide, die indirekt antidiabetisch wirksam sind. Variieren Sie mit Shiitake, Austernseitling, Kräuterseitling, Pfifferlingen.

GF, aLF
4 Portionen ⌚ 15 Min. + 20 Min. Kochzeit
200 g rote Linsen (Express-Linsen) • 2 TL Ghee • 200 g Schalotten (alternativ Küchenzwiebeln) • 1 kg frische Pilze, gemischt • 150 ml Federweißer • 10 g Thymian, frisch • 10 g Rosmarin, frisch • Salz • Pfeffer • Paprikapulver, edelsüß • 150 g saure Sahne (aLF: Soja Cuisine)

● Linsen nach Packungsanleitung garen. Parallel dazu Pfanne erhitzen, Ghee darin schmelzen. Schalotten würfeln und im heißen Fett kurz andünsten.

● Pilze möglichst trocken säubern, in Streifen schneiden, hinzufügen und 3 Min. unter behutsamem Wenden mitdünsten. Mit Federweißer ablöschen, bei kleiner Hitze abgedeckt 10 Min. köcheln lassen. Kräuter hacken, dazugeben. Salzen, pfeffern.

● Pilze abseihen. Den Sud in einem kleinen Topf etwas einreduzieren. Mit Paprikapulver würzen, saure Sahne zufügen, kurz aufkochen. Pilze hineinlegen. Linsen auf die Teller geben, die Pilze darauf anrichten.

Nährwerte:
315 kcal • 4 g P • 11 g KH • 21 g F • 9 g Ba

Dorade aus dem Backofen

» GutBalance-Aspekt: Die Dorade ist reich an mehrfach ungesättigten Fettsäuren und enthält besonders hochwertiges Protein. Präbiotische und polyphenolreiche Gemüse begleiten den Fisch.

GF, LF
2 Portionen ⌚ 15 Min. + 20 Min. Backzeit
1 Knolle Fenchel • 1 kl. Aubergine • 1 kl. Zucchino • Pfeffer • Salz • 4 EL Olivenöl • 1 Zitrone • 2 gr. Doraden à 450 g, küchenfertig • 1 Bund frische Kräuter

● Backofen auf 225 Grad vorheizen. Fenchel in feine Streifen, Aubergine und Zucchino in Scheiben schneiden. In eine Schüssel geben. Pfeffern, salzen und mit Olivenöl vermengen.

● Backblech mit Backpapier auslegen, das Gemüse darauf verteilen, 10 Min. backen.

● Zitrone halbieren. Eine Hälfte auspressen, die andere Hälfte in dünne Scheiben schneiden. Die Doraden unter fließendem Wasser innen und außen waschen und mit Zitronensaft benetzen, pfeffern und salzen. Pro Fisch die Hälfte der Kräuter und Zitronenscheiben einlegen.

● Fische mit dem in der Gemüse-Schüssel verbliebenen Öl bepinseln. Auf das vorgegarte Gemüse legen, 20 Min. backen.

Nährwerte:
580 kcal • 84 g P • 15 g KH • 14 g F • 12 g Ba

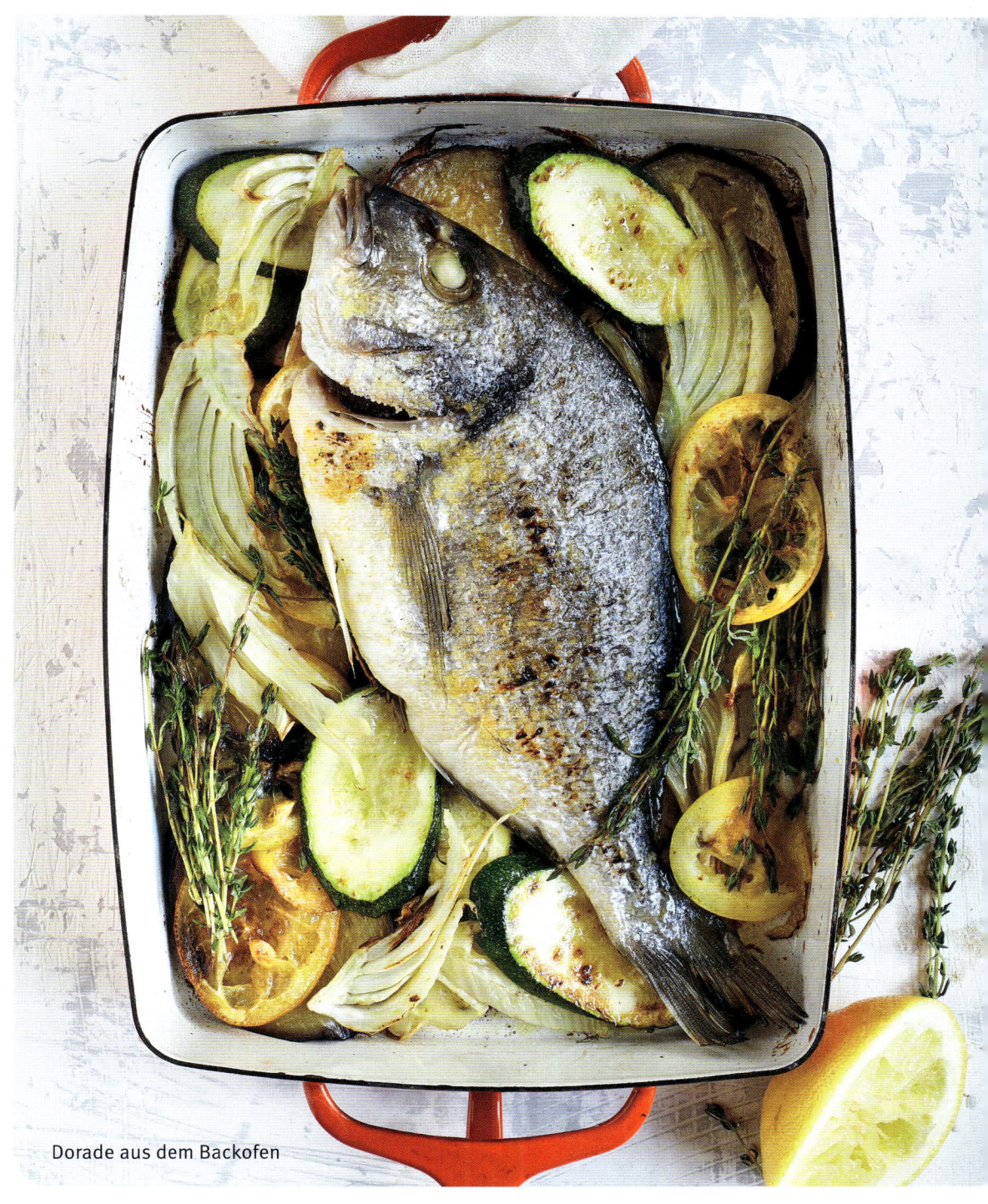

Dorade aus dem Backofen

Rosenkohl-Linsen-Süppchen

❯❯ GutBalance-Aspekt: sättigt anhaltend. Mung-Dal-Linsen fördern das Bakterienmiteinander im Darm. Radicchio hilft Leber und Galle. Ingwer und Kardamom sind antidiabetisch wirksame Gewürze. Rosenkohl enthält den in vielerlei Hinsicht wertvollen Pflanzenstoff Sulforaphan, die Linsen punkten mit komplexen Kohlenhydraten als Futter für die Bifidobakterien im Darm.

GF, LF, vegan
2 Portionen ⏲ 8 h Einweichzeit + 20 Min. Kochzeit

- 80 g Mung Dal Dhuli (wahlweise grüne Linsen)
- 2 Kapseln grüner Kardamom
- 1 Chilischote
- 1 Knoblauchzehe
- 1 cm Ingwer, frisch
- 1 Schalotte (Seite 158)
- 150 g Rosenkohl
- 1 EL Sesam
- 2 EL Olivenöl
- ½ l Gemüsebrühe, bio, hefefrei
- 1 Stange Zimt
- ½ Kopf Radicchio
- 2 EL Balsamessig
- Salz
- Pfeffer
- 1 EL Kürbiskernöl

● Die Linsen über Nacht einweichen. Einweichwasser abgießen, Linsen abbrausen. Wasser ohne Salz aufsetzen, Linsen nach Packungsanleitung garen.

● Kardamom in etwas Wasser einweichen, z. B. in einem Eierbecher. Chilischote entkernen. Chili, Knoblauch und Ingwer fein hacken. Schalotte schälen, fein würfeln.

● Rosenkohl putzen, 2 der Röschen in einzelne Blätter zerlegen. Die anderen Röschen halbieren.

● Sesam ohne Fett in einer Pfanne mit hohem Rand anrösten, entnehmen. Olivenöl in der Pfanne erhitzen, Knoblauch, Ingwer, Chili und Schalotten darin andünsten. Rosenkohl-Hälften zugeben, 3 Min. unter vorsichtigem Wenden braten. Brühe angießen.

● Zimtstange in 3 Stücke zerbrechen. Die Kardamomsamen aus den eingeweichten Kapseln herausdrücken, mit den Zimtstücken in ein Gewürzsäckchen oder in einen Papier-Teebeutel legen, mit in die Brühe geben. Aufkochen, 15 Min. bei kleiner Flamme garen lassen.

● In der Zwischenzeit den Radicchio putzen und in schmale Streifen schneiden. Gegen Ende der Garzeit Kohlblättchen und Linsen mit in die Suppe geben, kurz aufkochen lassen. Mit Balsamessig, Salz und Pfeffer würzen, anrichten. Auf dem Teller mit Kernöl beträufeln und mit Radicchio-Streifen belegen.

Lamm-Krautwickel

» GutBalance-Aspekt: Kohlgemüse enthält wertvolles Sulforaphan, der Reis liefert resistente Stärke, die der Darmschleimhaut hilft. Das Lamm-Hack bringt Wohlgefühl in den Bauch.

GF, LF
2 Portionen ⊘ 20 Min. + 20 Min. Kochzeit

- 4 Kohlblätter
- 2 TL Ghee (Butterschmalz)
- 1 Schalotte
- ½ Bund Petersilie
- 1 Möhre
- 1 Pastinake
- 2 Zwiebeln
- 1 Ei
- 100 g Lammhackfleisch
- Pfeffer
- Salz
- 300 g Reis, gekocht, vom Vortag
- 1 Bund glatte Petersilie
- 1 Prise Zimt
- 1 TL Zatarpulver oder Thymian, Oregano, Majoran, Bohnenkraut, Chili, Koriandersamen, Knoblauch und Chiliflocken
- 100 ml Gemüsesaft
- 1 EL Parmesan, gerieben

● Um die Kohlblätter leicht vom Kohlkopf lösen zu können, ist es hilfreich, den gesamten Kopf mit einer Gabel im Strunk kopfüber für 1 Min. in kochendes Wasser zu halten. Pro Portion 2 Kohlblätter ablösen, 1 Min. blanchieren, abschrecken. Blätter nebeneinander auf einem Küchentuch ausbreiten und die Rippen mit einem Messer abflachen. Mit einem Wellholz über die Mitte rollen.

● Ghee in einer Pfanne erhitzen. Schalotte schälen, fein würfeln. Im heißen Fett anbraten.

● Petersilie waschen, hacken. Möhre und Pastinake abbürsten und fein würfeln. Zwiebeln schälen und klein schneiden.

● Ei verquirlen und mit dem rohen Hackfleisch vermengen. Pfeffern und salzen. Reis, Zwiebeln und Petersilie untermischen.

Jeweils die Hälfte der Mischung auf ein Kohlblatt setzen. Blattseiten einschlagen, aufrollen, mit Schaschlikspießen fixieren.

● Krautwickel zurück in die Pfanne legen, mit Zimt bestäuben. Wurzelwürfel drumherumlegen. Bei mittlerer Hitze zuerst 3 Min. auf der Nahtseite braten, dann wenden und weitere 3 Min. braten. Wickel aus der Pfanne nehmen. Zatar oder die einzelnen Gewürze zugeben, kurz mitbraten. Den Bratensatz mit Gemüsesaft ablöschen, mit dem Stabmixer pürieren.

● Wickel nach Belieben mit Parmesan bestreuen und in der Pfanne servieren.

Nährwerte:
465 kcal • 22 g P • 46 g KH • 15 g F • 10 g Ba

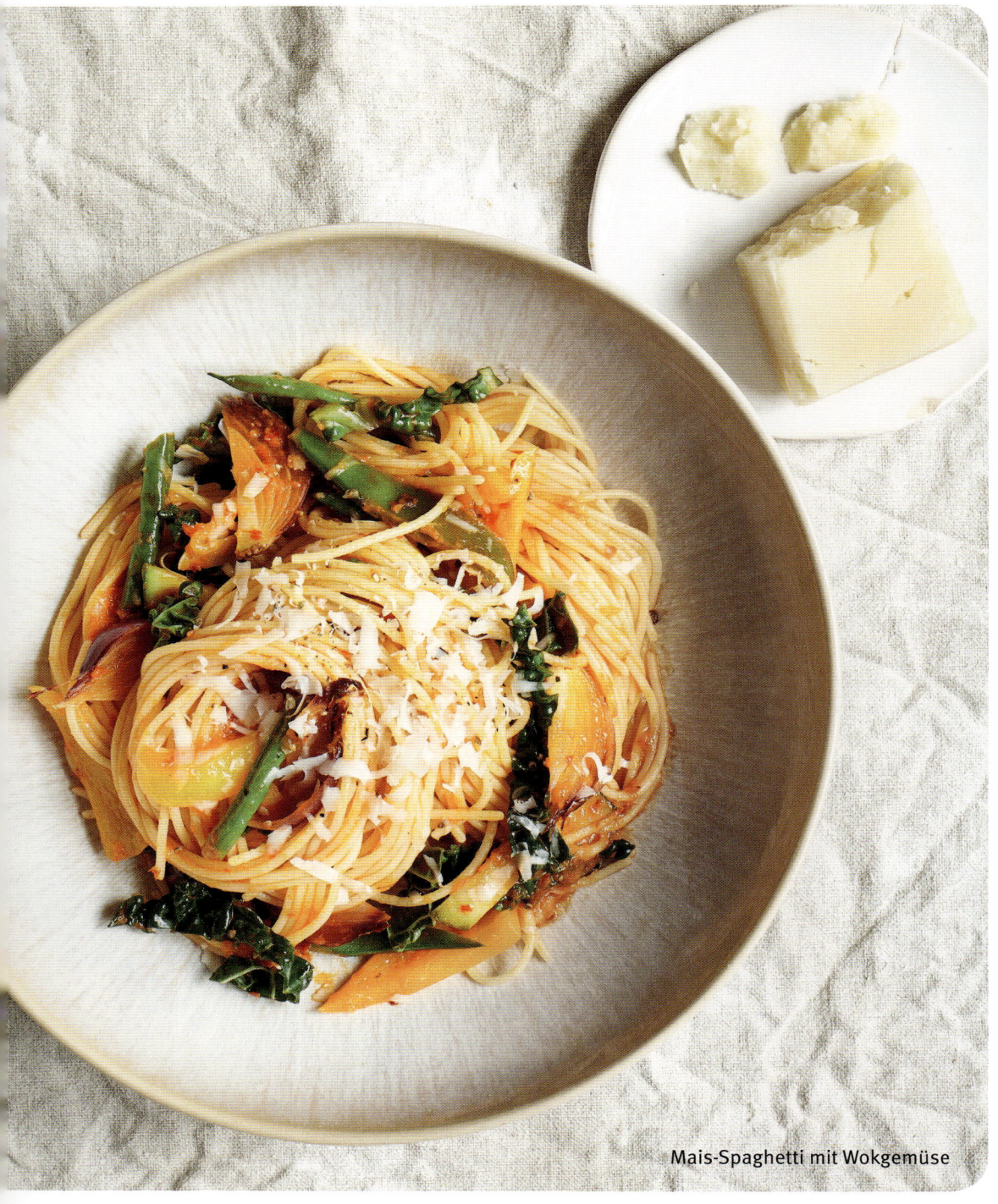

Mais-Spaghetti mit Wokgemüse

Hauptgerichte 147

Grünkohl

» GutBalance-Aspekt: Zwiebeln liefern Inulin, der Curry enthält antidiabetische Gewürze, der Grünkohl ist präbiotisch und punktet mit Antioxidanzien und viel Vitamin C.

GF, LF
2 Portionen ⊘ 10 Min. + 35 Min. Kochzeit

1 rote Zwiebel • 2 EL Öl • 5 Kartoffeln • 1 EL Rinderbouillon, Instant, Glas • 300 g Grünkohl, frisch oder TK • 2 EL Currypulver • 1 TL Zimtpulver • Salz • Pfeffer

● Zwiebel schneiden und in heißem Öl glasig dünsten.

● Kartoffeln schälen, grob würfeln und im heißen Fett kurz anbraten. Aus dem Instant-Pulver nach Packungsangabe eine Rinderbrühe bereiten. So viel der Bouillon angießen, dass die Kartoffeln bedeckt sind.

● Grünkohl waschen, fein hacken und dazugeben. Aufkochen lassen. Curry und Zimt einrühren. 30 Min. auf kleiner Stufe im geschlossenen Topf kochen. Mit Salz und Pfeffer abschmecken.

Nährwerte:
180 kcal • 3 g P • 26 g KH • 1 g F • 10 g Ba

Mais-Spaghetti mit Wokgemüse

» GutBalance-Aspekt: Die Mais-Spaghetti sind glutenfrei und enthalten resistente Stärke, die die guten Darmbakterien nährt. Das Wokgemüse wird mit frischen Grünkohlblättchen ergänzt – aromatische Vitaminknaller mit lebergesunden Schwefelverbindungen.

GF, LF, vegan
1 Portion ⊘ 10 Min. + 10 Min. Kochzeit

50 g Mais-Spaghetti • 1 EL Olivenöl • 200 g Wok-Gemüse-Mischung (TK) • 2 EL Ajvar • Pfeffer • Salz • 1 Handvoll junge Grünkohlblätter (Wochenmarkt, ganzjährig) • 1 TL gehobelter Parmesan

● Mais-Spaghetti nach Packungsanleitung kochen.

● Währenddessen das Wokgemüse 5 Min. unter Rühren in Olivenöl andünsten. Ajvar unterrühren, pfeffern und salzen.

● Grünkohlblättchen fein schneiden. Vor dem Anrichten unterheben.

● Mit Parmesan bestreuen.

Nährwerte:
500 kcal • 11 g P • 57 KH • 24 g F • 7 g Ba

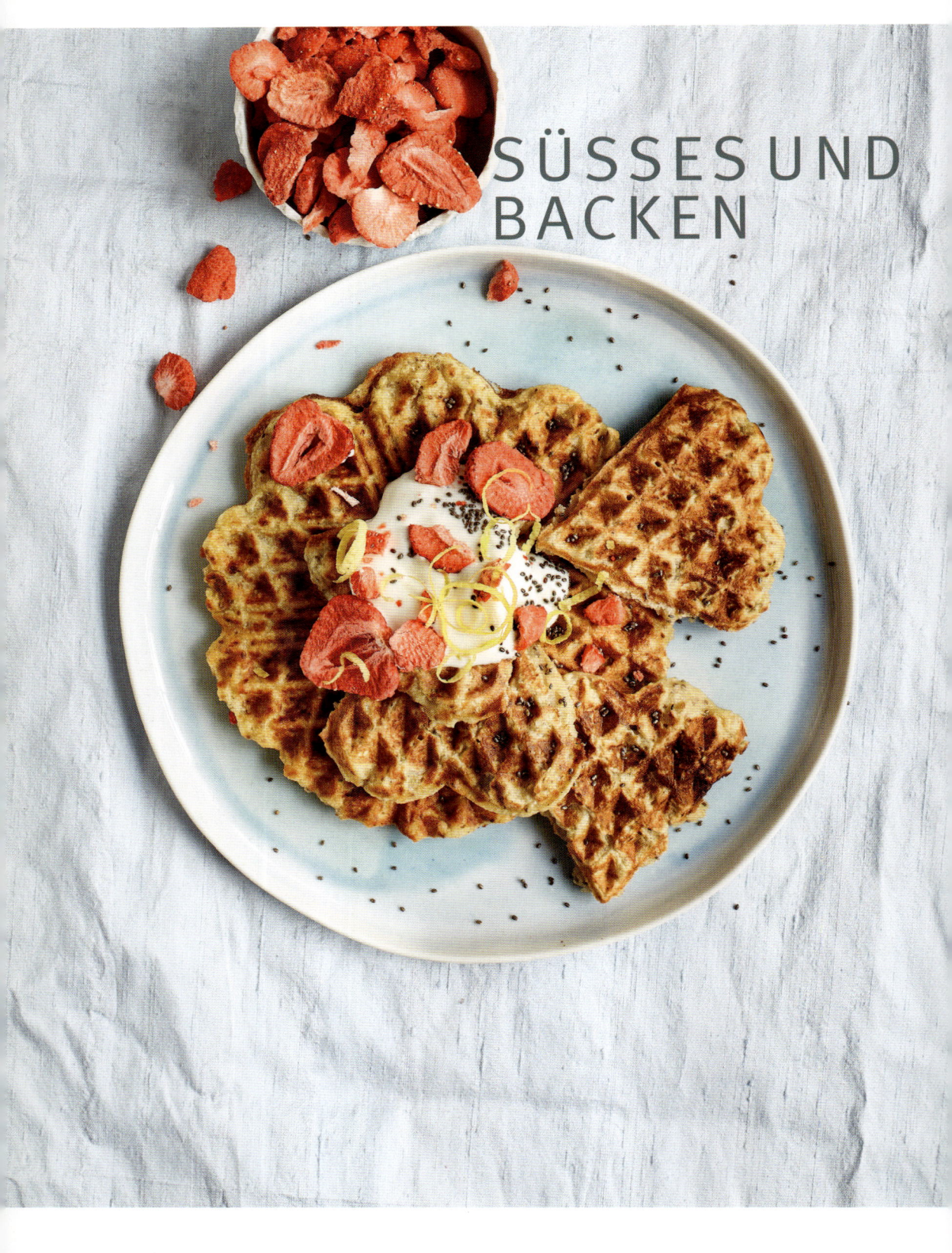

SÜSSES UND BACKEN

Hirsewaffel mit Erdbeeren

》 GutBalance-Aspekt: Hirse ist ein sehr mineralreiches Getreide und glutenfrei obendrein. Apfelmus liefert viel Pektin, ein wasserlöslicher Ballaststoff. Die Toppings sind Superfoods für den Darm.

GF
1 Portion ⊙ 10 Min. + 10 Min. Backzeit

150 g Apfelmus • 1 Ei • 50 g Hirseflocken • 20 g Proteinpulver (Drogerie), alternativ Kastanienmehl • 1 TL Backpulver • ½ TL Zimt • Stevia oder Kokosblütenzucker nach Geschmack • 50 ml bulgarischer Naturjoghurt • 1 EL Chiasamen • 50 g gefriergetrocknete Erdbeeren (Drogerie) • abgeriebene Schale von ½ Zitrone

● Apfelmus und Ei mit dem Handrührgerät schaumig rühren. Flocken, Proteinpulver, Backpulver und Zimt zugeben. Süßen nach Geschmack. Falls der Teig zu schwer ist, die Konsistenz mit etwas Wasser anpassen.

● Waffeleisen vorheizen. Den Teig 7–10 Min. im Waffeleisen ausbacken.

● Naturjoghurt umrühren, evtl. süßen. Einen Klecks auf die Waffel geben, mit Chiasamen, Erdbeeren und Zitronenzesten verzieren.

Nährwerte:
440 kcal • 12 g P • 32 g KH • 7 g F • 5 g Ba

Beeren-Crossies

» **GutBalance-Aspekt:** Die Polyphenole der dunklen Beeren sind Balsam für die Mikrobiota im Darm.

GF, LF
2 Portionen ⏲ 15 Min.

40 g Heidelbeeren, frisch • 40 g Himbeeren, frisch oder TK • 30 g Erdbeeren, frisch oder TK • 150 g Soja-Dessert, weiß • 20 g gemischte Nüsse • 15 g Cornflakes • ggf. 1 Msp. Kokosblütenzucker oder entsprechende Menge Erythrit

● Frische Früchte verlesen, gefrorene Früchte langsam auftauen lassen. Soja-Dessert mit dem Stabmixer leicht aufschlagen, ⅓ beiseitenehmen.

● In die verbleibende Masse die Hälfte der Früchte einpürieren.

● Nüsse grob hacken. Erst restliche Früchte, dann die Nüsse und zum Schluss die Cornflakes mit dem Soja-Dessert vorsichtig unterheben. Wenn gewünscht, das Dessert süßen.

Nährwerte:
175 kcal • 5 g P • 9 g KH • 7 g F • 3 g Ba

Brownies mit Kichererbsen

» **GutBalance-Aspekt:** Kichererbsen schmecken auch der Mikrobiota. Die Polyphenole in Kakao und Carob unterstützen die Regeneration der Darmschleimhaut.

LF, GF
Für 16 Stücke. Eine Portion sind 2 Stücke.
⏲ 15 Min. + 1,5 h Ruhezeit

425 g Kichererbsen (Glas) • 30 g Haferflocken • 60 ml Mandelmilch • 1 EL Lebkuchengewürz • 1 TL Ingwer, frisch • 100 g Datteln, entsteint • 75 g Kokosblütenzucker • 25 g Kakaopulver • 25 g Carob-Pulver (alternativ 25 g Kakao) • 2 EL Schokodrops

● Die Kichererbsen gut abspülen und abtropfen lassen. Haferflocken im Mixer zu Mehl vermahlen. Alle Zutaten außer den Schokodrops im Mixer zu einer homogenen, nur noch leicht klebrigen Masse verarbeiten. Den Teig in eine Schüssel geben.

● ⅔ der Schokodrops unter den Teig heben. Die Masse in eine mit Backpapier ausgelegte Kastenform geben und gleichmäßig verstreichen. Mit den verbliebenen Schokodrops verzieren. Form 1,5 Std. kühl stellen. Die feste Masse mit Papier aus der Form heben und in Stücke schneiden. Hält sich im Kühlschrank 5 Tage.

Nährwerte:
155 kcal • 7 g P • 17 g KH • 4 g F • 6 g Ba

Süßes und Backen 151

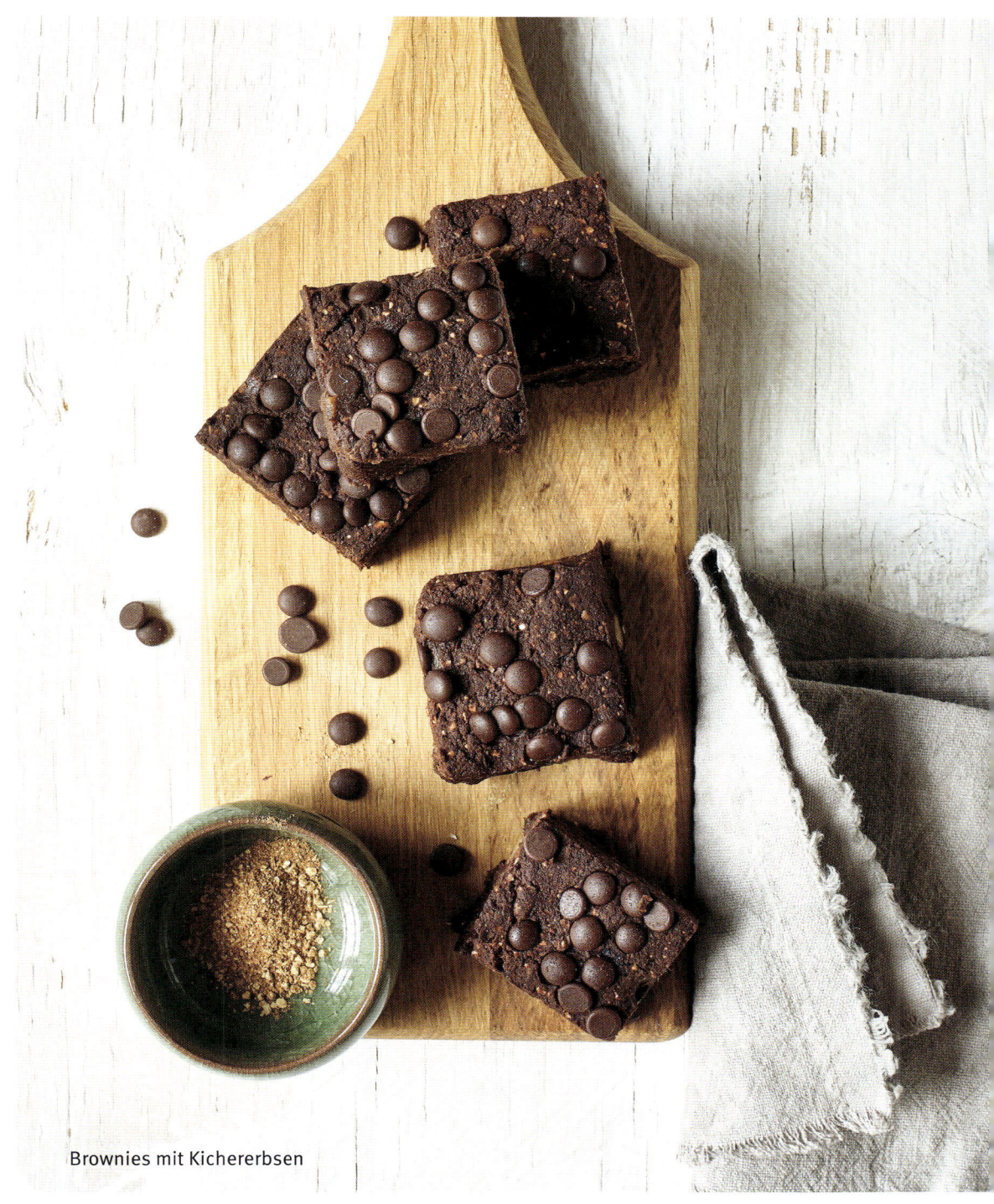

Brownies mit Kichererbsen

Himbeer-Schichtdessert

» **GutBalance-Aspekt:** Die Polyphenole in Himbeeren sind ein Darm-Traum, der Blumenkohl ist eine tolle Alternative zu Quark. Mit den glutenfreien Keksen und Erythrit als natürlichem Zuckeraustauschstoff bekommt die Süßspeise eine nur geringe glykämische Last.

GF, LF
12 Dessert-Gläser/ca. 100 ml ⊘ 10 Min. + 10 Min. Kochzeit

- 400 g Bio-Blumenkohlröschen, ganz frisch
- 150 g glutenfreie Kekse
- 20 g Kokosöl
- 15 g Flohsamenschalen (Drogerie)
- 500 g Soja-Dessert, natur
- 30 g Erythrit (z. B. Xucker light, Drogerie)
- 100 g weiße Schokolade
- Mark von ½ Vanilleschote
- 100 g gefrorene Himbeeren
- Cashewnüsse

● Blumenkohlröschen in wenig kochendes Wasser geben. Das Wasser nach 1 Min. abgießen und durch frisches Wasser ersetzen. Röschen 4 Min. garen. Währenddessen die Kekse in einen Plastikbeutel geben, darin zerbröseln, z. B. mit einem Wellholz oder Steakhammer. Brösel gut mit Kokosöl vermischen und als Boden 1 cm hoch in Dessert-Gläschen einfüllen. Mit einem kleineren Glas fest flach drücken.

● Blumenkohlröschen aus dem Topf heben, abtropfen lassen. Noch warm mit Flohsamen, Joghurt, Erythrit, zerbröckelter Schokolade und Vanillemark im Mixer pürieren. Abkühlen lassen.

● Die Himbeeren in einem Topf erhitzen, mit einer Gabel leicht zerdrücken. Je 4 rot-weiße Schranken in die Gläser schichten. Zum Abschluss mit ganzen oder gehackten Cashewnüssen toppen.

Nährwerte:
170 kcal • 3 g P • 1 g KH • 7 g F • 3 g Ba

Beerige Buchweizen-Muffins

» GutBalance-Aspekt: Buchweizen liefert wenige, aber gute Ballaststoffe, Nüsse tolle Fettsäuren, Himbeeren liefern schleimhautschützende Polyphenole, der bulgarische Joghurt hat (allerdings nur im frischen Zustand) mit Lactobacillus delbrückii ssp. bulgaricus ein Bakterium, das dabei hilft, unerwünschte Arten im Darm zu verdrängen. Buchweizen und Melasse halten die glykämische Last niedrig.

GF, aLF
12 Stück ⊘ 15 Min. + 20 Min. Backzeit

- 150 g Himbeeren, frisch, TK oder Püree
- 100 g Mandeln, gemahlen
- 2 EL Mandeln, gehobelt
- 120 g Buchweizenmehl
- 60 g Walnüsse, gehackt
- 3 TL Backpulver
- 1 TL Zimtpulver
- Mark einer Vanilleschote
- 1 Prise Meersalz
- 1 Ei
- 80 ml Sonnenblumenöl
- 150 g Melasse, bio
- 200 g + ggf. 1 Klecks Naturjoghurt, bulgarisch (oder LF-Joghurt)

● Den Backofen auf 175 Grad vorheizen (Umluft). Die 12 Mulden eines Muffinblechs mit Papierförmchen auslegen.

● Himbeeren verlesen. Alle trockenen Zutaten in einer Schüssel vermengen.

● In einer weiteren Schüssel das Ei mit einem Stabmixer aufschlagen, Öl einlaufen lassen, Melasse und Joghurt unterrühren. Die Mehlmischung untermengen, zum Schluss Himbeeren vorsichtig unterheben.

● Die Muffin-Förmchen zu ¾ befüllen und 25 Min. backen. 10 Min. auskühlen lassen, dann aus dem Blech stürzen. Lecker mit einem weiteren Klecks bulgarischem Joghurt.

Nährwerte:
240 kcal • 5 g P • 19 g KH • 16 g F • 1 g Ba

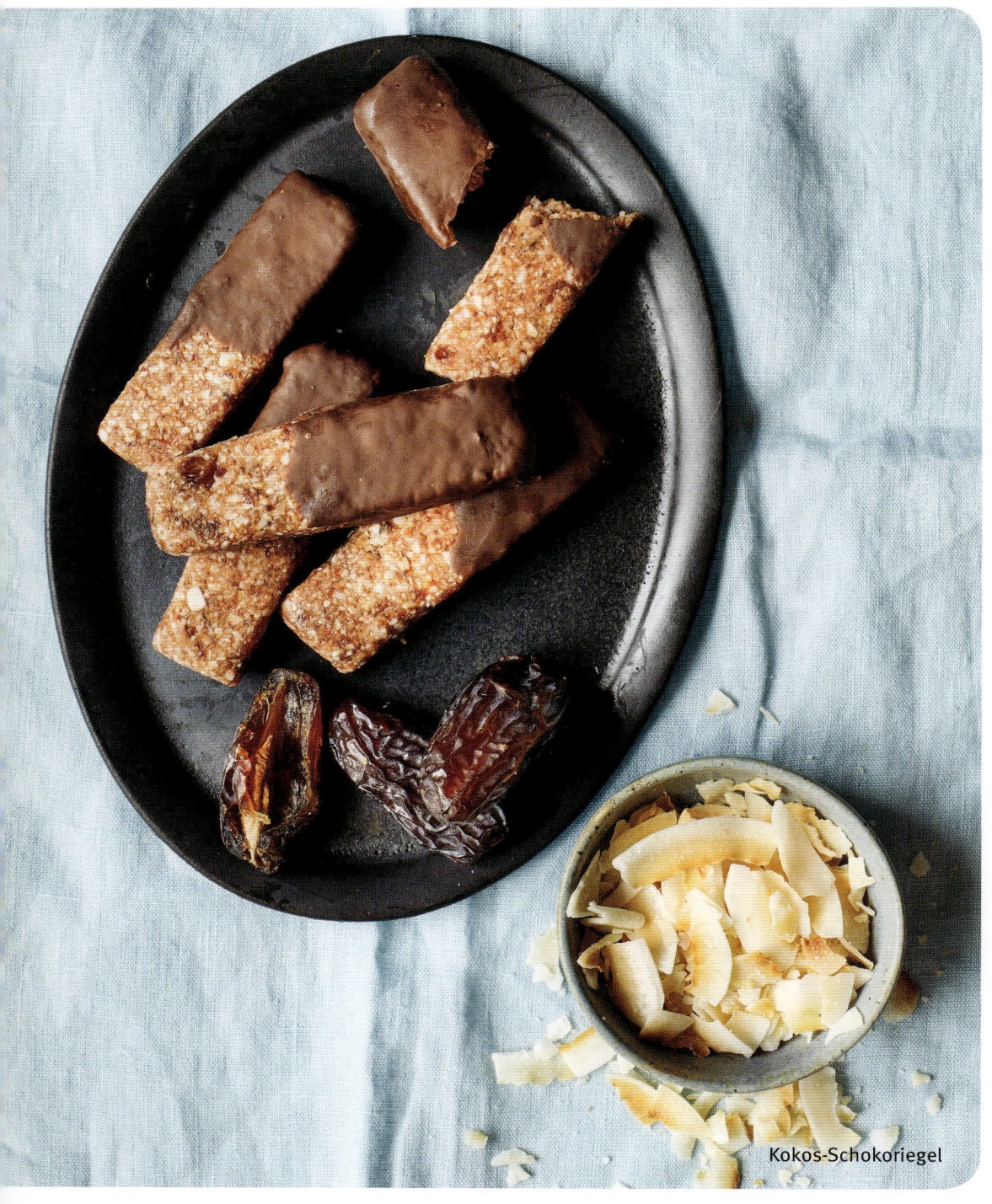

Kokos-Schokoriegel

Kokos-Schokoriegel

>> GutBalance-Aspekt: Die Polyphenole im Kakao schützen die guten Darmbakterien, Kokoschips liefern Fasern und mittelkettige Fettsäuren, die die Leber entlasten. Und mit dunkler Schokolade bleibt auch der Blutzucker unten.

GF, LF
10 Portionen
2 × 15 Min. Zubereitung + 2 × 1 h Kühlzeit

40 g Kokosöl • 100 g Kokoschips, alternativ Kokosflocken • 40 g Datteln, Medjool (Seite 158) • 3 EL Dattelsirup, alternativ Ahornsirup • 100 g dunkle Schokodrops oder Schokolade, zartbitter

• Das Kokosöl in einer Schüssel im warmen Wasserbad zum Schmelzen bringen.

• Kokoschips, Kokosöl, Datteln und Sirup in einen Mixer oder in einer Küchenmaschine einige Sekunden zerkleinern, bis die Zutaten gut vermengt sind.

• Aus der Masse 10 kleine Riegel formen. Die fertigen Riegel für 1 Std. in den Kühlschrank legen.

• Schokodrops oder dunkle Schokolade im Wasserbad zum Schmelzen bringen. Die Riegel in Schokolade tauchen und für 1 weitere Stunde in den Kühlschrank legen.

Nährwerte:
165 kcal • 1 g P • 13 g KH • 11 g F • 1 g Ba

Mandel-Kokos-Happen

>> GutBalance-Aspekt: Kokosnüsse liefern Pflanzenfasern für die Darmbakterien und mittelkettige Fettsäuren, die die Leber entlasten. Auch Mandelmus liefert hochwertige Fette. Durch die Zugabe von Erythrit steigt der Blutzucker nur moderat.

GF, LF
10 Happen 20 Min.

80 g Schokolade, zartbitter • 60 g Kokosmehl • 90 g Mandelmus • 80 g Ahornsirup • 2 EL Erythrit • 3 EL Kakaopulver • 1 Msp. Ceylon-Zimt • 1 Prise Salz • 30 g Kokosraspel

• Schokolade in einer Schüssel im warmen Wasserbad schmelzen.

• Kokosmehl, Mandelmus, Ahornsirup, Erythrit, Kakaopulver, Zimt und Salz in eine Schüssel geben. Mit einem Kochlöffel durcharbeiten, bis eine gleichmäßige Masse entstanden ist.

• Aus der Masse 12 Häppchen formen.

• Kokosraspel auf eine Untertasse geben. Die Bällchen erst in der Schokolade, dann in den Kokosraspeln wenden. Trocknen lassen.

Nährwerte:
110 kcal • 2 g P • 8 g KH • 7 g F • 2 g Ba

Nussecken-Variation

» **GutBalance-Aspekt:** Die guten Fettsäuren der Nüsse und die Förderung der ballaststoffspaltenden Darmbakterien durch Flohsamen und Xanthan sollten nicht darüber hinwegtäuschen, wie gehaltvoll so eine Nussecke ist! Achtung, Zucker-Butter-Kalorienbombe: 1 Stück (besser ½) = eine Portion!!

GF, aLF
Für 16 Stück ⊙ 10 Min. + 2 × 30 Min. Ruhezeit + 35 Min. Backzeit

Für den Teig:
- 300 g glutenfreies Mehl, z. B. Schär Mix C
- 200 g Butter
- 1 TL Xanthan (Reformhaus)
- 1 TL Flohsamenschalen, gemahlen (Drogerie)
- 2 Eier
- 100 g Zucker

Für den Belag:
- 200 g Mandeln, gehackt, geröstet
- 300 g Walnüsse, gehackt
- 150 g Butter (laktosefrei)
- 200 g brauner Rohrzucker
- Mark von 1 Vanilleschote
- 6 EL Aprikosen-Konfitüre
- 100 g dunkle Kuvertüre oder Schokodrops (laktosefrei)

● Für den Mürbeteig das Mehl in eine Schüssel sieben, 200 g der raumtemperierten Butter in Flöckchen dazugeben. Alle restlichen Zutaten zufügen. Mit den Händen rasch zu einem glatten Teig verkneten. Diesen 30 Min. kühl stellen.

● Ein Backblech mit Backpapier auslegen. Den Teig auf einer bemehlten Arbeitsfläche ausrollen und auf das Backblech übertragen.

● Nach Möglichkeit weitere 30 Min. kühl stellen.

● Währenddessen gehackte Nüsse und Mandeln in einer Pfanne ohne Fett kurz anrösten. In einem Topf restliche Butter, Rohrzucker und Vanille schmelzen, ggf. etwas Wasser zugeben, die Masse sollte nicht kochen. Nüsse und Mandeln unterrühren.

● Den Mürbeteig mit Aprikosenkonfitüre bestreichen und den Nussbelag gleichmäßig darauf verteilen.

● Im vorgeheizten Backofen bei 175 Grad auf mittlerer Schiene 35 Min. backen. Auskühlen lassen.

● Die Kuvertüre schmelzen. Den abgekühlten Kuchen in Dreiecke schneiden, mit Schokoglasur besprenkeln.

Nährwerte:
570 kcal • 8 g P • 33 g KH • 40 g F • 5 g Ba

Saftiger Tassen-Brownie

›› GutBalance-Aspekt: Komplett zucker- und weizenfrei. So gut wie keine Berücksichtigung bei den Kohlenhydrat-Einheiten erforderlich. Darmbakterien und Darmschleimhaut freuen sich auf Hafer, Möhre, Flohsamen und Nüsse.

GF, LF
2 Portionen ⏱ 5 Min. + 4 Min. Backzeit

Mischung 1:
- 2 EL Nüsse nach Wahl
- 50 g glutenfreies Müsli, z. B. Paleo-Müsli oder Hafer-Porridge
- 2 TL Flohsamenschalen
- 1 TL Backpulver
- 3 EL Erythrit (z. B. Xucker light)
- 1 EL Kakao
- 1 Prise Salz
- 1 Prise Zimt

Mischung 2:
- 1 Ei
- 1 Möhre
- 20 ml Sonnenblumenöl
- 50 ml Pflanzendrink, z. B. Mandeldrink

● Mischung 1 ist trocken: 4 Nüsse grob hacken, restliche Nüsse mit Müsli und Flohsamen im Blitzhacker vermahlen. In eine Schüssel geben. Backpulver, Erythrit, Kakao, Salz und Zimt untermengen.

● Mischung 2 ist nass: Das Ei in einer hohen Tasse mit dem Zauberstab oder Quirl schaumig schlagen. Möhre raspeln, mit Öl und Pflanzendrink zum Ei geben, vermengen.

● Für den Verzehr auswärts beide Mischungen getrennt in dicht schließende Vorratsbehälter geben. Am Zielort mit einem Esslöffel ineinanderrühren. Eventuell noch etwas Pflanzenmilch bis zur Rührteig-Konsistenz zugeben. In 2 Tassen füllen, nacheinander je 3 Min. bei höchster Leistung des Geräts in die Mikrowelle stellen. Kurz abdampfen lassen und z. B. mit einem Klecks Stracciatella-Joghurt darüber genießen.

Nährwerte:
370 kcal • 9 g P • 3 g KH • 26 g F • 5 g Ba

Service

Glossar: wichtige Begriffe und Zutaten

Begriffe	Erklärung
Carob	Pulverisierte Frucht des afrikanischen Johannisbrotbaums, der Geschmack ähnelt Kakao mit leichter Säure, enthält aber keine anregenden Substanzen. Carob kann helfen, den Cholesterinspiegel zu senken.
Chia	Chia-Samen sind die Früchte einer südamerikanischen Salbei-Art. Die kleinen Samen sind extrem ballaststoffreich, quellfähig und liefern ein breites Spektrum an günstigen Fettsäuren. Sie werden von indigenen Völkern seit Jahrhunderten zur Behandlung von Diabetes eingesetzt.
Erythrit	Erythrit ist ein Zuckeraustauschstoff. Die süß schmeckende Verbindung gehört chemisch zu den Zuckeralkoholen, die Süßkraft beträgt etwa 50–70 % der von Haushaltszucker. Natürlich kommt Erythrit unter anderem in Pilzen, Käse und Obst vor. Für die Lebensmittelindustrie wird Erythrit durch Fermentation hergestellt.
Flohsamenschalen	Als Flohsamenschalen werden die Spelzen der Samen einer indischen Wegerich-Art bezeichnet. Sie sind reich an wasserbindenden Ballaststoffen und werden traditionell eingesetzt, um die Verdauung zu beschleunigen. Flohsamen eignen sich als Bindemittel zum glutenfreien Backen und sind hervorragendes Futter für die saccharolytischen Darmbakterien.
Gerstengras	Pulver aus gefriergetrocknetem Gerstengras ist in vielen Drogerien erhältlich. Aus 1 TL Pulver in 100 ml Wasser wird ein Getränk bereitet, der Geschmack ist grasig. Gerstengraspulver enthält kein Gluten. Die Nährstoffdichte, insbesondere der Mineraliengehalt, ist hoch, ebenfalls der Gehalt an Enzymen und Flavonoiden wie dem Antioxidans Isovitexin.
Ghee	Ghee ist ein nach ayurvedischen Kriterien geklärtes, wasserfreies laktose- und kaseinfreies Butterreinfett, ähnlich Butterschmalz, aber wesentlich länger geklärt. Ghee lässt sich hoch erhitzen und eignet sich als Bratfett.
glutenfrei	In Drogerien und im Lebensmitteleinzelhandel sind glutenfreie Mehlmischungen erhältlich. Sie bestehen aus Süßgräsern und Pseudogetreiden, die kein Klebereiweiß (Gluten) enthalten: Hirse, Mais, Reis, Wasserreis, Wildreis, Amarant, Tapioka, Buchweizen, Quinoa, Sojabohnen, Teff, Kastanie und/oder Kochbanane. Hafer ist nur dann glutenfrei, wenn er auf der Verpackung explizit so deklariert ist.
Kitchari	Indisch-ayurvedische Gewürzmischung für alle Doshas (Stoffwechsel-Typen). Mit Kitchari wird traditionell ein Gericht aus Reis und Mung Dal Dhuli gewürzt, die Mischung gibt aber auch Fleisch- und Gemüsegerichten indischen Zauber. Enthält antidiabetisch wirksame Gewürze wie Kreuzkümmel, Bockshornkleesamen, Koriander und Kurkuma.
Kokosblütenzucker	Auch Palmzucker. Eingekochter und getrockneter »Blutungssaft« aus angeritzten Blütenständen der Kokospalme. Karamellähnlicher Geschmack, niedriger glykämischer Index. Das Süßungsmittel enthält, im Gegensatz zu Haushaltszucker, viele Mineralien.
Kokosöl	Kokosöl ist das Fett der Kokosnuss. Das Öl ist bei Raumtemperatur wachsartig bis fest. Kokosöl eignet sich als Brotaufstrich und Ersatz für Butter und als Koch- und Bratfett. Der Gehalt an MCT-Fetten (mittelkettigen Triglyceriden) macht Kokosöl zu einer schnell verfügbaren Energiequelle.
Kreuzkümmel	Kreuzkümmel, auch als Cumin oder Kumin bezeichnet, ist die Frucht eines Doldengewächses und traditionelle Heilpflanze. Kreuzkümmel ähnelt dem europäischen Kümmel, ist aber von anderem Aroma. Das Gewürz ist in asiatischen, afrikanischen und eurasischen Gerichten und Gewürzmischungen enthalten.

Glossar

Begriffe	Erklärung
Medjool	Die Medjool gilt als die Königin der Datteln. Sie ist faserreich, dabei weich und bringt Aromen nach Karamell und Honig.
Mikrobiom	Gesamtheit aller bakteriellen Gene in einem System.
Mikrobiota	Mikrobiota: Gesamtheit aller Mikroorganismen – Bakterien, Viren, Bakteriophagen und Archaeen (»Urbakterien«). Die einzelnen Organe unterscheiden sich darin: Es gibt z. B. die Mikrobiota der Blase, des Mundes, der Haut oder des Darms. Früher war »Darmflora« der gängige Begriff dafür.
Mitochondrien	Mini-Organe in jeder Zelle, kleine Kraftwerke, die Nährstoffe in ATP, die »Energiewährung«, umwandeln. Die Zellen in Organen mit hohem Energiebedarf wie Herz, Gehirn und Leber haben besonders viele Mitochondrien.
Mung Dal Dhuli	Mung Dal Dhuli (auch Dhal duhli) ist die halbierte, geschälte Mungbohne. Während die Bohne graugrün imponiert, erinnert die geschälte halbierte Frucht an rote Express-Linsen. Die Bohne kocht in dieser Form sehr schnell gar und lässt sich auch zu Brei verkochen, der Gemüsegerichte als Saucen-Alternative ernährungsphysiologisch aufwertet.
PAL-Faktor	Mit dem PAL-Faktor (physiological activity level factor) wird der Grundumsatz multipliziert. Er liegt zwischen 0,9 (schlafen) und 2,4 (schaufeln).
Pelati	Geschälte Dosentomaten, unzerkleinert.
PEOs	Abkürzung für Parental Essential Oils. Naturbelassene pflanzliche Öle aus Samen und Saaten, die Linolsäure und Alpha-Linolen-Säure enthalten.
Proteinpulver	Proteinpulver sind unter anderem in Drogerien erhältlich. Sie sollten nur bei Bedarf und mit Bedacht eingesetzt werden: Mit reinem Molken- oder pflanzlichen Lupinen-Protein lassen sich zwar eiweißarme Gerichte aufwerten und die GutBalance-Nährstoff-Relation korrigieren, allerdings besteht bei übermäßigem Proteinverzehr auch das Risiko einer Verschiebung der Darmbakterien hin zu proteolytischen Keimen.
Ras-el-Hanout	Ras-el-Hanout ist eine arabische Gewürzmischung, sie wird traditionell für Couscous, Gemüse- und Fleischgerichte eingesetzt. Es gibt viele Variationen, die sich aus 25 Gewürzen in unterschiedlicher Gewichtung zusammensetzen. Grundzutaten sind Muskatnuss, getrocknete Rosenknospen, Zimtstangen, Anis, Kurkuma, Schwertlilienwurzel, Chili, Pimentkörner, Kardamomsamen, Galgant, Kreuzkümmel.
Schalotte	Auch Echalote oder Eschalotte. Lauchgewächs mit blasslila bis kupferfarbener Schale, Form des Bulbus: rund bis oval. Oft besser verträglich als normale Speisezwiebeln. Nicht zu verwechseln mit der Schlotte (Frühlingszwiebel).
Schokodrops	Schokodrops sind erstarrte Tropfen aus Kakaomasse, meist bestehend aus Kakao, Kakaobutter, einem Süßungsmittel und Lecithin. Schokodrops sind im gut sortierten Lebensmittel-Einzelhandel erhältlich. Mit hohem Kakaoanteil und Erythrit oder Xylit statt Zucker sind sie eine gesunde Bereicherung für Müslis und Süßspeisen.
Teff	Äthiopische Zwerghirse. Sehr kleine Körner. Hoher Gehalt an Polysacchariden / Ballaststoffen. Relativ zum Gewicht enorm hoher Mineralstoffgehalt. Hoher Gehalt an ungesättigten Fettsäuren.
Xanthan	Xanthan (E415) ist ein Polysaccharid und natürliches Gelier- bzw. Verdickungsmittel, gewonnen durch Xanthomonas-Bakterien. Xanthan ist Nahrung für vorteilhafte Darmbakterien.
Zatar	Zatar ist eine nordafrikanische Kräuter- und Gewürzmischung. Sie eignet sich als Gewürzmischung für Dips und Saucen oder wird, angerührt mit Olivenöl, als Brotaufstrich verwendet. Die Hauptzutaten sind Thymian, Ysop, Sumach, Sesam und Salz.

Labore

Die Fallbeispiele wurden mit dem Test »KyberMetabolic« des Instituts für Mikroökologie analysiert. Labore, die Stuhltests anbieten gibt es einige, im Internet finden sich auch Schnelltests für zu Hause. Es reicht aber nicht, nur nach Gen-Fragmenten von Bakterien zu suchen, oder auszuwerten, ob Vertreter der Gattung Firmicutes oder Bacterioides im Darm über- und unterrepräsentiert sind. Nicht nur Anzahl und Aktivität der vorhandenen Bakterien spiegeln den Gesundheitszustand wider. Wir verlassen uns hier auf die Qualität bewährter Institute mit modernen Methoden.

Institut für Mikroökologie
Medizinisches Versorgungszentrum
Institut für Mikroökologie GmbH
Auf den Lüppen 8
35745 Herborn

www.mikrooek.de

Analytik:
- KyberMetabolic: Stuhlanalytik zur Bewertung der Stoffwechsellage und des Zustands in und am Darm
- KyberBiom: Stuhlanalytik zur Bewertung des Mikrobioms und der FODMAP-Typen
- Silent-Inflammation-Check
- Hepar-Check: Stuhlanalytik zur Abklärung einer endogenen Leberbelastung
- Getreide-Unverträglichkeit: Stuhlanalytik auf Gliadin-Antikörper und/oder Transaminase-Antikörper

Biovis'
Biovis' Dianostik MVZ GmbH
Justus-Staudt-Str. 2
65555 Limburg-Offheim

www.biovis.de

Ganzimmun
GANZIMMUN Diagnostics AG
Hans-Böckler-Straße 109–111
55128 Mainz

www.ganzimmun.de

Labor Hauss
Labor Dres. Hauss
Kieler Str. 71
24340 Eckernförde

www.hauss.de

Interessante Links

Verbrauchertipps

https://codecheck.info

https://www.foodwatch.org/de/startseite/

http://www.gutbalance.de
Forum, Blog und Infos rund um GutBalance®

https://lebensmittel-ampel.com

Versand-Bäckereien für glutenfreies Brot:

https://www.maisterei.de

https://www.meingesundesbrot.de/

MCT-Fette, Hülsenfrüchte und andere darmgesunde Nahrungsmittel:

https://www.korodrogerie.de

Liebe Leserin, lieber Leser,

hat Ihnen dieses Buch weitergeholfen? Für Anregungen, Kritik, aber auch für Lob sind wir offen. So können wir in Zukunft noch besser auf Ihre Wünsche eingehen. Schreiben Sie uns, denn Ihre Meinung zählt!

Ihr TRIAS Verlag

E-Mail-Leserservice
kundenservice.thieme.de

Lektorat TRIAS Verlag
Postfach 30 05 04
70445 Stuttgart

Abonnieren Sie unsere Newsletter:
www.trias-verlag.de/newsletter

Besuchen Sie uns auf facebook
www.facebook.com/trias.tut.mir.gut

Besuchen Sie uns auf facebook
www.facebook.com/mama.mag.trias

Folgen Sie uns auf Instagram
www.instagram.com/trias_verlag

Lassen Sie sich inspirieren
www.pinterest.com/triasverlag

Stichwortverzeichnis

A
Advanced Glycation Endproducts (AGEs) 50
Antibiotika
– Schäden 30
– Schutzmaßnahmen 30
Autoimmunkrankheiten 37

B
Bakterien, gramnegative 23, 25, 37
Bakterien, grampositive 23
Bewegung, strukturierte 71
Bewegung, unstrukturierte 71
BIA-Messung 86
Buttersäure 32, 54

C
Cross-Feeding 32

D
Darmdysbiose 25
Darm-Hirn-Achse 24
Dysbiose 47

E
Emulgatoren 36
Endotoxine 26, 37
Entgiftung 37, 75, 78
Essigsäure 32, 33, 54

F
Flexitarier 61
Fruktose 36

G
Ghrelin 57
Gluten 50

H
Hunger 33
Hygiene 62

K
KyberMetabolic 26, 43

L
Leaky Gut 35
– Folgen 37
– Ursachen 36
Lebensmittel, butyrogene 54
Lektine 50
Lipopolysaccharide (LPS) 23, 37, 89. Siehe auch Endotoxine

M
Mikrobiota
– proteolytische 25

O
Organ-Uhr 76

P
Polyphenole 64, 73
Präbiotika 56, 57
Propionsäure 32, 33, 54

R
resistente Stärke 58
– Bedeutung 59
– Lieferanten 59
– Typ 1 59
– Typ 2 59
– Typ 3 59
– Typ 4 59
resistente Stärke, retrogradierte 59

S
Sättigung 33, 57
Schlüsselbakterien
– Akkermansia muciniphila 31
– Bifidobacterium adolescentis 31
– Faecalibacterium prausnitzii 31
Schwelbrand 39
Schwelbrand (silent inflammation) 37
Serotonin 24, 33
Silent-Inflammation-Check 39
Stärke, resistente 58
Süßstoff 61

T
Tight Junctions 35, 36
Transfette 61

V
Vielfalt, mikrobiologische 56

Z
Zonulin 87

Impressum

Bibliografische Information der Deutschen Nationalbibliothek
Die Deutsche Nationalbibliothek verzeichnet diese Publikation in der Deutschen Nationalbibliografie; detaillierte bibliografische Daten sind im Internet über http://dnb.d-nb.de abrufbar.

Programmplanung: Uta Spieldiener
Projektmanagement: Annalena Müller
Redaktion: Anne Beck
Bildredaktion: Christoph Frick, Caroline Merdian
Umschlaggestaltung und Layout: CYCLUS Visuelle Kommunikation, Stuttgart

Bildnachweis
Umschlagmotiv und Bild S. 3: Wolfgang Schardt Fotografie, Hamburg
Rezeptfotos: Meike Bergmann, Berlin
Zeichnungen: Grafikbüro Schaaf, Germersheim

1. Auflage 2020

© 2020 TRIAS Verlag in Georg Thieme Verlag KG, ein Unternehmen der Thieme Gruppe
Rüdigerstr. 14
70469 Stuttgart
www.trias-verlag.de

Printed in Germany

Satz und Repro: Reemers Publishing Services GmbH, Krefeld
gesetzt in Adobe Indesign CC 2019
Druck: Westermann Druck Zwickau GmbH, Zwickau

Gedruckt auf chlorfrei gebleichtem Papier

ISBN 978-3-432-11054-7

Auch erhältlich als E-Book:
eISBN (ePub) 978-3-432-11055-4

1 2 3 4 5 6

Wichtiger Hinweis: Wie jede Wissenschaft ist die Medizin ständigen Entwicklungen unterworfen. Forschung und klinische Erfahrung erweitern unsere Erkenntnisse. Ganz besonders gilt das für die Behandlung und die medikamentöse Therapie. Bei allen in diesem Werk erwähnten Dosierungen oder Applikationen, bei Rezepten und Übungsanleitungen, bei Empfehlungen und Tipps dürfen Sie darauf vertrauen: Autoren, Herausgeber und Verlag haben große Sorgfalt darauf verwandt, dass diese Angaben dem Wissensstand bei Fertigstellung des Werkes entsprechen. Rezepte werden gekocht und ausprobiert. Übungen und Übungsreihen haben sich in der Praxis erfolgreich bewährt.

Eine Garantie kann jedoch nicht übernommen werden. Eine Haftung des Autors, des Verlags oder seiner Beauftragten für Personen-, Sach- oder Vermögensschäden ist ausgeschlossen.

Geschützte Warennamen (Warenzeichen®) werden nicht besonders kenntlich gemacht. Aus dem Fehlen eines solchen Hinweises kann also nicht geschlossen werden, dass es sich um einen freien Warennamen handelt.

Das Werk, einschließlich aller seiner Teile, ist urheberrechtlich geschützt. Jede Verwertung außerhalb der engen Grenzen des Urheberrechtsgesetzes ist ohne Zustimmung des Verlags unzulässig und strafbar. Das gilt insbesondere für Vervielfältigungen, Übersetzungen, Mikroverfilmungen und die Einspeicherung und Verarbeitung in elektronischen Systemen.

Datenschutz
Wo datenschutzrechtlich erforderlich, wurden die Namen und weitere Daten von Personen redaktionell verändert (Tarnnamen). Dies ist grundsätzlich der Fall bei Patienten, ihren Angehörigen und Freunden, z. T. auch bei weiteren Personen, die z. B. in die Behandlung von Patienten eingebunden sind.

Mehr **Darmgesundheit**

Über 70 darm-verträgliche Rezepte
Storr/Weißbrod
Darmgesund kochen
€ 19,99 [D] / € 20,60 [A]
ISBN 978-3-432-10496-6
Auch als E-Book

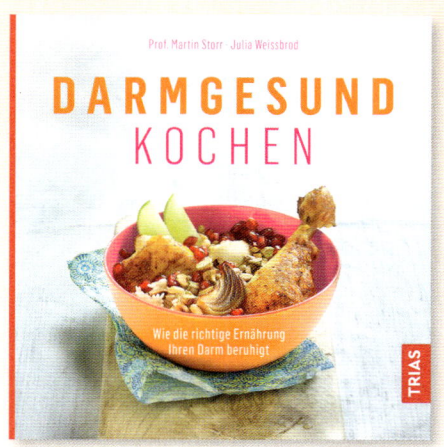

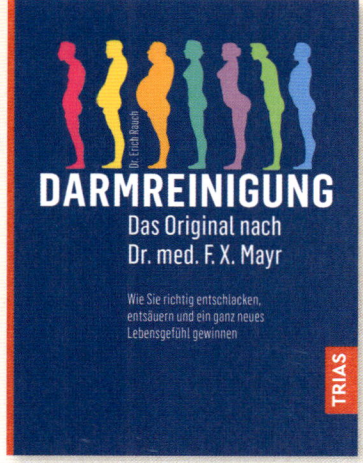

Der Klassiker!
Dr. Erich Rauch
Darmreinigung. Das Original nach Dr. med. F.X. Mayr
€ 19,99 [D] / € 20,60 [A]
ISBN 978-3-432-10859-9
Auch als E-Book

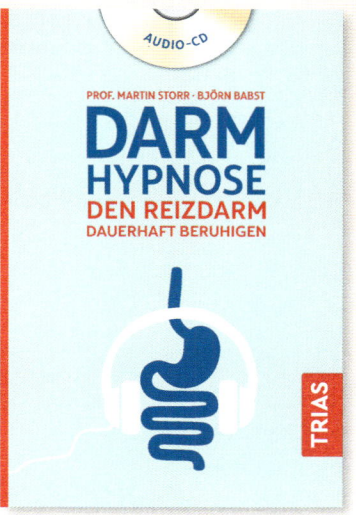

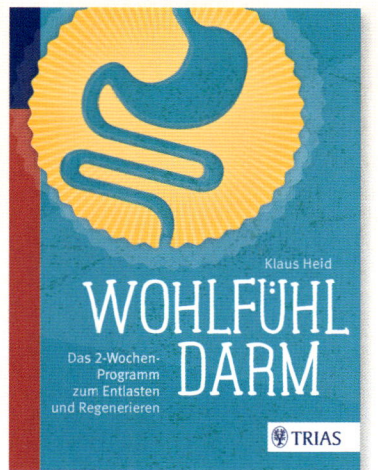

Das 2-Wochen-Intensiv-Programm
Klaus Heid
Wohlfühl-Darm
€ 17,99 [D] / € 18,50 [A]
ISBN 978-3-432-10381-5
Auch als E-Book

Der sanfte Weg zum gesunden Darm
Storr/Babst
Darmhypnose (Hörbuch)
€ 17,99* [D] / € 17,99* [A]
ISBN 978-3-432-10508-6
*unverbindl. Preisempf.

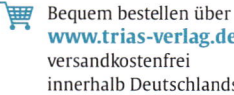 Bequem bestellen über
www.trias-verlag.de
versandkostenfrei
innerhalb Deutschlands

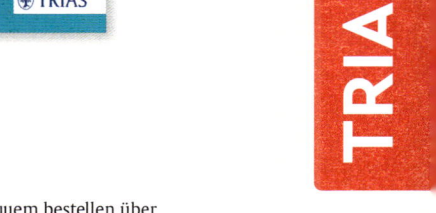

Mehr zum Thema Diabetes

230 gutbürgerliche Rezepte

Lübke/Willms
Diabetes Typ 2 –
Rezeptklassiker für jeden Tag
€ 19,99 [D] / € 20,60 [A]
ISBN 978-3-8304-8296-3

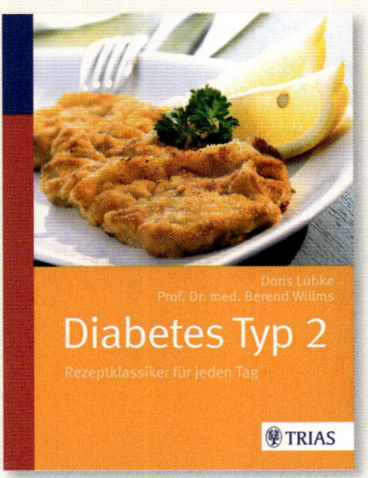

Kuchen essen ohne schlechtes Gewissen

Grzelak/Hirschmann
Das Backbuch für Diabetiker
€ 14,99 [D] / € 15,50 [A]
ISBN 978-3-432-10845-2

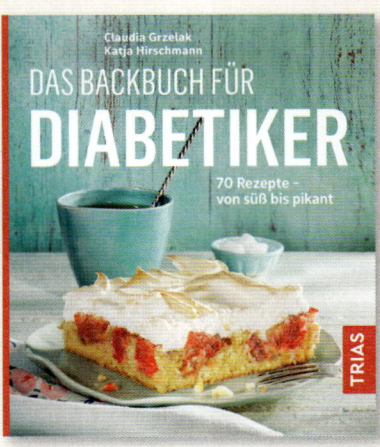

Erfahrungsbericht eines Arztes

Rainer Limpinsel
Diabetes –
Das Anti-Insulin-Prinzip
€ 14,99 [D] / € 15,50 [A]
ISBN 978-3-432-11085-1

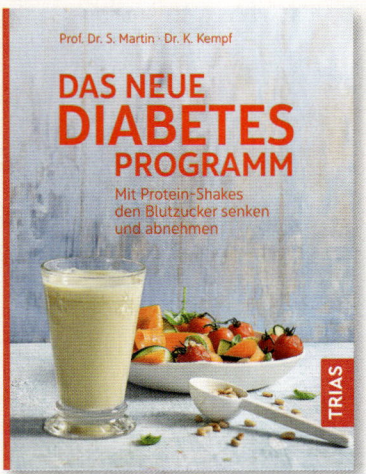

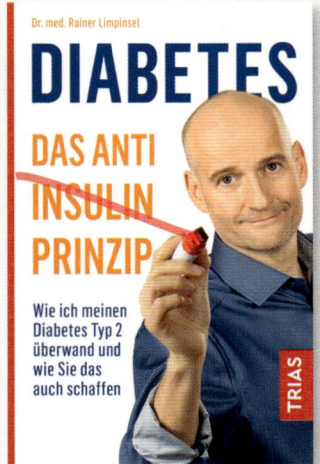

Mit wenig Aufwand zu besseren Blutwerten

Martin/Kempf
Das neue Diabetes-Programm
€ 14,99 [D] / € 15,50 [A]
ISBN 978-3-432-11039- 4

Alle Titel auch als E-Book

 Bequem bestellen über
www.trias-verlag.de
versandkostenfrei
innerhalb Deutschlands

TRIAS